DER ERREGER DES GELBFIEBERS

WESEN UND WIRKUNG

GEMEINSAME UNTERSUCHUNGEN MIT

BIANCA HOHENADEL

DARGESTELLT VON

MAX H. KUCZYNSKI

DR. PHIL. ET MED. · PROFESSOR AN DER UNIVERSITÄT BERLIN
ABTEILUNGSVORSTEHER AM PATHOLOGISCHEN INSTITUT

MIT 158 ABBILDUNGEN
UND ZAHLREICHEN TABELLEN

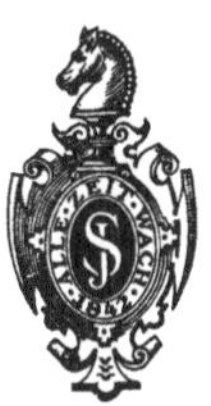

SPRINGER-VERLAG BERLIN HEIDELBERG GMBH 1929

ISBN 978-3-662-27678-5 ISBN 978-3-662-29168-9 (eBook)
DOI 10.1007/978-3-662-29168-9

URSPRUNGLICH ERSCHIENEN BEI JULIUS SPRINGER IN BERLIN 1929
SOFTCOVER REPRINT OF THE HARDCOVER 1ST EDITION 1929

ES ERSCHEINT GLEICHZEITIG EINE PORTUGIESISCHE ÜBERSETZUNG DIESES BUCHES DURCH DR. MED. JAIME LEITE GUIMARÃES UND DR. MED. EDUARDO CRUZ

HERRN **JACOB GOLDSCHMIDT**-BERLIN
HERRN **GUILHERME GUINLE**-RIO DE JANEIRO
UND HERRN **W. H. HOFFMANN**-HABANA
IN AUFRICHTIGER DANKBARKEIT
FÜR DIE UNTERSTÜTZUNG, DIE SIE
DIESER UNTERSUCHUNG GEWÄHRTEN

Inhaltsverzeichnis.

„Wie wird man die einzelnen Ansätze prüfen können, wie die Richtigkeit der Summe, wenn man nicht alle Belege vor Augen hat; und hat man diese vollständig, so wird man zu sicheren Resultaten gelangen, wenn man die ganze Rechnung aus diesen von neuem aufstellt."

CARL CHRISTIAN MATTHAEI, Hofmedicus Seiner Majestät des Königs von Großbritannien und Hannover: Untersuchungen über das *gelbe Fieber.* Hannover 1827.

I. Vorwort und einleitende Ausführungen.

Die vorliegende Schrift soll in möglichst objektiver Form einen Überblick über unsere ätiologischen Untersuchungen am Gelbfieber darzubieten versuchen. Zu diesem Zwecke ist ein großer Teil unserer Versuche in Kurven und bildlichen Darstellungen verarbeitet, wie dies im Rahmen einer Abhandlung archivmäßigen Charakters nicht gut möglich gewesen wäre. Dadurch werden dem Leser die Grundlagen unserer eigenen Erfahrung wenigstens in großen Zügen zugänglich gemacht, so daß das Urteil über unsere Schlußfolgerungen erleichtert wird. Die an sich nie befriedigend vollständige Genauigkeit biologischer Versuchsanordnungen, auf die wir noch zurückkommen, verlangt leider eine gewisse Breite der Ausführung, will man die Gefahr vermeiden, durch eine knappe Auswahl von geschickt gewählten Beispielen Eindrücke zu erwecken, die einer Kritik aus eigenster Erfahrung seitens eines fremden Untersuchers oder Beurteilers nicht stand halten. Eine ganz genaue Verifizierung irgendeines besonderen Versuches an Tieren ist in der Regel überhaupt nicht möglich. Jede Wiederholung deckt bei hinreichend sorgsamer Beobachtung Neues und Andersartiges auf, eine gewiß nicht neue Erfahrung, die in der Individualität jedes Lebewesens begründet ist. Bei unseren Versuchen treffen aber sogar mehrere Lebewesen im Vorgange des Infektes zusammen. Daher genügen auch nicht wenige und auch nicht mehrere Versuche, sondern nur sehr viele, deren Beobachtung schließlich alle wirklichen Möglichkeiten ergeben muß. Es gibt gegenwärtig wohl keinen Untersucher, der hinsichtlich des Gelbfiebers über eine genügende Breite der Erfahrung verfügt, um dieser Anforderung voll zu genügen.

Unsere Arbeit am Gelbfieber begann, als die Untersuchungen über die pathogenen Rickettsien abgeschlossen waren. (1927 KUCZYNSKI-BLÜHBAUM-BRANDT †: Die Erreger des Fleck- und Felsenfiebers. Biologische und pathogenetische Studien.) Wir haben naturgemäß aus zahlreichen Arbeiten bakteriologischen, physiologischen und pathologischen Inhaltes Belehrung und Nutzen geschöpft; wir versuchten jedoch, den bereits in früherer Arbeit entwickelten physiologisch-pathogenetischen

Standpunkt zum Ausgangspunkt auch dieser ätiologischen Untersuchungen zu machen. Von Löffler bis Noguchi hat es gewiß Überlegungen in dieser Richtung gegeben. Die Infektionspathologie hat jedoch, wahrscheinlich aus historischen Gründen wie aus organisatorischen Bindungen, die schwer überwindbar sind, nicht vollen Nutzen aus der Entwicklung aller der Sonderfächer der medizinischen Wissenschaft gezogen, die zur Aufklärung des Infektionsvorganges irgendwie beitragen könnten. Vor allen Dingen ist die pathologische Physiologie der menschlichen Infektionskrankheiten noch stark vernachlässigt. Gerade aus ihr müssen aber die stärksten Anregungen für die ätiologische Forschung kommen, wenn anders jene Vorstellung richtig ist, die schon Leuckart vor vielen Jahren bei seinen helminthologischen Studien geleitet hat, daß man nämlich zur Kenntnis eines Parasiten „alle Züge und Situationen seiner Existenz" verfolgen müsse, wie man auch der Frage nachzugehen habe, wie er zum Parasiten wurde. Es ist doch eigentlich nicht so wesentlich, wie ein Bakterium aussieht; wir wollen vielmehr wissen, unter welchen Umständen sich sein naturgemäßes Leben als Krankheitserreger abspielt, welchen Bedingungen er hier unterworfen ist, wie sich unter diesen wie unter abgeänderten Bedingungen seine arteigentümlichen Potenzen entfalten und zur — pathogenetischen oder kulturellen — Geltung bringen.

Wir stützen uns dankbar auf die Forschungsarbeit der letzten Jahre. Besonders da Rocha-Lima hat uns die anatomische Diagnostik des Gelbfiebers verbessert. Stokes, Bauer und Hudson haben die unentbehrliche experimentelle Übertragung auf den Rhesusaffen gefunden. Das Pionierwerk Walter Reeds und seiner heroischen Mitarbeiter sowie die sich hier anfügenden Forschungen verschiedenster Forscher, der bedeutungsvolle Kampf gegen die Gelbfiebermücke durch Gorgas und Oswaldo Cruz, all dies sind selbstverständliche und unveräußerliche Voraussetzungen jeder Arbeit, die Gelbfieber zum Gegenstande nimmt. Es wäre eine unnötige Belastung dieser Arbeit, wollten wir näher auf all dies eingehen; hatte doch auch die Arbeit Reeds die Vorstellungen Finlays und zahlreiche überaus scharfsinnige Beobachtungen und Überlegungen zur Voraussetzung, die man zum größten Teile bewunderungswürdig bei Matthaei (1827) zusammengetragen und verarbeitet findet.

Die Ätiologie des Gelbfiebers ist ein Problem, das unabhängig von historischen, epidemiologischen und politischen Umkleidungen eigene Bedeutung besitzt, aber durch diese vielleicht besonders herausgehoben wird. Schon die Tatsache einer Jahrzehnte zurückreichenden und an berühmten Fehlschlägen reichen Vorgeschichte, mit der stets der Name Noguchis verknüpft bleiben wird, beweist, daß hier eine wissenschaftliche Aufgabe besonderen Charakters vorliegt. Noguchi ist der Vorkämpfer einer neuen Etappe ätiologischer Forschung, die den Restbestand unaufgeklärter Infektionsverhältnisse angreift. Wir selbst dagegen haben uns eng umgrenzt auf die Krankheiten bakteriämischen Charakters, die durch Insekten oder andere Gliedertiere übertragen werden. So führten unsere Untersuchungen von dem Flecktyphus über Rocky Mountain spotted fever und die Bartonellenanämie der Ratte zum

Gelbfieber. Wir sind hier von jener guten Vorstellung LEUCKARTs geleitet, daß zwar das Schicksal der Parasiten im einzelnen mannigfach und verschieden sein mag, daß es aber doch immer wieder gewisse Normen und Typen des parasitischen Lebens gibt. Wir gehen also aus von diesen biologischen oder ökologischen Gemeinsamkeiten des Lebens — beim Menschen wenigstens zeitweise — bakteriämischer Bakterien, die im Arthropoden ihren Zwischenwirt finden. Lebensort im infizierten Körper und pathologisch-physiologisch erschließbare Wirkung bilden Anfang und Ziel unserer Bemühungen. *Wo es uns zunächst nicht gelingen will, die Überführung eines unbekannten Erregers dieser Art auf künstliche Nährböden zu vollziehen, suchen wir dies zu ermöglichen, indem wir die physiologischen Bedingungen eben des „Virus" auf einfachste Formeln zu bringen suchen und aus ihnen dann rationelle, künstlich gestaltete Nährböden aufbauen, denen sich dies Virus einzupassen vermag. Dies ist die wissenschaftliche Aufgabe, die die Kultur der schwer züchtbaren Virus zu bewältigen hat.* Der Rückschluß aus dem Verhalten solcher Kulturkeime auf das Verhalten des Virus liegt nun nahe und führt weiter zur Verifizierung auf klinische Untersuchungen. Wenn wir bestrebt sind, die Krankheit als ein Interferenzphänomen bekannter Reaktionen des befallenen Körpers und physiologischer Funktionen des Virus zu begreifen, so hoffen wir, daß dieser Versuch unsere bisher sehr primitiven pathogenetischen Vorstellungen von den Infektionen erheblich fördern könnte. Jeder Fortschritt auf unserem Gebiete hängt davon ab und allein davon ab, wie vollkommen wir die Bedingungen zu erfassen vermögen, unter denen der von uns erforschte Krankheitserreger zu leben gezwungen ist. Nicht allein das Studium der pathogenen Wirksamkeit, auch das der kulturellen Lebenderhaltung dieses Keimes sind auf das innigste von physiologischen Kenntnissen abhängig und ohne physiologische Methoden und Gesichtspunkte nicht zu erschließen.

Hinsichtlich des Gelbfiebers und seiner bereits besprochenen *biologischen* Einordnung ist es von besonderem Interesse für uns, daß noch 1920 DA ROCHA-LIMA Flecktyphus und Felsenfieber neben anderen Krankheiten als „Gelbfiebergruppe und verwandte Krankheiten" abgehandelt hat. Die entsprechende rein wissenschaftliche, teils pathologische, teils allgemein biologische Fragestellung, die wir zum Ausgangspunkte unserer Untersuchungen nahmen, haben wir kurz darzulegen unternommen.

Es war aber eine sehr angenehme Überraschung für uns, daß der Ausbau dieser Untersuchungen auch ergab, daß sich hieraus bemerkenswerte *praktische Nutzanwendungen* ableiten lassen. Auch ihrer Begründung soll diese Schrift dienen. Damit gewinnt sie den Anschluß an hygienische Aufgaben der Gegenwart, auf die besonders W. H. HOFFMANN eindringlich und wiederholt hingewiesen hat. Besonders in Westafrika findet die rein hygienische, auf den Überträger gerichtete Arbeit eine natürliche Grenze an den besonderen Verhältnissen sowohl der europäischen wie der eingeborenen Siedlung. Sogar Südamerika hat den Schrecken eines neuen Einbruches der schon tot gewähnten Seuche soeben erlebt. Trotz ungeheurer Geldaufwendungen droht diese Gefahr also immer noch. Es ist heute von den hygienischen Autoritäten zugegeben, daß die Stegomyienbekämpfung bei dem riesigen Anwachsen der Städte nicht mehr ausreicht, um einen vollendeten Schutz zu gewähren wie in vergangenen Jahrzehnten. Wenn wir also die Übertragungsmöglichkeit nicht durch Ausrottung der Mücken gründlich zu verhindern vermögen, so bleibt uns nur der Weg offen, *die nicht-immune Bevölkerung und die Zureisenden gegen die Krankheit durch allgemeine Schutzimpfung derart zu festigen, daß sie ihr entweder überhaupt nicht verfallen oder doch durch sie nicht wesentlich gefährdet werden.* Dann müßten diese Menschen also auf einen Immunitätsgrad gebracht werden, wie ihn eine endemisch durchseuchte und daher vom Kindesalter her gefestigte Bevölkerung aufweist bzw. früher etwa in großen Teilen Südamerikas den Berichten zufolge aufgewiesen hat. *Eine Möglichkeit hierzu ergab sich aus unserer ätiologischen Arbeit.* Schon an dieser Stelle möchten wir aber auf die Gefahr hinweisen, die durch Schutzimpfungen gegeben ist, die aus irgendwelchen Gründen auf einen Teil der Bevölkerung beschränkt bleiben. Wir schaffen dadurch in Zentren europäischer Kultur genau den gleichen Zustand, der in großen Teilen Afrikas aller Wahrscheinlichkeit noch herrscht und früher alle Gelbfieberhäfen Südamerikas zum Schrecken der Schiffahrt gemacht haben. Wir schaffen eine Teilbevölkerung, die entweder vollkommen oder vielfach unvollkommen gegen die Krankheit geschützt wird und eben dadurch das nicht ohne weiteres erkennbare Reservoir für Virus bildet, aus dem sich über die Mücke der ungeschützte bzw. zugewanderte Bevölkerungsteil — tödlich oder doch in der Form schwerer Erkrankung — ansteckt. Wir glauben, durch die besondere Untersuchung der Infektionsformen bei teilweise geschützten Affen der Aufklärung dieser Gefahr einen besonderen Dienst erwiesen zu haben. Unnötig zu betonen, daß diese wirklich sehr große Gefährdung der öffentlichen Gesundheit in bedrohten Gegenden durch jedwede Schutzimpfung gebildet wird, wie immer sie beschaffen sein mag, sofern sie nicht die ganze Bevölkerung erfaßt, wie die Pocken-Schutzimpfung; unnötig aber auch zu betonen, wie ganz und gar abwegig und gefährlich jede Politik ist, welche die epidemiologischen Tatsachen des Gelbfiebers zu verschleiern oder durch Unterdrückung und Verkleinerung in ihrer Bedeutung zu mindern trachtet. Man kann sich sehr wohl der sehr beschränkten Bedeutung und des sehr zweifelhaften Wertes mancher Maßnahmen unter besonderen Verhältnissen klar sein — man wird hieraus nicht ableiten dürfen, daß es ebensowohl geschehen könne, daß man den Tatsachen Gewalt antut. Wenn das Gelbfieber in unserem verkehrstechnisch so entwickelten Zeitalter zu einer erneuten Gefahr wird, so dienen wir seiner endgültigen Abwendung und Erledigung nur durch rücksichtslose Wahrhaftigkeit und durch eine ehrliche Verbündung aller Kräfte, die hierzu in Frage kommen.

Gerade die Bemühungen, zu praktischen Ergebnissen einer Schutzimpfung des Menschen zu gelangen, wären nicht denkbar gewesen ohne die vorzügliche Haltung unserer *Mitarbeiter*, insbesondere derjenigen, die sich ihr unterzogen und später infiziert wurden. Es sind dies die Assistentinnen Fräulein Gresshöner, Klein und v. d. Osten, sowie die Laboranten Herr Helbig und Hartmann. Jeder einzelne folgte der Arbeit mit größter Aufmerksamkeit, vielfach mit Enthusiasmus.

Ihr verständnisvolles Entgegenkommen, die völlige Freiwilligkeit ihrer Mitwirkung in vollem Bewußtsein der Gefahr, aber auch in täglicher Beobachtung ihrer Überwindung im Tierversuch, dies war für uns die Voraussetzung unserer Untersuchungen. Für die Beteiligten bildet dies eine höchst ehrenvolle Anerkennung, daß man auch ohne hohe akademische Grade mit tiefem Verständnis wissenschaftlichen Aufgaben zu folgen vermag. Die Verantwortung bei diesen Untersuchungen war in jedem Augenblicke sehr groß und auch so empfunden. Es darf den Untersuchern und allen ihren Helfern geglaubt werden, daß sie dies Gefühl stets besessen haben. Es wäre aber nicht erträglich, wenn Forschungen wichtiger Art daran scheitern könnten, daß solche Verantwortlichkeit gescheut würde und wenn die Universitätsinstitute, die klassischen Stätten der Forschung durch die Jahrhunderte, von Beamtengeist ergriffen würden. Wir leiten aus dem Erlebnis unserer eigenen Empfindungen ein tiefes Verständnis für Walter Reed und seine Mitarbeiter Carroll, Agramonte und Lazear ab, deren Leistung auch menschlich außerordentlich hoch gewertet werden muß.

Wir möchten diese einführenden Bemerkungen nicht beschließen, ohne noch Herrn Professor W. H. Hoffmann für seine große Anteilnahme, Beratung und Unterstützung herzlich gedankt zu haben. Von dem für die Gelbfieberforschung so denkwürdigen „Laboratorio Finlay“ aus hat er, nur auf die Aufgabe sehend, der er selbst wertvolle Arbeit gewidmet hat, in selbstlos seltener Kameradschaft geholfen, wie er konnte. Auch Herrn Professor Martini sind wir besonderen Dank für seine Unterstützung unserer Mückenversuche schuldig.

Wieder half uns Se. Exzellenz der wirkliche Geheime Rat Herr v. Kuehlmann in wertvollster Weise. Anderen treuen Helfern, die ein wenig Vorsehung für uns gespielt haben, gilt auch unser wärmster Dank, wenn sie auch wunschgemäß ungenannt bleiben. Die Notgemeinschaft deutscher Wissenschaft unterstützte unsere Mückenversuche in wertvollster Weise.

Zahlreiche Kollegen förderten unsere Arbeit mit Rat und Tat. Herr Bruch von der Klinik His hat uns vielfach geholfen und unsere Arbeit gefördert. Er hat die Behandlung zweier unserer Mitarbeiter in erfolgreicher und für uns auch wissenschaftlich wertvollster Weise durchgeführt. Herr Mislowitzer und Herr van Eweyk, beide Mitglieder des pathologischen Institutes, haben sich bereitwilligst dazu verstanden, ihr großes Können zur Bearbeitung von Teilfragen unseres Gebietes beizusteuern und uns zu beraten. Dennoch hätte es eines sehr viel größeren und in beruflicher Tätigkeit freieren Kreises von Mitarbeitern bedurft, hätte man die angeschnittenen wissenschaftlichen Fragen wirklich erschöpfen wollen. Dies mußte naturgemäß rein organisatorisch scheitern. So müssen wir uns bescheiden, aber doch im Bewußtsein, daß dies eigentlich nicht nötig wäre. Uns fehlen aber bislang noch die Einrichtungen, durch gesammelte Arbeit, wissenschaftliche Ziele befriedigend anzugreifen und organisatorisch so musterhaft zu lösen, wie die Otronto-Universität das Insulinproblem bearbeitet hat. Gerade in der medizinischen Forschung ist die bestorganisierte auch die billigste Forschung.

Leider hatten wir gerade am Abschlusse unserer Arbeit den unerwarteten Tod meines Freundes und langjährigen Mitarbeiters, PAUL JUNGMANN, zu beklagen. Er folgte den Untersuchungen über Gelbfieber mit wärmster Anteilnahme. Er begleitete sie mit vielfachen und wertvollen Ratschlägen. Er behandelte die Erkrankten, er beobachtete die Schutzgeimpften. Es bestand bei ihm die Absicht, dies Buch in willkommener Weise durch eine Darstellung seiner ärztlichen Eindrücke zu bereichern. Wir vermissen diese Ergänzung um so schmerzlicher, als gerade die rein ärztlichen Eindrücke der hohen Wirksamkeit der Schutzimpfung für uns besonders wichtige Dokumente darstellen, die durch die Schilderung dessen, der dem Laboratorium doch einmal angehört, nicht ersetzt werden können. Wie sehr JUNGMANN diesen Forschungen verbunden war, mag der Umstand erläutern, daß er wiederholt eine Mitwirkung als sehr erwünscht bezeichnete, die sich auch auf die Fortsetzung dieser Studien in tropischen Ländern erstrecken würde. Er war für uns als Mensch und Arzt eine jener Brücken zur Klinik, zum wahren Arzttum, die kein Untersucher im Laboratorium entbehren kann, soll seine Arbeit ihre richtige Einordnung und Zielsetzung behalten.

Die hier vorgelegten Untersuchungen sind das Ergebnis einer sehr angespannten Arbeit der letzten 7 Monate, die fast ausschließlich persönlich von den beiden Untersuchern durchgeführt wurde. Nur die histologische Aufarbeitung lag teils in den Händen von Fräulein MENZEL, teils bei Fräulein BAUBELIK, wie Fräulein GRESSHÖNER uns auf Grund ihrer sehr großen Erfahrung und Sicherheit die Blutstatus abnahm. Der Gegenstand unserer Arbeit dürfte wohl nur insoweit als abgeschlossen gelten dürfen, als es sich um das rein ätiologische Problem handelt. Daß alle anderen Ausführungen nur Anfänge bedeuten, ist uns bewußt, Anfänge allerdings, die, wie wir hoffen, eines gesunden Ausbaues fähig sind. Wir haben uns absichtlich in allen diesen noch unvollständigen und ergänzungsbedürftigen Abschnitten so zurückhaltend und knapp wie möglich ausgedrückt. Es erschien uns aber doch wesentlich auszusprechen, in welcher Richtung unsere eigenen bisherigen Erfahrungen, so spärlich sie auch sein mögen, einen Ausbau der Lehre vom Gelbfieber zu ermöglichen scheinen. Da die Forscher der verschiedensten Länder ihre Kräfte auf dies Ziel vereinen, ist es auch im Interesse einer organisch sich zusammenfügenden und vollendenden Forschung unerläßlich, möglichst vollständig Rechenschaft abzulegen von allem, was man selbst beobachten konnte. Aber der Ausgangs- und Mittelpunkt unserer Bemühungen war zunächst das ätiologisch-pathogenetische Problem.

Aus Gründen der großen Beschränktheit unserer Mittel und einer oft sehr starken nervösen Belastung im Gefolge dieser Untersuchungen strebten wir nach einem vorläufigen Abschluß, der wohl auch der Sache nach empfehlenswert schien, da es nötig war, in ausführlicher Form unsere bisherigen Untersuchungen zu veröffentlichen. Zu unserer großen Genugtuung hat uns Herr GUILHERME GUINLE in hochherziger Weise nach Abschluß dieses Buches die Möglichkeit eröffnet, unsere Untersuchungen in Brasilien fortzusetzen, in dem Lande, das schon so Außerordentliches für die Erforschung und Bekämpfung des Gelbfiebers geleistet hat und gegenwärtig wieder einmal dieser Seuche, wenn auch hoffentlich nur für kurze Zeit, in seinem Zentrum ausgesetzt ist.

Da diese Arbeit keine Literaturstudie sein will, beschränken wir uns auf einen knappen Hinweis auf wichtige neuere Arbeiten, die teils die Grundlage der gegenwärtigen Forschung bilden, teils weitere Hinweise enthalten, soweit solche nicht durch die Handbücher gegeben werden.

COUTO, MIGUEL und H. DA ROCHA-LIMA: „Gelbfieber" im Handbuch der Tropenkrankh. von MENSE 3. Aufl. **3** (im Erscheinen).

FISCHLER: Physiologie und Pathologie der Leber. 2. Aufl. 1925.

HERXHEIMER, G.: Über akute gelbe Leberatrophie und verwandte Veränderungen. Beitr. path. Anat. **72**, 56, 349 (1923). — HINDLE, EDWARD: An experimental study of yellow fever. (Nach Abschluß dieser vorliegenden Studien erschienen.) Trans. roy. Soc. trop. Med. Lond. **12**, 5, 405—434 (1929). — HOFFMANN, W. H.: (a) Gelbfieber als Weltproblem. Seuchenbekämpfg. **1927**. (b) Es diagnostico histo-pathologico de la fiebre amarilla. Sci. Medica **6**, 4 (1928). (c) La identidad de los Aedes aegypti de América y de Asia probada biologicamente. Rev. Chil. Hist. Nat. **31**, 57—58.

JUNGMANN, PAUL: Zur Klinik des Gelbfiebers. Klin. Wschr. **1929**, 14—17.

KUCZYNSKI, BLÜHBAUM, BRANDT †: Die Erreger des Fleck- und Felsenfiebers. 1927. — KUCZYNSKI, MAX H. und B. HOHENADEL: Untersuchungen zur Ätiologie und Pathogenese des Gelbfiebers. Klin. Wschr. **1929**, 9—14 u. 58—63.

PETTIT, AUGUSTE et GEORGES STEPHANOPOULO: Le Virus de la fièvre jaune. Bull. Acad. Méd. Belg. C **1928**, 32.

SNIJDERS: Zur pathologischen Anatomie der Leber bei Gelbfieber und WEILscher Krankheit. Festschrift NOCHT. Abh. Gebiet Auslandsk. 26, D. Medizin **2**, 539 bis 541. — STOKES, ADRIAN, JOHANNES BAUER und PAUL HUDSON: Experimental transmission of yellow fever to laboratory animals. Amer. J. trop. Med. 8, 2, 105—164 (1928).

II. Kurze Umschreibung des Gelbfiebers. (Diagnose.)

Das *Gelbfieber* ist eine akute Infektionskrankheit der Tropen und Subtropen in West-Afrika, sowie in Zentral- und Südamerika. Es wird durch die Mücke Stegomyia fasciata (Syn. Aedes aegypti) sowie einige verwandte Arten von Mensch zu Mensch übertragen. Die befallenen Kranken sind nicht kontagiös. Ihre Ausscheidungen vermitteln in der Regel anderen Menschen nicht die Krankheit. Ihr Blut ist dagegen naturgemäß infektiös, wie sich denn die Mücke während der ersten Krankheitstage durch Blutsaugen derart infiziert, daß sie nach etwa 12 tägiger Inkubation durch den Stech- oder Saugakt imstande ist, andere Menschen oder empfängliche Affen[1] zu infizieren. In erster Linie gilt dies für den Rhesus, wie wir seit STOKES, BAUER und HUDSON wissen, während der von uns früher benutzte Javaneraffe oder Cynomolgus doch in seiner Empfänglichkeit so schwankt, daß der Rhesus unbedingt den Vorrang verdient. Die Krankheit des Menschen wie der Affen besteht also in der bakteriämischen Allgemeininfektion von verhältnismäßig kurzer Dauer (3—5 Tage), an die sich beim Menschen ein weiterer Abschnitt der Krankheit fügt, der vorzüglich von Stoffwechselstörungen beherrscht wird. Er kann ganz fehlen, oder aber die nämlichen Störungen können schon — bei besonders schwerer Erkrankung — sehr frühzeitig,

[1] Siehe auch Abschnitt XVII, Seite 187.

also in den ersten Tagen hervortreten. Auf jeden Fall kann diese Trennung nicht als eine ihrem Wesen nach vollkommen scharfe angesehen werden. In tödlich endenden Fällen kommt es, unabhängig vom Zeitpunkte, zu einer schweren Leberzerstörung unter dem Bilde einer bis zu Zellnekrosen führenden Glykogenverarmung und Fettinfiltration. Oft bietet sich das Bild der sog. „zentralen Lebernekrose", oder der zerstreuten kleineren Nekrosen, der „necrose salpicada" Rocha-Limas. Im Anschluß an die Ausführungen Herxheimers haben wir daher diesen zweiten Teil der Krankheit, wo er sich geltend macht, als die *„hepatodystrophische Phase"* dem ersten bakteriämischen Stadium gegenüber gestellt. Dies zweite Stadium entwickelt sich aus dem ersten. Während seiner Dauer gelingt es in der Regel nicht, eine Infektiosität des Blutes nachzuweisen; Mücken lassen sich kaum infizieren. Es ist durch die letzten Untersuchungen verschiedener Laboratorien bekannt geworden, daß sich beim gelbfieberkranken Affen zu Zeiten des Körperverfalles, der der Allgemeininfektion folgt und mit der Leberschädigung auf das innigste zusammenhängt, sehr viel Virus in Leber und Milz ansammelt. Man kann dann also noch durch Einverleibung von Organbrei die Krankheit künstlich weiter übertragen. Diese Erfahrung ist für die experimentelle Arbeit unentbehrlich. Die Einverleibung muß im allgemeinen in die Gewebe oder das Blut hinein erfolgen. Nur die Schleimhäute des Auges bieten dem Virus eine leichte Eintrittsmöglichkeit; aber auch die Haut kann als Eintrittspforte dienen (Kuczynski und Hohenadel). Die Erscheinungen des zweiten Krankheitsstadiums leiten sich deutlich von der Schädigung des Leberorganes her. Die ikterische Hautverfärbung, die in ihren Graden sehr schwankt, oft durch eine eigenartige Addison-artige späte Bräunung ersetzt und überdeckt wird, hat der Krankheit zu ihrer hier angewandten Bezeichnung „Gelbfieber" verholfen. Die Blutungsneigung des zweiten Krankheitsabschnittes entspricht einer „Zerfallsintoxikation", wie sie von Fischler als Folge bzw. Begleiterscheinung jeder „zentralen Lebernekrose" hervorgehoben worden ist. Hierher gehören noch „hämorrhagische Diathese des Verdauungstraktus, Zahnfleischblutungen, Temperatursturz, Blutdrucksenkung, Leukocytenverminderung". Es stellt sich dar als eine *„Abbauintoxikation"* „mit den in der Leber durch die tryptischen Einwirkungen frei gewordenen Aufspaltungsprodukten des Eiweißes". Die Brechneigung, die diesen Infektionsvorgang von Beginn an auszeichnet und die sich im zweiten Teile der Krankheit verstärkt zeigt, verbindet sich mit dieser hämorrhagischen Diathese zum *„vomito negro"*, dem schwarzen Erbrechen. Dies ist die kennzeichnende tropische Bezeichnung der vielfach zum Tode führenden Krankheit. Glykoprivie und Fettinfiltration betrifft auch die Muskulatur als das zweite große Glykogenlager des Körpers. Die anatomisch faßbaren Folgen dieses Stoffwechselvorganges decken sich beim Gelbfieber mit den viel studierten Erscheinungen bei Pilz- und anderen Vergiftungen des nämlichen Typus. Als diagnostisch wertvoll wird vielfach die frühe und oft starke Eiweißausscheidung im Harn bezeichnet. Der Geruch des kranken Menschen wird als eigenartig unangenehm bezeichnet, bald mit dem eines Fleischerladens verglichen, bald als direkt faulig oder schweißartig bestimmt.

Diese Umschreibung dient keinem anderen Zwecke als vorläufiger, etwas grober Unterrichtung. Sie findet ihre notwendige Ergänzung in den Ausführungen des 16. Abschnittes dieses Buches.

III. Identität der menschlichen und experimentell gesetzten Krankheit.

Wir haben zur Erleichterung des Verständnisses eine sehr kurze Beschreibung des Gelbfiebers an den Anfang unserer Ausführungen gestellt. Wir wollen jetzt, soweit uns dies genaue Beobachtungen erlauben, Einzelheiten über den Charakter und Ablauf der Krankheit des geimpften Rhesus (bzw. Cynomolgus) geben.

Wird der Rhesus gelbfieberkrank? Diese Frage möchten wir auch auf Grund unserer Erfahrungen bejahen. Die wesentliche Übereinstimmung zwischen der Krankheit des Menschen und des Rhesus ist durch die augenfälligen Veränderungen des Leberorganes gegeben, wie sie sich dem Anatomen beim sterbenden oder toten gelbfieberkranken Organismus darbieten. Wir können hier den gleichen Schluß ziehen, den früher MATTHAEI anwandte, um die Identität der menschlichen Erkrankungen in verschiedenen Erdteilen zu erweisen. „Die Veränderungen, die das gelbe Fieber in den Organen des Unterleibes hinterläßt, finden sich aber im gleichen Verhältnis in den Epidemien beider Hemisphären wieder, und begründen also in Verbindung mit den anderen Beweisen vollkommen die Identität einer Krankheitsform, die unter so vielen Namen von den Schriftstellern beschrieben wurde, hier aber immer nur mit dem des gelben Fieber bezeichnet wird" (MATTHAEI 1827).

Ebenso läßt sich auch die Erkrankung des Rhesus, wie wir in Bestätigung der Befunde der amerikanischen Studienkommission in Westafrika gesehen haben, regelmäßig durch die Stegomyia übertragen.

Wenn der Versuchsaffe vielfach sehr frühzeitig der Krankheit erliegt, so ist dies auch beim Menschen keine unerhörte Seltenheit. Auch hierüber gibt bereits das alte Werk von MATTHAEI gute Auskunft. In allen Ländern und Epidemien wurde ehedem beispielsweise beobachtet, daß der Tod am häufigsten auf den 4., 5., 6. und 7. Tag fällt. Aber es starben bereits am 2. Krankheitstage unter 145: 2, am 3. starben 6. TOWNSEND sah 1822 in Newyork unter 106 Kranken 8 am 3. Tage sterben. Solche Zahlen bieten lehrreiche Hinweise darauf, daß die Erfahrungen an Affen nicht ohne Parallele menschlicher Beobachtungen sind.

Das gleiche ließe sich von der Möglichkeit sagen, daß der ganze Krankheitsablauf *fieberlos* stattfindet. Wir werden auch hierfür, wie für die zuvor genannten Punkte, reichliche Belege im Laufe unserer Darstellung bringen. Es gibt aber beim Menschen wie beim Affen in der Mehrzahl der Fälle einen typisch zu nennenden Verlauf mit einer Fieberbewegung, die in einem gewissen Abstande dem eigentlichen Infektionsvorgang, der Einverleibung des Virus, folgt. Die Varianten dieses Abstandes, den wir *Inkubation* nennen, wollen wir zum Ausgangspunkte unserer weiteren Untersuchungen machen.

Das Studium der Pathogenese beweist schließlich, daß der Ablauf der krankhaften Reaktionen beim Menschen und beim Rhesus seinem Wesen nach gleich ist.

IV. Begriffliches. Wo lebt das Virus im kranken Körper? (Der „Sitz" des Virus.)

Ein spezialistisch-skeptisches Zeitalter offenbart sich auch in bestimmten Hemmungen des Ausdruckes. Die Frage nach „Sitz" und „Wesen" erinnert die meisten so stark an scheinbar erledigte ontologische Bestrebungen, daß man sich ihrer ungern bedient, wenn man eine Krankheit erörtert. Man kann sie für die Krankheit stellen, die ja trotz aller physiologischen Definitionen vom abgewandelten normalen Leben in so vieler Hinsicht verselbständigt betrachtet wird, daß diese ärztliche Einstellung oft genug auf diese naive Frage führt. Man kann sie aber auch für den Erreger der Krankheit stellen und dann erhält diese Betrachtung eine sehr hohe Bedeutung, namentlich wenn es sich um ein schwer züchtbares und gestaltlich unerforschtes mikrobisches Gebilde handelt.

Es ist der Brauch entstanden, Erreger der eben geschilderten Beschaffenheit als „*Virus*" zu bezeichnen. Um Klarheit hierüber zu schaffen, möchten wir hervorheben, daß wir diese Übung für schlecht halten und nicht mitzumachen wünschen. Der Begriff des Virus bestand lange, vor dem man Bakterien kannte. Die historische Entwicklung der Züchtbarkeit der einzelnen jetzt bekannten pathogenen Bakterien läßt sicherlich eine begriffliche Unterscheidung nicht zu, die lediglich auf Züchtbarkeit schroffste Trennungen unter Krankheitserregern gründen möchte. Virus ist der belebte Krankheit erzeugende Stoff. *Virus ist schlechthin jeder Krankheitserreger im Zustande eben der Krankheitserregung.* Der alte Begriff gewinnt einen hohen Verständigungswert, wenn wir ihn in diesem historisch begründeten Sinne verwenden. Wir stellen dann Virus und Viruseigenschaften dem Kulturkeim und seinen Eigenschaften gegenüber. Ein Kulturkeim als kulturelle Vegetationsform kann nie das gleiche sein wie ein Virus, d. h. ein Krankheitserreger. Man kann das Virus studieren, ohne den entsprechenden Kulturkeim in Händen zu haben, wie man physiologische Wirkungen und Leistungen sehr wohl von ihrem sie erzeugenden Substrat getrennt zu studieren vermag. Für die Krankheitserregung insbesondere ist die von dem Virus ausgehende Leistung jedenfalls sehr viel bedeutungsvoller als seine Gestalt, seine Form. Umgekehrt sagt uns eben diese Form des Kulturkeimes nichts über seine Leistungen aus. Die Leistungen des Kulturkeimes können erheblich von denen des ihm zugeordneten Virus abweichen. Die Geschichte der neueren bakteriellen Forschung ist voller Beispiele in dieser Richtung. Bakterien sind zweifellos Pflanzen, die in ganz besonderem Maße von den Umgebungsfaktoren in der Ausprägung ihrer stark variablen Potenzen abhängen.

Ebenso möchten wir die Ausdrücke „toxisch" und „Toxin" für den wissenschaftlichen Gebrauch auf solche Wirkungen und Eignungen einschränken, die *unter günstigen Umständen* im Körper des befallenen Keimträgers sie neutralisierende Gegenwirkungen hervorzurufen vermögen. Schädigend oder giftig und *toxisch* ist keineswegs das gleiche. Es wäre gut, man behielte dies Fremdwort nur bei, um durch diesen terminus technicus eine ganz bestimmte Form der Giftigkeit eindeutig kurz zu kennzeichnen.

Um die Frage nach dem „Sitze“ eines Krankheitserregers zu beantworten, vergegenwärtigen wir uns kurz, was es in dieser Richtung wirklich gibt. Wir kennen Erreger, die Parasiten des Blutes sind, wie die Malariakeime. Wir kennen solche, die in den Gewebsflüssigkeiten leben, wie etwa die Syphilisspirochäte, oder zwischen Gewebs- und Blutflüssigkeit wechseln, wie andere Spirochäten. Wir kennen eine Bevorzugung bestimmter Körperorgane. Wir wissen, daß es Zellparasiten gibt, die zeitweilig in die Körperflüssigkeiten übertreten. Bakterien („Rickettsien“) wie Protozoen liefern hierfür Beispiele. Schließlich kann sich ein Krankheitskeim — analog den Verhältnissen der Gallenerzeugung bei Pflanzen — durch Erzeugung von örtlichen Entzündungen und der Metastase fähigen Granulationsgeweben einen neuen Lebensraum im Wirtskörper erst durch Eigentätigkeit schaffen.

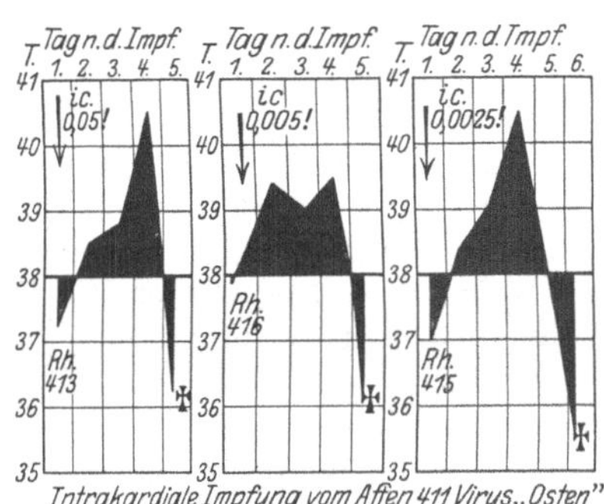

Abb. 1. Die intrakardiale Infektion der Rhesus 413—416 mit fallenden Mengen infektiösen Herzblutes vom Rhesus 411 (Virus: v. D. OSTEN) lehrt, daß noch $^2/_{1000}$ ccm Blut so viel Virus enthalten, daß kein Unterschied der Wirkung gegen die 20- bzw. 200fache Impfmenge erkennbar ist. Auch nach Verimpfung von $^1/_2$ und mehr ccm Blut ist der Verlauf wesentlich derselbe.

Die Übertragbarkeit des Gelbfiebers durch die Mücke während der ersten Fiebertage beantwortet sofort die Frage, wo sich das Virus während dieser Zeit zunächst im Kranken (Mensch und Affe) befindet. Es kreist im Blut und wird mit dem Blute übertragen. Es wird allgemein angegeben, daß die Inkubation, also die Zeit zwischen der wirklichen Infektion und dem Auftreten der Krankheitserscheinungen im Blute Virus vermissen läßt. Ihre Dauer schwankt und beträgt in der Regel einige Tage. *Wo sitzt hier das Virus*? Wo vermehrt es sich? Macht es irgendeine Entwicklung durch, etwa innerhalb von Zellen? Eine diese Frage unmittelbar erledigende Antwort kann nur auf Grund genauer, vielseitiger und leider sehr teurer Affenversuche gefunden werden. Jedenfalls kann letzten Endes nur eine gelungene Infektion, eine Übertragung, über Infektiosität, also Übertragbarkeit (unter den Bedingungen des Laboratoriums natürlich!), mit anderen Worten: über die Gegenwart von Virus Klarheit bringen.

Wir gingen, um in billigerer Weise Klarheit zu erhalten, von der Erfahrung aus, daß Gelbfieber sowohl durch Blut wie durch Organbrei künstlich im Laboratorium von Affe zu Affe übertragen werden kann. Hierbei findet in der Regel eine bewußte gewaltige Überdosierung statt, von der wir weiterhin eine genauere Vorstellung entwickeln werden. Jedenfalls stellt in der Regel die einverleibte Virusmenge ein so hohes Vielfaches der infizierenden kleinsten Menge dar, daß die Spanne zwischen beiden eine vieltausendfache ist. Die Inkubation wechselt nun, wie erwähnt sehr erheblich. Nach intraperitonealer Einverleibung von Emulsionen von Leber sahen wir als Regel eine erheblich längere Inkubation als nach Verimpfung von Blut, das durch Novirudin oder Heparin am Gerinnen verhindert war. Übertrugen wir insonderheit das Blut eben anfiebernder Tiere, so sahen wir beim Impfling sehr häufig schon am Morgen nach der Einimpfung einen jähen Temperaturanstieg auf 40 und mehr Grade Celsius. Obwohl es Fieberbewegungen als Folge experimenteller Eingriffe gibt, die nichts mit dem Angehen der Infektion zu tun haben, kann doch kein Zweifel darüber bestehen, daß die hier betrachteten Temperaturerhöhungen bereits Zeichen ausgebrochener Krankheit sind. Man kann nämlich bereits auf diesem Stadium wiederum durch Blutüberpflanzung die Krankheit von Affen zu Affen übertragen.

Wir haben zur Befestigung dieser Erfahrung neuerdings noch drei Tierreihen dieser Art mit den verschiedenen Virus „Helbig“, „Hartmann“ und „Gresshöner“, deren Ableitung uns später beschäftigen wird, durchgeführt. Alle haben das gleiche Ergebnis gehabt. Es ließ sich bei schnell anfiebernden Tieren bereits 18—22 Stunden nach der intraperitonealen Impfung mit Blut (2—3 ccm) der Infekt in ganz kennzeichnender Weise durch Herzpunktion auf ein weiteres Tier überpflanzen.

Wir stellen hier kurz diese drei Versuchsreihen zusammen[1].

1. Versuchsreihe „Helbig“.

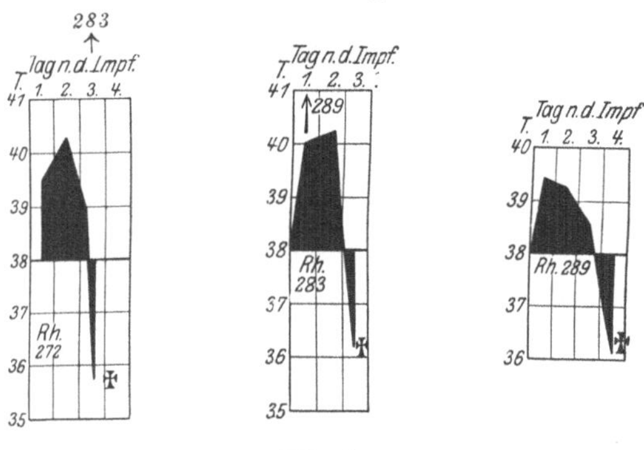

Abb. 2.

[1] Pfeile nach oben bedeuten in den Temperaturkurven stets, daß eine Blutentnahme stattgefunden hat, wobei das Blut auf das Tier übertragen wurde, dessen Zahl am Pfeile vermerkt ist.

Pfeile dagegen, die gegen die Fieberkurve hin gerichtet sind, bedeuten umgekehrt Einverleibungen, Injektionen, die das durch diese Kurve gekennzeichnete Tier an dem betreffenden Tage erhalten hat. Dabei vermerkten Angaben beziehen sich auf die Art und den Gegenstand dieser Einverleibung.

Temperaturkurven von Affen sind in Annäherung an die Normaltemperatur auf die 38° Celsius-Linie gesetzt, die von Menschen dagegen auf die 37°-Linie. Die gewählte Darstellung soll ein bildhaft schnelles Erfassen der Reaktion erleichtern.

2. Versuchsreihe „HARTMANN“.

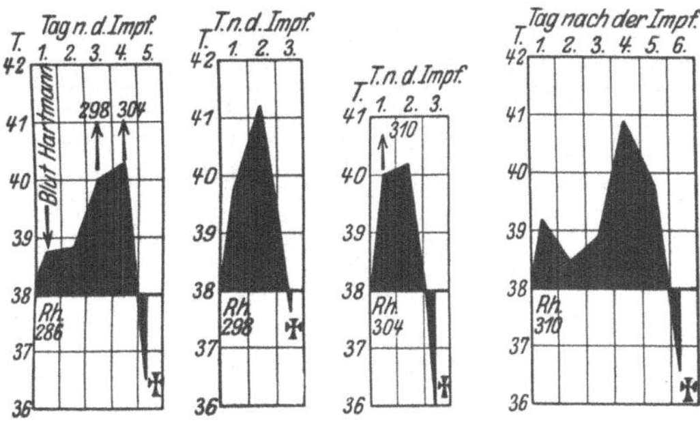

Abb. 3.

Das letzte Tier dieser Reihe, Rhesus 310, starb also etwa 60 Stunden nach Ausbruch des Fiebers. Am 1. Fiebertage wurde das Blut untersucht und ergab folgende Werte:

Leukocyten: 15 000. *Differentialzählung:* Segmentkernige 67%, Lymphocyten 27%, Monocyten 6%. Milchsäure: 20 mg%. Blutzucker: 68 mg%.

Alle Tiere dieser Versuchsreihen zeigten typische schwere Gelbfieberveränderungen, einige, wie 306, auch Magenblutungen parenchymatösen Charakters.

Es ist wohl schon eine recht merkwürdige Erfahrung und beispielsweise sehr gegensätzlich zu den Beobachtungen etwa beim experimentellen Flecktyphus, daß hier unter bestimmten Bedingungen die Inkubation auf wenige Stunden herabgedrückt werden kann. Erst die folgerechte reihenweise Schnellpassage dieses Blutvirus führt dann zu längeren Inkubationen, die die Vorstellung nahelegen, daß hier vorzüglich Verdünnungen des Virus, also Mengenverhältnisse der überpflanzten Keime im Spiele sind. Daß hier die Inkubation *nicht* im Sinne von PIRQUET und VAUGHAN eine allergische Erscheinung sein kann, ist so einleuchtend, daß es jedenfalls hypothetischer Konstruktionen bedürfte, um diese beliebte Vorstellung hier zur Anwendung zu bringen, gegenüber klaren und einfachen Erfahrungen, die auch klare und einfache Erklärungsmöglichkeiten gewähren.

Falls der Ausbruch der klinisch merklichen fieberhaften Erkrankung dann stattfindet, wenn die Stoffwechselstörungen durch das Virus eine bestimmte, nicht mehr durch Regulation aufhebbare Größe erreicht haben, dann wäre es natürlich durchaus einfach sich vorzustellen, daß das Virus bei einer direkten Blutübertragung im neu infizierten Organismus unmittelbar weiter wächst und demzufolge, falls die Übertragung eine hinreichend starke war, auch *sofort* Krankheit vermittelt. Es ist hierfür Voraussetzung, daß dies Weiterwachsen und Eindringen in das Blut des neuen Impflings nicht künstlich verzögert wird. In diesem Sinne muß wohl jede Einführung von Virus in und mit Fremdmaterial wirken, das phagocytär gespeichert und lymphogen abtransportiert wird. Aus gesicherten allgemeinen Erfahrungen heraus muß man, unabhängig von der tatsächlichen Erfahrung, voraussagen, daß Organemulsionen das Angehen einer Infektion verzögern. Demgegenüber bedeutet naturgemäß unmittelbare Blut-Blut-Transfusion (mittels entsprechend hergerichteter Spritze mit Heparin von Herz zu Herz!) die idealste Möglichkeit für das Virus. Wir haben so nur mit zwei wesentlichen Möglichkeiten zu rechnen. Entweder es vermehrt sich unmittelbar, dann kann es nicht gut aus dem Kreislaufe verschwinden. Oder es verschwindet zunächst, um später wieder aufzutreten. Dann wäre mit der Möglichkeit zu rechnen,

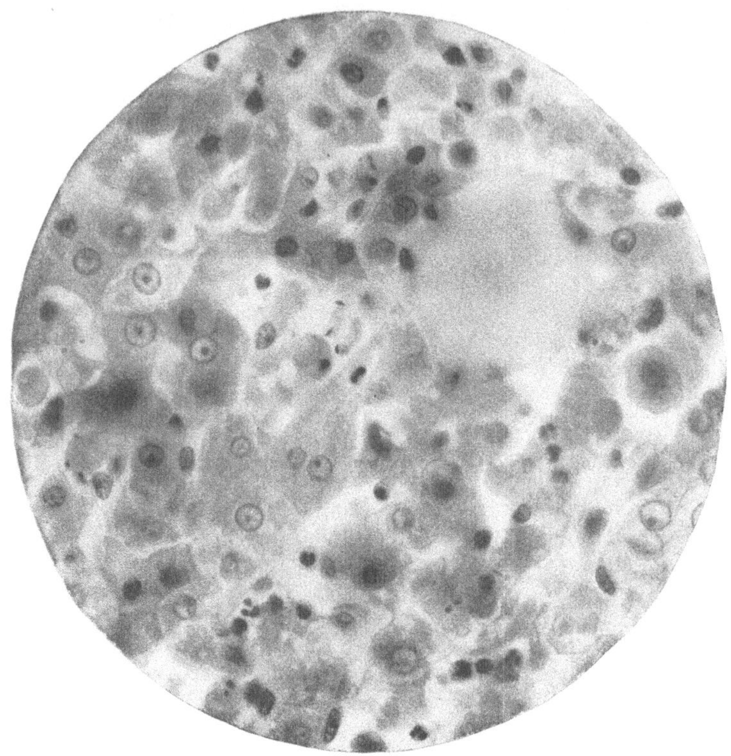

Abb. 4.

daß — vielleicht für nur kurze Zeit — eine „Nidus"-Bildung im Sinne WRIGHTs, etwa eine Vermehrung in Teilen der Milz, stattfindet, oder daß eine zeitweilige intracelluläre Aufnahme und Wucherung in Betracht zu ziehen ist. Wenn aber die erste Möglichkeit auch nur zuweilen zugegeben werden muß, dann wissen wir, daß das Virus im und vom Blut allein leben kann und erhalten einen gesicherten einfachen Ausgangspunkt, eine Grundlage für weitere Versuche und Betrachtungen. So kann eine verhältnismäßig einfache Versuchsanordnung uns wesentliche Aufklärung darüber bringen, ob ein Virus, *in genügender Menge* in das Blut eines empfänglichen Wirtstieres eintretend, irgendwelchen Zellbeziehungen unterworfen werden *muß* oder besondere Reaktionen auslösen oder erleiden *muß*, um in ihm Gelbfieber auszulösen. Läßt sich zeigen, daß dies Virus unter den geschilderten bestmöglichen Bedingungen einfach weiterwuchert, daß es weder abgelagert noch sonst aus dem Kreislauf ausgeschaltet werden *muß*, um sich unter Erzeugung typischen Gelbfiebers explosionsartig zu vermehren — dann wird hierdurch zugleich zur Evidenz erwiesen, daß die Inkubation dort, wo sie merkbar in Erscheinung tritt, durch besondere Bedingungen, sei es geringste Virusmengen, die in das Blut gebracht werden, oder starke

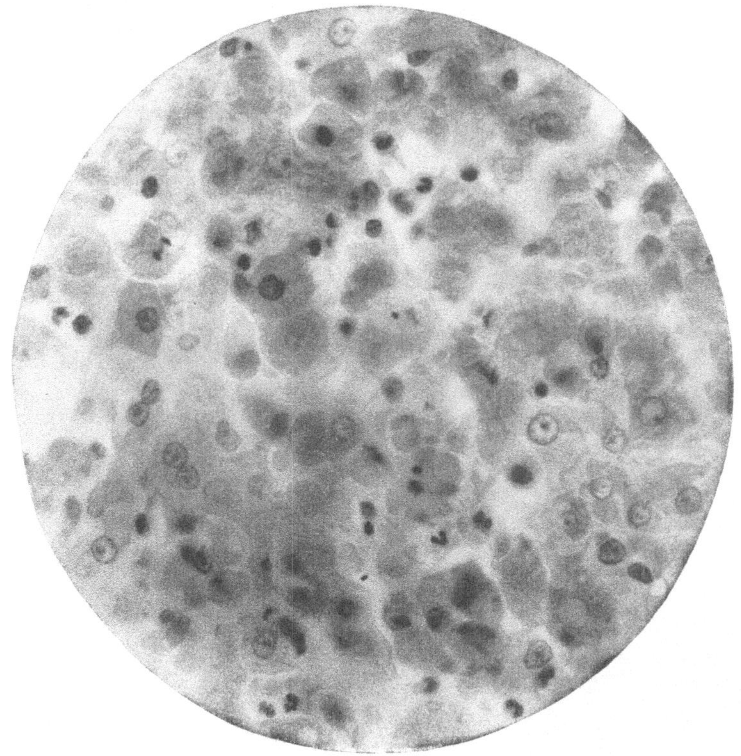

Abb. 5.

Abb. 4 und 5. Leberschnitte des Rhesus 304. Gefrierschnitte 15 μ. Fettfärbung. Optik Reichert Imm. 1/8″ K-Ok. 6. Dieser Affe entstammt der Schnellpassage des Virus „HARTMANN“. „Necrose salpicada“, kleinste verstreute frische Nekrosen in der stark verfetteten Leber. Gleichzeitig erkennt man einen sehr großen, eine Lichtung ausfüllenden Fetttropfen.

gewebliche Reizung und lymphogene Ablagerung oder durch andere Faktoren verursacht ist. Gleichzeitig aber erhalten wir eine Antwort auf unsere eigentliche Frage nach dem Sitze des Virus. Wo findet es in anderen Worten im Körper ausreichende Möglichkeit größtmöglicher Wucherung? Ist das Blut, in dem es kreist und aus dem die Mücke es aufnimmt, zugleich der Ort seiner besten Vermehrungsbedingungen?

Wir wollen hier eine Betrachtung einflechten, die ihre Bedeutung behielte, selbst wenn sie gröbere absolute Fehler aufweisen sollte. Wir nehmen eine Gesamtblutmenge von 100—300 ccm an, wechselnd je nach Größe und Gewicht der Rhesus. Dieses beträgt 1400—6000 g. Das durchschnittliche Gewicht der Versuchstiere schwankt allerdings wohl um 3000 g. Kleinere Tiere sind zu häufig so widerstandsfähig,

3. Versuchsreihe „GRESSHÖNER".

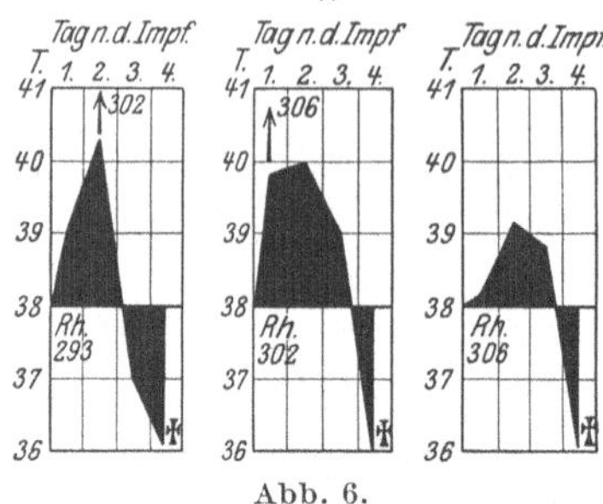

Abb. 6.

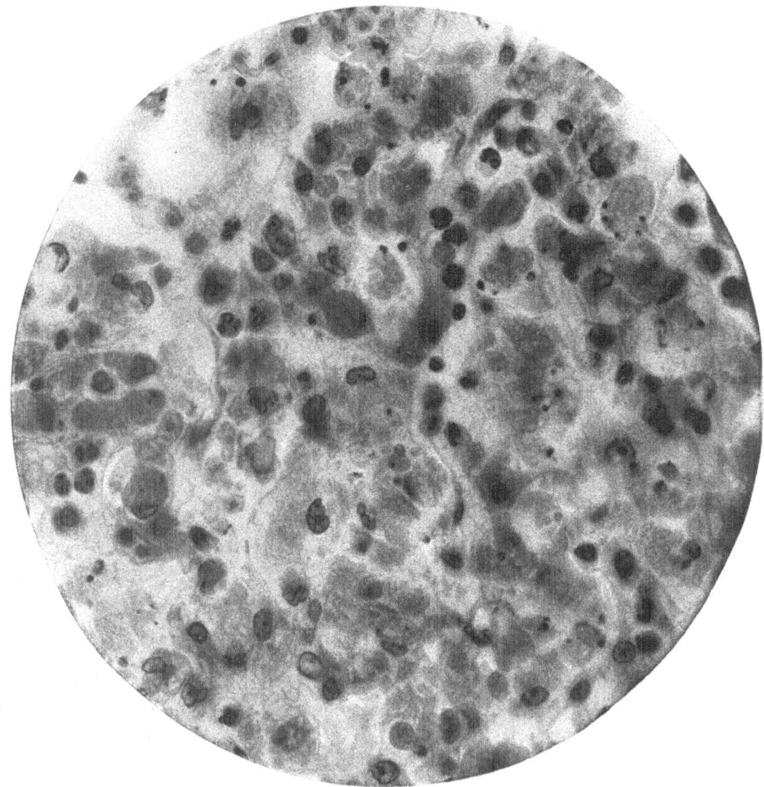

Abb. 7. Leber des Rhesus 306. Virus GRESSHÖNER. Schnellpassage. Tod am 4. Morgen nach der Infektion. Makroskopisch schwerste Veränderungen der Leber. Frische Blutung im Magen. Starke Herzverfettung. Optik Reichert. Imm. $^1/_8$ K-Ok. 6. Fettfärbung. Starker Zerfall der Leberzellen in zerstreuten kleinen Herden, dazu leukocytäre Ansammlungen. Alle Stadien des Zellunterganges und -zerfalles sind gut erkennbar.

daß ihre Verwendung die Versuchsverhältnisse verschleiert, wenn man der Widerstandskraft der Jugendlichen nicht gedenkt. Schwere Tiere wieder sind sehr häufig außerordentlich gut mit Kohlehydraten genährt, wie dies der natürlichen Nahrung entspricht und aus diesem Grunde wesentlich widerstandsfähiger als die große Menge frisch importierter und mangelhaft gepflegter Affen. Es hängt dies mit der besonderen Bedeutung des Ernährungstypus und des Ernährungsgrades für den Ausgang späterer Gelbfiebererkrankungen zusammen.

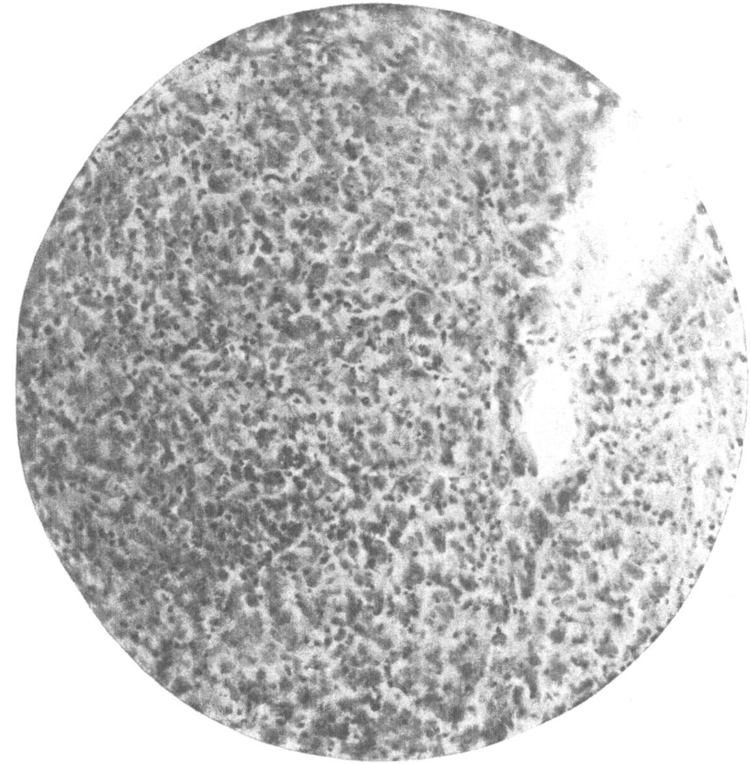

Abb. 8. Leber des Rhesus 306. Optik Reichert. 8 mm K-Ok. 6. Fettfärbung. Weitgehender Läppchenzerfall an einer anderen Stelle der Leber.

Impfen wir also einem dieser „Durchschnittsaffen" etwa 4—5 ccm virushaltiges Blut ein, so erfährt dies Virus eine Verdünnung von 1 : 25 bis 75. Dürfen wir die Blutmenge allgemeiner Regel folgend zu etwa 7% des Körpergewichtes annehmen, so dürfte die Verdünnung sogar wesentlich größer werden. Erfolgt demnach der Übertritt des Virus von einem Affen in den anderen hemmungslos, so hätten wir einfach zunächst eine starke Verdünnung dieses Virus zu gewärtigen. Diese mag, je nach den Verhältnissen zwischen 1 : 100 und 1 : 300 liegen, selten wohl noch etwas höher zu bewerten sein. Da wir mit einer außerordentlich großen Vermehrungsgeschwindigkeit des Virus rechnen dürfen, ist es nicht auffallend, daß schon nach wenigen Stunden ganz geringe Blutmengen die Infektion weiterzutragen erlauben, falls das Virus im Blute bleiben *kann*.

Wir entnehmen also, dieser Überlegung folgend, dem Herzen eines kranken Rhesus mit paraffinierter Spritze unter Zusatz von etwas Heparin genau 4 ccm Blut. Dies spritzen wir dem Rhesus 352 von 3150 g Gewicht intrakardial ein. *Acht* Minuten später übertragen wir genau 4 ccm Blut dieses Tieres auf den Rhesus 354, 2 ccm intrakardial, die anderen 2 intraperitoneal, da die Spritze leider nicht die vollkommen

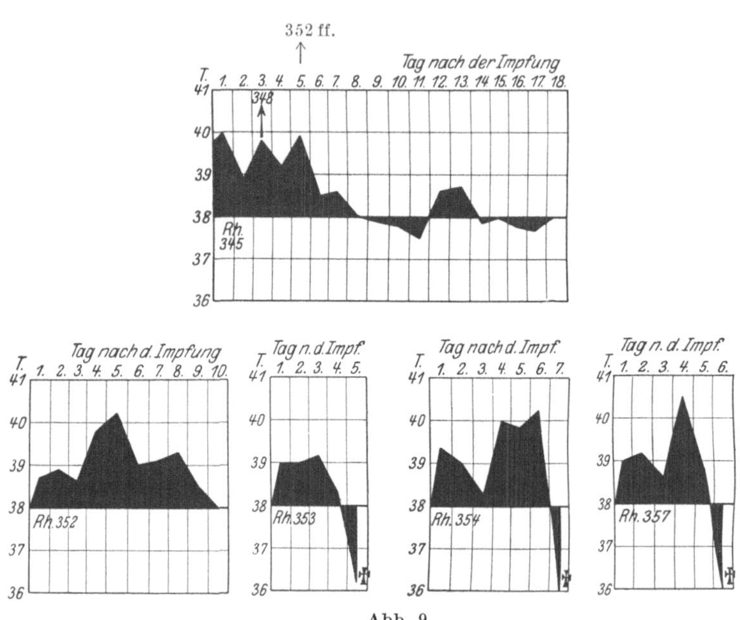

Abb. 9.

intrakardiale Impfung zuließ. Wir rechneten damit, daß dieser Affe etwa 4mal 0,025 = 0,1 ccm des originalen Virus erhielt. Daher spritzten wir zusammen mit dem Ausgangsaffen 352 als Kontrolle den Affen 353 mit genau 0,04 des originalen Blutes. Schließlich entnahmen wir dem Rhesus 352 nach 4 Stunden wieder 4 ccm und impften damit, wieder unmittelbar ins Herz, den Affen 357. Wir sehen an den beigegebenen Kurven, daß der Rhesus 352, der ein ausnehmend kräftiges und gut genährtes Tier war, den Infekt überlebt. Er hatte auch die sehr große Blutmenge von 4 ccm erhalten, die am dritten Fiebertage erst dem Rhesus 345 entnommen worden war. (Virus: mit Kulturen gefütterte weibliche Mücken I.) Der Rhesus 353 (2900 g), mit 0,04 ccm geimpft, starb am 5. Tage. Er zeigt keine deutliche Inkubation. Der Rhesus 354, 3300 g, der also teils intrakardial, teils intraperitoneal geimpft wurde, hatte eine Inkubation von 3 Tagen und starb am 7. Tage nach der Impfung. Schließlich der letzte Rhesus 357 hatte die gleiche Inkubation und starb am 6. Tage. Diese Unterschiede sind so unbedeutend, daß man sie kaum verwerten kann. Der Ausgangsaffe 352 selbst hatte auch eine dreitägige Inkubation. Dieser Versuch ist zweifellos in seiner Beurteilung dadurch getrübt, daß die zu große anfangs übertragene Blutmenge durch einen gewissen Gehalt an Schutzstoffen das Angehen der Infektion hintanhält. Immerhin sehen wir, daß es, nach 8 Minuten wie nach 4 Stunden, unschwer gelingt, durch Blutübertragung Gelbfieber zu erzeugen.

Wir haben diesen Versuch mehrfach wiederholt, grundsätzlich derart, daß wir nach Injektion stark virushaltigen Blutes nach 8 bzw. 18 Stunden die Möglichkeit geprüft haben, durch Bluttransfusion die Infektion

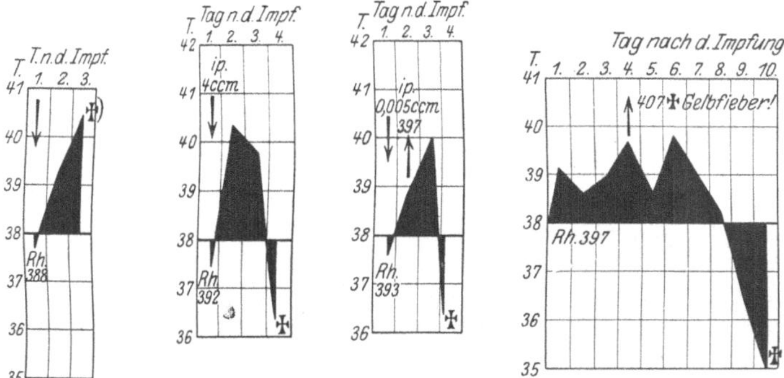

Abb. 10. Rhesus 388 wurde mit 4 ccm Venenblut der Frau v. D. OSTEN intraperitoneal geimpft. Er wurde zur Gewinnung von Kulturen vorzeitig getötet. Von ihm aus wurden die Rhesus 392 und 393 geimpft, der erste mit 4 ccm, der zweite mit 0,005 ccm Herzblut ip. Trotz des gewaltigen Unterschiedes der Impfdose beträgt die Inkubation des Rhesus 393 nur etwa 24 Stunden, je nach der Einschätzung der Morgentemperatur von 38,9° C, die eben wohl als beginnendes Fieber betrachtet werden kann. Schon in diesem Augenblicke enthält das Blut Virus, wie durch die erfolgreiche Übertragung auf Rhesus 397 bewiesen wird. Daß aber diese Entnahme dennoch in die Inkubation bzw. den Anfang der Krankheit fällt, ergibt sich aus der längeren Inkubation des Rhesus 397, die etwa 3 Tage beträgt und auf geringere überpflanzte Virusmenge schließen läßt.

weiter zu übertragen. Das Ergebnis war sogar dann positiv, wenn noch kein zweifelsfreies Fieber des betreffenden Affen vorlag. Wir haben dies, um nur ein Beispiel zu nennen, an unserem letzten Virus „Osten“ festgestellt.

Wir haben also in diesem Falle mittels nur 2 ccm Blut, das dem Affen 393 noch vor oder jedenfalls doch erst im Anstieg des Fiebers entnommen wurde, durch intrakardiale Impfung den Rhesus 397 typisch krank gemacht. Daß hier wieder ein Mengenverhältnis der Virus im Spiele ist, sehen wir aus der nun bei 397 deutlich verlängerten Inkubation von 3 Tagen.

Verlaufsformen dieser Art zeigen wohl zweifelsfrei, daß, zunächst unter den Bedingungen dieser Versuchsanordnung, das Virus von Blut zu Blut wächst: es wächst eben weiter, ganz gleichgültig, ob im eben erkrankten Organismus oder in dem, auf welchen wir das Blut übertragen. Es wächst aus dem Blute des ersten in das Blut des zweiten. Erst mit fortschreitender Verdünnung treten dann Inkubationen längerer Dauer auf. Ihre Entstehungsart ist sicherlich ein Problem von hohem Interesse. Hier aber wollen wir die einfachere Erfahrung festhalten, daß Virus unter Umständen unmittelbar von einem Organismus in den anderen hineinwachsen *kann*. Es verschwindet nicht aus dem Blute. Es vermehrt sich in ihm. Die ersten Krankheitserscheinungen hängen von der Geschwindigkeit dieses Vorganges ab.

Wenn auch gerade der natürliche Infektionsgang nach Mückenstich etwas anders abläuft, so kann dies sehr wohl andere Ursachen haben, die wir vorzüglich auf der Grundlage einer quantitativen Betrachtung, wenn auch nicht ausschließlich, würdigen können. Der eigentliche Krankheitsprozeß ist stets durch eine längere Bakteriämie ungeheurer Dichte ausgezeichnet. Die experimentelle Infektion mit dem Blute eben fiebernder Tiere lehrt eindeutig, daß der *ganze* Wucherungsvorgang des Virus bakteriämisch ablaufen *kann*. *Das Virus kann im Blute ununterbrochen kreisend seinen „Sitz“ nehmen.*

V. Der Nährboden.

Die Frage nach dem „Sitze des Virus“ im eigentlichen Infektionsvorgange beantworten wir also dahin, daß es wesentlich im Blute gedeiht und wächst. Wenn auch diese für uns wichtige Feststellung durch die Umschreibung „wesentlich“ inhaltlich eingeschränkt wird, so tragen wir hierin einer ganzen Reihe von Erfahrungen Rechnung, die wir erst später im Laufe unserer Untersuchungen gemacht haben. Sie betreffen nicht eigentlich das typische und klassische „Gelbfieber“, sondern abnorme Verlaufsformen, sei es des Virusinfektes, sei es kultureller Infektionsabläufe, die über *Rezidive* zu echtem schweren Gelbfieber führen. Unter solchen, also abnormen Bedingungen sieht man tatsächlich ein Verschwinden von Keimen aus dem Blute sowie ihr zuweilen in Schüben erfolgendes Wiederauftreten. Dies legt die Annahme sehr nahe, daß es dann außerhalb des eigentlich kreisenden Blutes doch zu Herd-, zu „Nidus“-Bildungen gekommen ist, aus denen neue Keimgenerationen sich adaptativ das Blut erobern. Diese theoretisch wichtige Frage muß im Zusammenhange entsprechender Beobachtungen besprochen werden. Hier soll die leichte Einschränkung nur darauf aufmerksam machen, daß unser Ausgangspunkt, so wichtig er für die „normal“ zu nennende Infektion ist, nicht uneingeschränkt zu Recht besteht.

Von den Bedingungen des Blutes ausgehend, haben wir unsere systematischen Nährbodenuntersuchungen angestellt. Sie sind, wie wir eingangs angedeutet haben, die Fortführung älterer Untersuchungen, die sich auf die Zucht der sog. „Rickettsien“, also infektiöser Proteuskeime hohen Adaptationsgrades bezogen. Grundsätzlich suchten wir Böden zu schaffen, die in ihrem wesentlichen Bestande möglichst unverändertes menschliches *Eiweiß* enthielten. Wir gaben dem hierzu verwendeten Ascites eine zweckmäßige, und empirisch als solche erkannte *Verdünnung* durch *Normosallösungen,* als einer der Blutsalzlösung möglichst nahekommenden und leicht zu präparierenden Flüssigkeit. Schon die Wahl des Ascites bereitet nicht mindere Schwierigkeiten als seine Verwendung. Es soll ein eiweißreicher, am besten krebsiger Ascites sein, der unerhitzt und ohne Zusätze zur Verwendung gelangt. Es bedarf hier sorgsamer

Beobachtung und ausgezeichneter Nährbodentechnik. Verunreinigungen der fertigen Medien rächen sich bitter und bedeuten stets den Verlust vieler Kulturen und eine Vervielfachung der technischen Arbeit. Nur eine gute Sterilisierungstechnik, beste Bedingungen des Abfüllens der Nährböden, sorgsame Beobachtung jeder auch nur möglichen Fehlerquelle, also Eigenschaften, die nur einem sehr zuverlässigen Arbeiter zukommen, befähigen zu der verantwortungsvollen Aufgabe der Bereitung der Nährböden. Dies muß betont werden, weil der ganze Erfolg, ebenso wie jeder Mißerfolg, an diese präparativen Vorarbeiten gebunden erscheint.

Dieser vorzüglich wichtigen *Grundlage* geben wir in sehr niedrigen Mengen Abbaustufen von Eiweiß, sowie kleinste Mengen von Zucker hinzu. Hierfür bevorzugen wir Glykogen. Die Abbaustufen verlangen eine besonders sorgsame Austitrierung, möglichst an vorhandenen Kulturen. Sofern man über keine verfügt, wird man sich der folgenden Vorschrift bedienen und Varianten der dort angegebenen Mengen parallel verwenden, um die optimale Konzentration für ein gegebenes Präparat festzustellen. Dies Vorgehen wiederholt sich natürlich bei jeder neuen Präparation, so daß man zweckmäßig stets größere Mengen für längeren Gebrauch auf einmal herstellt.

Die Zusätze geschehen einmal durch unsere P-G-N-Lösung, dann durch Agar, der eine *Hottingerbouillon* zur Grundlage hat.

P-G-N = Pepton-Glykogen-Normosal ist eine $1^0/_{00}$ Pepton-, $2{,}5^0/_{00}$ Glykogenlösung in Normosal. Sie wurde als zellphysiologischer Zusatz ernährenden Charakters zum Plasma von uns für Gewebskulturen erstmalig verwendet.

Die Hottingerbouillon legen wir nach der Vorschrift von Park, Williams und Krumwiede an (vgl. auch 1927 Ford, Bacteriology p. 124). 1500 g Fleisch werden in fingerdicke Streifen geschnitten und Stück für Stück in 1500 ccm kochenden Wassers geworfen. Man kocht unter stetem Rühren durch. Dann läßt man dies Fleisch durch eine Fleischmaschine gehen. Man kühlt das Wasser auf 37° Celsius und fügt 1,5 g Soda je Liter Gesamtmenge zu. Fleisch und Kochwasser werden dann in 3 Erlenmeyerkolben von 2 Liter Inhalt verteilt. Diese werden bis zum Halse mit Wasser aufgefüllt. Jede Flasche erhält 3 g Pankreatin, 10 ccm Chloroform und 10 ccm Toluol. Nach Umschütteln, das auch weiterhin mehrfach wiederholt wird, wird das Verdauungsgemisch drei Tage lang bei 37° bebrütet. Am zweiten Tage gibt man noch 1—2 g Pankreatin je Flasche zu. Am Schlusse ist das Fleisch völlig verdaut, bis auf einen pudrigen Bodensatz. Jetzt kochen wir jeden Kolben im Dampftopf durch und filtrieren ihn durch grobes Filterpapier. Die Gesamtmenge wird nun mit $0{,}3^0/_0$ Kochsalz sowie $0{,}2^0/_0$ des Phosphatgemisches versehen, wie es von L. Michaelis angegeben wurde, nachdem die Reaktion auf pH—7,2 eingestellt ist. Dies Nährgemisch wird kurz (25 Minuten) bei 1 Atmosphäre Überdruck im Autoklaven sterilisiert. Es wird mit der gleichen Menge steriler Ringerlösung verdünnt als Stammlösung aufbewahrt[1]. Die endgültige Gebrauchsverdünnung, von der wir zur Agarbereitung ausgehen, ist eine mindestens

[1] Beachte hierzu das Nachwort, Abschnitt XVII, Seite 187.

achtfache, so daß diese Stammlösung weiterhin vierfach verdünnt werden muß, falls nicht noch eine weitergehende Verdünnung auf Grund der Einstellungen erwünscht ist. Auch diese Verdünnung erfolgt durch Ringerlösung. Wir haben letzthin meistens eine weitere Verdünnung um $40^0/_0$ dieser achtfachen Verdünnung vorgenommen, um optimale Wachstumsverhältnisse zu erzielen. Diese Bouillon wird mit $3^0/_0$ Puderagar E. Merck-Darmstadt versetzt und ohne weitere Filtration nach der üblichen dreimaligen Sterilisierung in Reagensgläschen verteilt gebrauchsfertig aufbewahrt.

So erlangt der fertige Nährboden, wie wir ihn gegenwärtig benutzen, folgende endgültige Zusammensetzung:

Normosal	200
P-G-N	40
Ascites	90
Hottingeragar $3^0/_0$ (dosis titrata).	36

Dieser Nährboden, in kleinen Reagensgläschen aus Sparsamkeitsgründen verarbeitet (12 : 1,2 cm) ist nach Kühlung in Eiswasser „halbstarr". Man erwärmt ihn vorher zweckmäßig 30—40 Minuten auf 56 Grad, um möglichenfalls hineingeratene Luftkeime abzutöten. Wir verwenden hier den geringfügigen Agarzusatz, also den halbstarren Zustand, weil er mehrfach Vorteile biete. Er gestattet Organstücke mittels derPinzette in den Nährboden zu bringen, ohne daß dieser reißt oder das Organ später seine Lage ändert. Es erlaubt Mikroben, den Nährboden zu durchwachsen, ohne daß dies nach Art des Wachstums in völlig flüssigen Medien stattfindet. Das Wachstum kann sich vielmehr entweder als homogenes Wachstumsfeld oder in kolonialer Sonderung von der Impfzone bzw. dem infizierten Materiale aus im Nährboden sichtbar und der Beurteilung zugängig ausbreiten. Man kann solch Nährgemisch mit Pipetten aufziehen und so sehr elegant auf andere Nährröhrchen überpflanzen oder mit neuem Nährstoff überschichten, wie es der augenblickliche Bedarf erfordert.

Dieser halbstarre, mit einem sterilen Organstück versehene Nährboden bietet noch weitere Vorteile, die sich nachträglich aus der praktischen Erfahrung ergeben haben. Man könnte zunächst denken, daß hier nur eine Sauerstoffzehrung wesentlich ist, jedenfalls ergeben sich hierfür wenigstens aus den Erfahrungen der Passagierung von Kulturen keine Anhaltspunkte. Wesentlicher ist eine möglichst langsame Autolyse mäßigen Grades, die der wachsenden Kultur Nährstoffe zuführt. Hierfür spricht vor allem, daß sehr viele Kulturen nur bei Gegenwart eines autolysierenden Organes längere Zeit von Kultur zu Kultur weitergeführt werden können, dagegen ohne dies sehr oft bald eingehen. Ebenso spricht in diesem Sinne, daß gewisse bakterielle Verunreinigungen, wie besonders Staphylokokken und Fadenpilze sehr deutlich wachstumsfördernde Wirkungen erkennen lassen bzw. die zartesten, überhaupt beobachteten Wuchsformen zustande kommen lassen. Andererseits zeigt sich, daß die wachstumsfördernde oder -bedingende Gegenwart eines Organstückes hinfällig wird, wenn man es in feinster steriler Emulsion, statt zusammenhängend dem Nährboden zufügt. Insbesondere gelingt die Anzucht bemerkenswerterweise kaum oder nicht, wenn man ein an sich zur Kultur geeignetes Gewebsstück derartig zu Brei verarbeitet impft. Versuche dieser Art fielen ganz eindeutig zugunsten zusammenhängender Organstücke aus. Die Erfahrungstatsache jedoch, daß Wachstum durch mehrere Tochterkulturen immerhin ohne Organ oder Ammenkulturen möglich ist, spricht entschieden dagegen, daß etwa ein Levinthaleffekt oder ein sehr großer Grad von Sauerstoffzehrung als physiologisch wesentlicher Faktor anzusprechen wäre. Der weitere Vorzug dieser Nährboden liegt darin, daß sie bei einiger Erfahrung in vielen Fällen eine sichere makroskopische Diagnose der gewachsenen Kultur ermöglicht.

Praktisch bevorzugen wir zum Weiterführen (Überpflanzung) bereits gewonnener Kulturen jeweils frisch bereitete und nicht längere Zeit gespeicherte Nährböden mit sterilen möglichst blutfreien Organstücken von Kaninchen. Eignet man sich eine saubere Sektions- und Entnahmetechnik an, so gehören Verschmutzungen des Nährbodens durch die Hinzufügung dieser Organstücke zu den größten Seltenheiten. Allerdings wird man gut tun, zwei Gesichtspunkte zu beachten. Man wird niemals Tiere verwenden, die eine floride Coccidieninfektion erkennen lassen. Sie haben sehr häufig Bakterien in allen Organen und diese keimen natürlich in den Nährböden aus. Man wird weiter auf die Leber als das in dieser Richtung gefährlichste Organ verzichten und *Nieren* und *Herz* bevorzugen. Die Verwendung der Nährböden „mit Organ“ setzt eine 48stündige Probebrütung vor der Benutzung voraus. Meistens ist eine Beurteilung mit bloßem Auge möglich. Sie wird in Zweifelsfällen durch Ösenentnahme und mikroskopische Kontrolle ergänzt. Die Verwendung soll sich also möglichst bald anschließen.

Die Organe von Rhesus selbst haben wir einmal des Wertes dieser Tiere halber nicht angewendet, dann aber auch, weil wir früher zeigen konnten, daß ein immerhin beträchtlicher Teil dieser Tiere eine latente Vibrioneninfektion aufweist, die auf unseren Nährmedien zur Kultur zu bringen ist. Wir bringen hier die kurze früher gegebene Beschreibung teilweise zum Abdruck, da es sich bei diesem Vibrio um eine nicht zu vernachlässigende Fehlerquelle für jeden Untersucher handelt, eine Fehlerquelle, die, je nach dem verfügbaren Affenmateriale, einmal sehr groß, das andere Mal ganz unbedeutend ist; haben wir doch selbst, wie aus unserer späteren Übersicht hervorgeht, zu verschiedenen Zeiten, d. h. in verschiedenen Transporten ganz verschiedene Häufigkeit dieser mit dem Gelbfieber im Tier konkurrierenden, aber latenten Infektion angetroffen.

„Wir zogen nämlich aus einer Reihe von Rhesusaffen einen anscheinend bisher unbekannten äußerst schwer züchtbaren *Vibrio* bzw. ein *Spirillum*, „Vibrio macaci“, zumeist in üppigen Reinkulturen und oft viele Kulturen aus einem und demselben Tiere, und zwar aus *allen* Organen, auch aus Leber. Diese Vibrionen, einseitig und mit einer Geißel versehen, wuchsen teils auf unserem MON-Nährboden und fast nur bei Gegenwart überlebenden Organs — Niere oder Herz von Affen oder Kaninchen — bzw. teils spärlich, teils auch überaus reichlich aus Blut auf $^1/_8$ Hottingeragar mit $40^0/_0$ Ascites, wobei die Kulturen zuweilen ziemlich hoch auf den Schrägagar hinaufwuchsen. Ich möchte hierzu bemerken, daß diese Kulturen aus Affen der verschiedensten Einfuhren gezogen wurden, während andererseits in der Folge der Virusimpfungen Affen mit Vibrionen zwischen solchen ohne Vibrionen auftraten. Auch der mit dem Virus „Kuczynski“ geimpfte Affe 76 ergab eine derartige Vibrionenkultur. Wir halten es daher für sehr wahrscheinlich, daß es sich hier um eine für den Rhesus ziemlich belanglose *latente Infektion* handelt und daß nicht etwa das Virus als solches durch die Vibrionen verunreinigt ist. Jedenfalls wäre es höchst merkwürdig, wenn ein Mikrobe, wie dieser Vibrio, den menschlichen Infektionsvorgang mit durchlaufen hätte und wieder aus dem Krankenblut zu gewinnen ist, ohne daß sorgsame Untersuchungen ihn unmittelbar im Blute auffinden ließen. Diese im übrigen geruchlose Kultur ließ sich also auf keinen der gebräuchlichen Nährböden übertragen, sie wuchs, wie angedeutet, zumeist nicht einmal merklich ohne Organzusatz. Die junge Vibriokultur fiel durch äußerste Feinheit auf. Sie war schwer färbbar, im Giemsapräparat zart blau mit azurroten Granulationen; in älteren Kulturen treten lange Spirillenformen (bis 70 μ lang) auf; noch später zerfällt die Kultur granulär, obwohl eine Überpflanzung auf junge Nährmedien noch lebensfähige Keime aufdeckt. Eine Blutkultur ließ sich merkwürdigerweise — ein ganz vereinzeltes Vorkommnis — vorzüglich mit Giemsa färben, daß sogar die verhältnismäßig ungewöhnlich langen (5—10 μ bei 2—3 μ Länge der jungen Vibrionen) und spirochätenartig gewellten Geißeln (Bütschli) so klar erkennbar waren, daß sie sich photographisch abbilden ließen."

Vibrio macaci wurde unter den ersten 100 Rhesus unserer Beobachtungsreihe gezüchtet

aus dem Rhesus	als Kultur Nr.
2	78, 82, 84, 88/9, 92
9	923–26
20	829
29	603
40	833—837; 912, 914, 916, 920—23, 925, 927
48	1070; 1071
54	1185
55	1213
76 (Vir.-Ki.)	1460

VI. Die Anlage der Kultur. Durchführung und Ergebnis.

Es hat sich uns besonders bewährt, Kulturen nach Tötung eines experimentell infizierten Affen aus seinen Organen anzulegen. Hierzu bedarf es seiner *sterilen Sektion*. Insoweit das Tier nicht gestorben ist, töten wir es mit Chloroform, nachdem uns parallele Versuche darüber belehrt haben, daß die Narkose auf das Züchtungsergebnis ohne Einfluß ist. Der Körper wird sodann auf einem sauberen Holzbrett mit Hilfe von großen rostfreien und unter Alkohol aufbewahrten Nägeln befestigt. Nach sorgsamer Befeuchtung des Felles mit Alkohol wird die Haut durchtrennt und nach beiden Seiten abpräpariert. Die Bauchdecken sollen hierbei möglichst steril bleiben. Man verwendet ein steriles scharfes Messer hierzu. Dann spült man die muskuläre Bauchwand gleichfalls mit Alkohol ab und eröffnet den Bauchraum durch einen Zipfelschnitt, der vom Nabel aufwärts beidseits die Seitenwand des Brustkorbes erreicht. Die Leber wird derart freigelegt, ohne daß irgendein vielleicht beschmutzter Schnittrand sie irgendwie berührt, wenn man von den äußersten seitlichen Abschnitten, besonders rechts, absieht. Das gleiche gilt von der Milz. Beide Organe stehen nun zur Entnahme entsprechender Stücke zur Verfügung des Untersuchers. Ehe man nun an die Untersuchung der anderen Baucheingeweide geht, durchtrennt man mit nach Bedarf stets zu wechselnden Instrumenten die Thoraxwandung beiderseits des Sternums und legt den Herzbeutel frei. Man flammt nun zweckmäßig die Schnittränder am Knochen wie den Herzbeutel selbst ab und entnimmt hierauf erst mit frischen Instrumenten das Herz selbst, um auch aus ihm Kulturen anzulegen. Hierbei kann das Blut weitgehend abfließen, ohne daß hierdurch die Ausbeute der Kulturen aus Muskelstücken der Herzwandung beeinträchtigt würde.

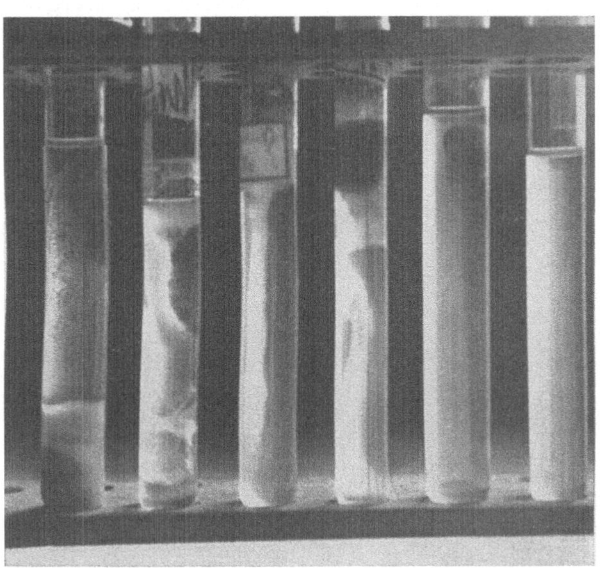

Abb. 11. Verschiedene Kulturröhrchen. Links zunächst eine flüssige Kultur ungefähr der gleichen Zusammensetzung wie der halbstarre, zumeist verwendete Nährboden. Um das Organ am Boden hat sich ein Niederschlag gebildet. An der Röhrchenwandung besteht nach oben hin ein flockig-koloniales Wachstum. Kultur des B. hepatodystrophicans 1494, Subkultur 1, 58 Tage bebrütet. Daneben rechts die organlos gewachsene Kultur 1990, Subk. 3, 29 Tage bebrütet. Üppiges, dichtes, wolkiges Wachstum bis zum Boden des Röhrchens, wie man es jedoch nur bei sehr gut wachsenden Kulturen antrifft. Daneben ist eine gleichfalls organlos gewachsene Kultur 1990, Subk. 2, 25 Tage bebrütet, abgebildet. Das Bild des Wachstums ist das gleiche. Weiter ist Kultur 1946, Subk. 4, 8 Tage bebrütet, mit Organ gewachsen, abgebildet. Das Wachstum ist unterhalb des verschwommen sichtbaren Organstückes als dichte Trübung (mit Zerfallsmassen untermischt) erkennbar. Davon erstreckt sich eine breite, bandartige Wachstumszone abwärts. Nun folgen zwei *unbeimpfte* Kulturröhrchen, eines mit, das andere ohne Sterilorgan.

Die anfänglichen Kulturversuche erstreckten sich auf die verschiedensten Organe des infizierten Tieres sowie auf sein Blut bzw. das aus ihm mit Hilfe von Heparin gesonderte Plasma. Später zeigte es sich, daß insbesondere Leber, Milz und Herz am einfachsten und sichersten Kulturen gewinnen lassen. Schließlich sind wir dazu gelangt, nur noch aus Leber und Herz Kulturen anzulegen. Dies hat den großen Vorteil eines sehr sparsamen und schnellen Arbeitens. Die Ausbeute an Kulturen aus diesen beiden Organen ist im allgemeinen vorzüglich und wird von keinem Organe übertroffen. Diese Angabe wird dadurch näher begründet, wenn wir gemäß unserer Statistik feststellen, daß wir 64 Kulturen unseres B. hepatodystrophicans aus *Leber* und 83 aus dem *Herzen* gewonnen haben. Dazu ist zu bemerken, daß wir sehr viel mehr Kulturen aus Leber angelegt haben als aus Herzstücken. Naturgemäß besteht jedoch eine gewisse Gefahr darin, daß gerade die Leber einer postmortalen Keimeinwanderung besonders ausgesetzt ist. Außerdem zeigt ein gewisser niedriger Prozentsatz von Affen auch bereits im Leben oder zumindestens agonal Bakterien im Leberorgan, die naturgemäß bei den zur Anwendung gelangenden Nährböden entweder das Wachstum unserer Kulturen verhindern oder doch stören, indem eine Gewinnung von Reinkulturen, auf die es ja ankommt, unmöglich wird. Es ist jedenfalls vorzuziehen, Kulturen aus sterbenden oder willkürlich getöteten Tieren anzulegen anstatt bereits längere Zeit tote zu verwenden. Man muß aber auch auf vollkommene Narkosetötung achten, weil sonst das Eintreiben der Nägel, abgesehen von der Roheit des Verfahrens, mit Sicherheit zu einer bakteriellen Verschmutzung des Kreislaufes, oft zum völligen Verluste aller angelegten Kulturröhrchen durch Schmutzinfektion führt.

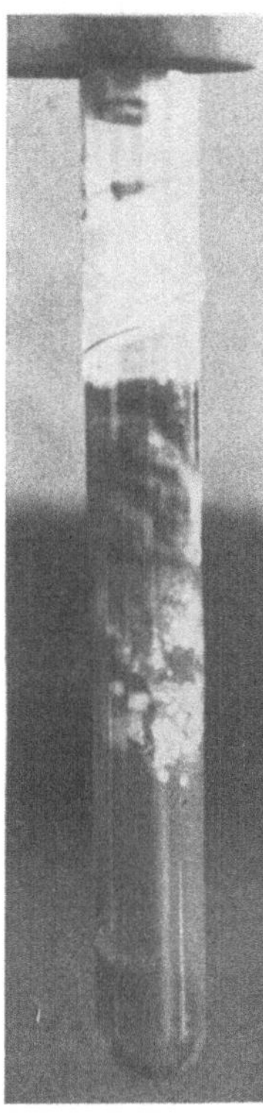

Abb. 12. Kultur des B. hepatodystrophicans. Originalkultur 2212, gezogen aus dem Herzen des Cynomolgus 188, einem Affen der Versuchsreihe „Hohenadel". Dies Tier wurde absichtlich am ersten Tage des jäh einsetzenden Fiebers getötet, um möglichst viele Kulturen zu erhalten. Die Kultur auf halbstarrem physiologischen Nährboden ist binnen 9 Tagen nach Anlage, wie abgebildet, gewachsen. Dies starke koloniale Wachstum ist häufig von einem zum anderen Tage fast explosionsartig ausgeprägt. Man erkennt die Größenunterschiede der einzelnen Kolonien in Beziehung zu ihrem Abstande von dem kultivierten Organ, Erscheinungen, die wir ausführlich in anderem Zusammenhange (Die Erreger des Fleck- und Felsenfiebers) besprochen haben. Dies Wachstumsbild kann als sehr bezeichnend für eine besonders gut gewachsene Originalkultur gelten.

Zur Beimpfung der Nährböden verwenden wir kleine mit der Schere zurechtgeschnittene Organstückchen. Sie werden unter strengster Asepsis aus den entnommenen Organstücken hergestellt und sodann mit der Pinzette oberflächlich in den halbstarren Nährboden versenkt. Hernach werden die Röhrchen durch guten Verschluß gegen Verdunstung geschützt. Die Bebrütung geschieht bei etwa 35 bis 36° Celsius.

Es kommt vor, daß die anwachsende Kultur mit bloßem Auge nicht erkennbar ist. Dann handelt es sich um schwach wachsende Kulturen, die immerhin eine Ausnahme darstellen. Meist erkennt man das kulturelle Wachstum deutlich, wenn auch der Zeitpunkt, zu dem dies möglich ist, sehr wechselt und zwischen 6—8 Tagen und mehreren Wochen betragen, bei den einzelnen Röhrchen eines Kultursatzes erheblich verschieden sein kann. Der oberste Teil des Röhrchens ist durch das zerfallende Organ an sich getrübt, so daß die hier auch etwa durch Wachstum begründete Trübung nicht immer deutlich wird. Nach unten hin wächst dann aber die Kultur nach Art einer zuweilen unterbrochenen Rauchfahne. Oft oder meist bevorzugt sie die Randschicht zwischen Nährboden und Röhrchenwand. Sie legt sich häufig, besonders

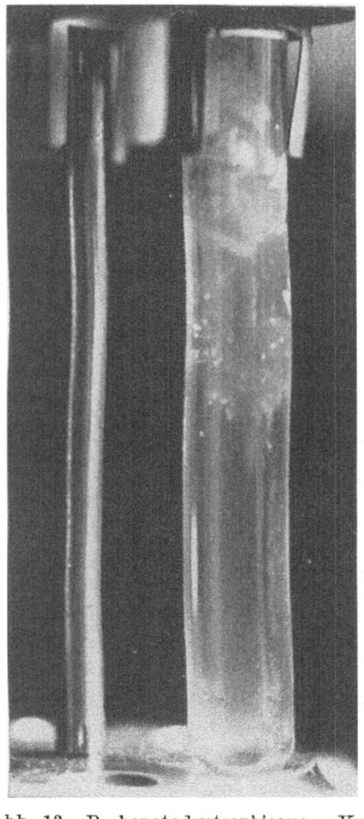

Abb. 13. B. hepatodystrophicans. Kultur 2200, Subkultur 5, mit Organ gewachsen. 4 Tage bebrütet. Teils schleierartiges, teils koloniales Wachstum an der Randschicht.

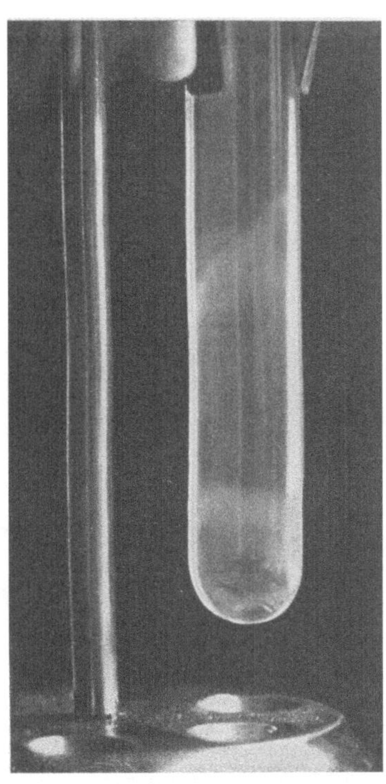

Abb. 14. B. hepatodystrophicans. Kultur 2852, Subkultur 3, 11 Tage bebrütet. Schleierartiges Wachstum mit Ringbildung am Grunde des Röhrchens.

am Boden, ringartig um das Röhrchen. Das Wachstum kann aber auch ganz koloniale Bilder bevorzugen. Dann zeigen sich abwärts vom Organ umschriebene Kolonien rundlicher Umgrenzung, die in einem gewissen Abstande von dem Organ eine maximale Ausdehnung von einigen Millimetern Durchmesser erreichen. Sie sind, gegen einen schwarzen Hintergrund betrachtet und seitlich beleuchtet, fast kalkig weiß, wie sie auch photographisch dargestellt sind. Gegen hellen leuchtenden Hintergrund betrachtet, sind sie trüb, weißlich.

Verfolgt man täglich die Veränderungen jedes einzelnen Kulturröhrchens, so erkennt man gelegentlich, daß mit dem Auftreten eines leichten Zerfalles des eingesäten Organstückchens in seiner unmittelbaren

Nachbarschaft die ersten Kolonien auftreten. Ihre Ausbreitung nach abwärts, meist zwischen Nährboden und Glas, erfolgt dann sehr rasch.

Diese beiden vorzüglichen, mit bloßem Auge erkennbaren Wuchsformen sind nicht unbedingt kennzeichnend. Staphylokokken können gleichfalls in zarten, rauchwolkenartigen Bildern auftreten, wenn es auch öfter zu mehr faserig aufgelockerten Nebeln oder stalaktitenartigen Zapfen als Wachstumsbildern des Staphylokokkus kommt. Streptokokken wachsen wie fallende Leuchtkugeln eines Feuerwerkes abwärts.

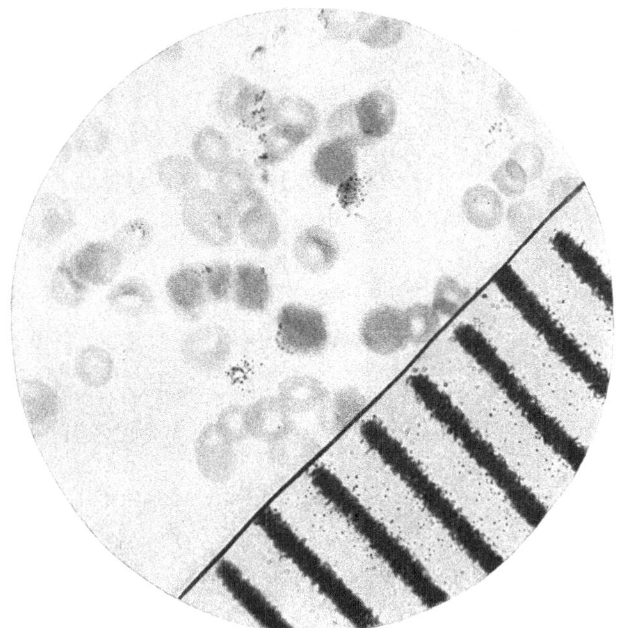

Abb. 15. B. hepatodystrophicans. Kultur 1941, Subkultur 5, ohne Organ gewachsen, 27 Tage bebrütet, *mit Menschenblut ausgestrichen.* Daneben ist zur absoluten Größenmessung ein unter identischen Bedingungen aufgenommenes Bild eines Mikrometers gesetzt. Der Abstand zweier Strichmitten beträgt genau 10 Mikra. Dies Bild ist dadurch besonders lehrreich, daß sich auch die Kulturkeime vielfach den Erythrocyten dicht anlegen. Hierdurch wird insbesondere ein Vergleich mit den späteren Bildern ermöglicht, die das richtige Blutvirus zum Gegenstande haben.

Sämtliche Abbildungen, die Kulturen oder Virus zum Gegenstande haben, sind, soweit nicht ausdrücklich anderes bemerkt ist, nach GIEMSA gefärbt und einheitlich optisch dargestellt mittels Apochromat-Immersion REICHERT 2 mm, num. Ap. 1,4 mit Immersionskondensor num. Ap. 1,4 aplanatisch. Senkrechte Kamera bei 37 cm Auszug. Kompensations-Okular 6. Absolute Vergrößerung linear 900 wie in dem früheren Buche über „Die Erreger des Fleck- und Felsenfiebers".

Einer weißlich-kugligen Kolonie folgt aufwärts ein zarter kometenschwanzartiger Fortsatz. Eine Unterscheidung wird bei großer Erfahrung in einem hohen Prozentsatze möglich, jedoch nicht immer sicher sein. Hier hilft das *mikroskopische Bild,* der *Geruch der Kultur* und die *Prüfung auf anderen Nährboden* weiter.

Die Kulturen aus Gelbfiebermaterial sind gestaltlich nicht ganz einheitlich. Dies hängt zum Teil, wie dies ganz allgemein für Spaltpilze gilt, von den Zuchtbedingungen ab. *Ihr Grundtypus ist ein sehr kleines, unregelmäßig gestaltetes stets recht feines Stäbchen.* Es kann sich so verkleinern, daß es *völlig kokkoid* wirkt. Diese kleinsten Formen findet man weniger in jüngsten ersten Kulturen aus virulentem Materiale, als besonders bei Tochter-(Sub-)Kulturen, sofern sie organlos auf unserem halbstarren Nährboden gewachsen sind. Eine sorgsame Ausmessung solcher Kultur mit Hilfe des identisch photographierten Objektmikrometers ergibt als kleinste Werte eben deutlich abgrenzbarer Individuen ungefähr 0,20 bis 0,35 Mikra. Die Werte schwanken natürlich in derselben Kultur nach aufwärts bis zu Werten, die ein Mikron ein wenig überschreiten. Die meisten organhaltigen Kulturen zeigen Einzelwesen von Ausmaßen, die zwischen 1 und $1^1/_2$ Mikra liegen. Die Dicke beträgt dann 0,3—0,4. Gröbere Formen kommen vor. Insbesondere treten leicht Degenerationsformen auf, die zu kolbigen Bildungen neigen, so daß man beim ersten Anblick an Sporenbildungen erinnert wird. Solche liegen jedoch nicht vor und haben sich unter keinen Umständen bisher nachweisen lassen. Degenerierte Bakterien können schlauchartig dick bis zu 7 : 1 Mikron auswachsen. Wir haben solche Degenerationen, auch rein kugliger Form bereits in Kulturen

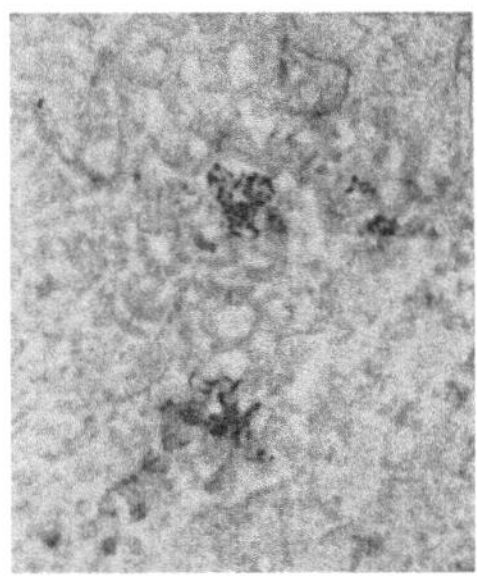

Abb. 16. B. hepatodystrophicans. Kultur 1928, Subkultur 1, ohne Organ gewachsen. 31 Tage bebrütet. Typisches, fast rein kokkoides Wachstum, wie man es meistens in organlos gewachsenen Kulturen antrifft.

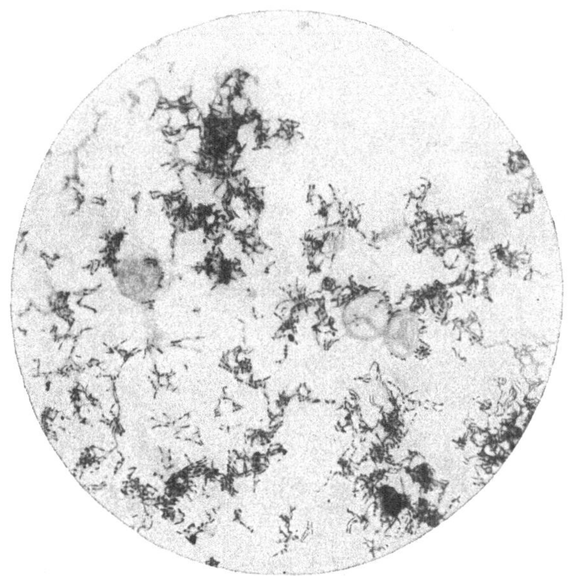

Abb. 17. B. hepatodystrophicans. Originalkultur 2361, 24 Tage bebrütet. Ausgang: Das Herz des Rhesus 209 der Kultur-Tier-Passage 82. Dies Tier verfiel am 5. Tage nach der Infektion durch Blut. Sein Befund war typisch für Gelbfieber zu nennen. Dasselbe kann von dieser Kultur gesagt werden. Sie zeigt die kokkoid-stäbchenförmig pleomorphe Gestaltung sowie recht häufig zu treffende kokkoid geblähte, wohl degenerierte Formen. Dies sind nach Ausweis der kulturellen Prüfungen keinerlei Verunreinigungen, sondern Bestandteile der Reinkultur.

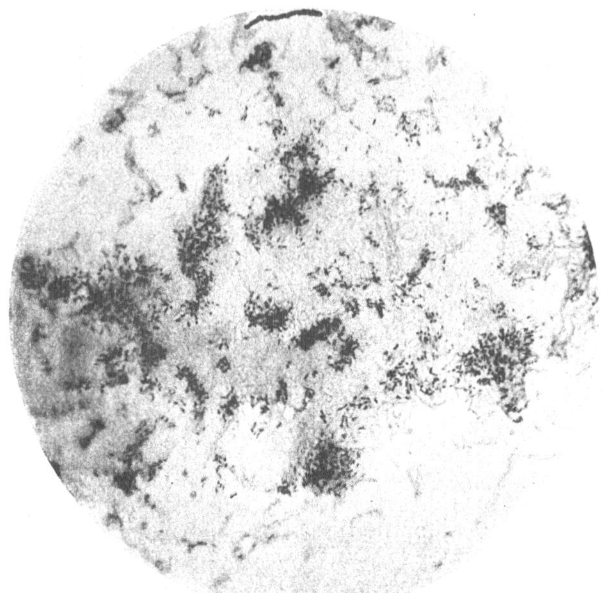

Abb. 18. B. hepatodystrophicans. Originalkultur 1928 aus dem Herzen des Rhesus 136. Virus KUCZYNSKI. Schnellster Verfall am Morgen nach dem jähen Fieberanstieg bei dreitägiger Inkubation nach Infektion mit Leberbrei. 26tägige Bebrütung. Mikroskopisches Bild ganz regelrecht mit einigen gröberen Degenerationsformen, wie sie bei manchen Kulturen schon sehr früh auftreten können.

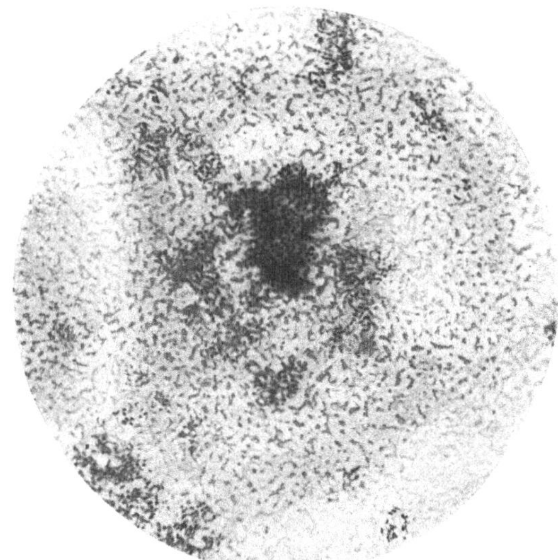

Abb. 19. B. hepatodystrophicans. Kultur 82, Subkultur 8 auf organlosem Nährboden gewachsen, 48 Stunden bebrütet. Sehr typisches, wenn auch nicht besonders feines kokkoides Wachstum ohne erkennbare Beimischung von Vibrio macaci, der ursprünglich in den Kulturen „82" so vorherrschte, daß darüber der B. hepatodystrophicans nicht erkannt wurde. (Vgl hierzu die Ausführungen der ersten Mitteilung zur Ätiologie des Gelbfiebers.)

getroffen, die wenige Tage im Brutschrank gehalten waren. Sie treten wohl stets vereinzelt auf und wurden gerade deswegen anfangs für Verunreinigungen angesprochen. Daß sie in sehr lange bebrüteten Kulturen überhand nehmen, zumal da dann ganz allgemein die Unregelmäßigkeit

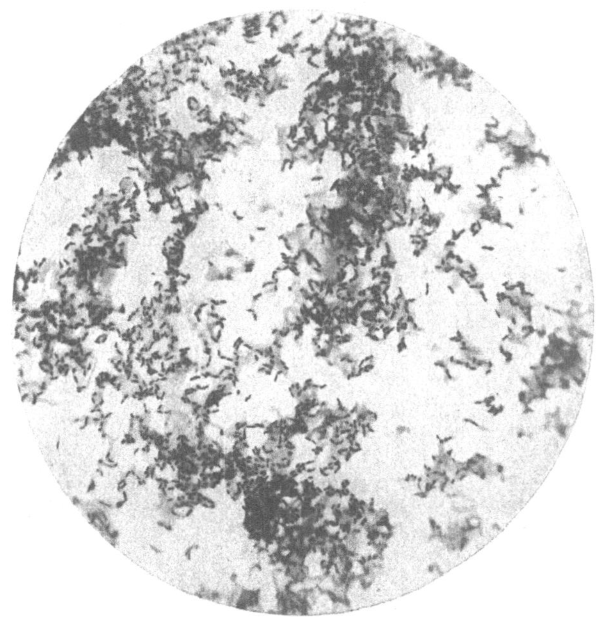

Abb. 20. B. hepatodystrophicans, Kultur 2200, Original. 9 Tage bebrütet. Cynomolgus 188. Virus HOHENADEL. Am dritten Tage bei 40° Fieber zum Zwecke der Kultivierung getötet. Die Kultur erscheint mikroskopisch auffallend grob, vielfach pleomorph, flammenartig zugespitzt.

der Formeinheiten zunimmt, ist verständlich. Treten sie frühzeitig und sehr reichlich auf, so kann man dies als einen wertvollen Hinweis darauf verwerten, daß der Nährboden irgendwie fehlerhaft zusammengesetzt ist. Man beobachtet dann zuweilen gehäuft Bildungen, die an Verzweigungen erinnern, oder an Gabelungen, wobei der eine oder beide Äste schlauchartig oder retortenförmig anzuschwellen vermögen oder aber mehrfache, fast rosenkranzförmige Verdickungen aufweisen. Wir konnten noch nach mehr als 120tägigem Aufenthalt im Brutschranke *lebendige* Kulturen, die erfolgreich überpflanzbar waren, studieren. Auch diese Kulturen ließen sich nicht auf gewöhnliche Nährböden überpflanzen. Sie kehrten auf unseren physiologischen dagegen zu normaler Verhaltungsweise zurück. Feinste Fadenbildungen sind nur ganz selten zu beobachten. Dagegen wächst — gleichfalls selten, wenn auch häufiger als die letzt-

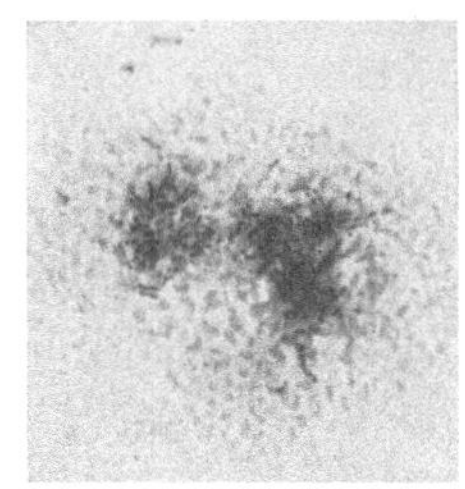

Abb. 21. Die Subkultur der vorstehend abgebildeten Kultur 2200, nach 24 Stunden geprüft. Mit Organ gewachsen. *Ganz typisches,* sehr zarte, kokkoid-feinstäbchenförmiges Wachstum in kleinen Haufen.

erwähnte Bildung — manche Kultur vorübergehend rein kokkoid und kann dann der mikroskopischen Feststellung Schwierigkeiten bereiten. Etwas vergröberte Kulturen zeigen mit besonderer Deutlichkeit, daß die Stäbchen öfters leicht geschwungen sind, daß ihre Enden oft etwas zugespitzt erscheinen. Unterliegen diese Bakterien im Nährmedium einer leichten Quellung, so wird deutlich, daß die kleinste, ganz rudimentierte Form des Pseudokokkus dadurch zustande kommt, daß dieser Zelleib völlig zurücktritt, etwa wie der Leib der sog. „kleinen Lymphocyten", der auch nicht oder sehr schwer erkennbar wäre, wenn wir uns die ganze Zelle entsprechend verkleinert denken. Man muß also auf jeden Fall mit einer formalen Vielgestaltigkeit dieser Kultur rechnen und wird also im Zweifelsfalle erst auf Grund der stets notwendig heranzuziehenden anderen Kriteria sein Urteil bilden.

Diese Kultur hat sich bisher stets als *unbeweglich* erwiesen.

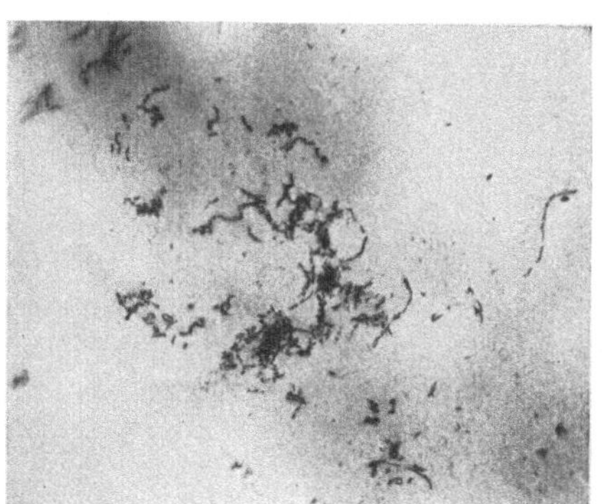

Abb. 22. B. hepatodystrophicans. Kultur 2013, Subkultur 4, ohne Organ gewachsen, 7 Tage bebrütet. Leichte Degeneration der sonst sehr zarten, teils kokkoiden, teils in Gestalt fein geschwungener Stäbchen auftretenden Kultur.

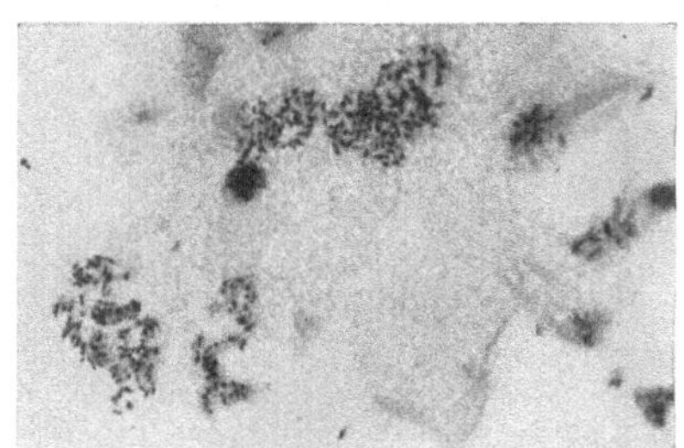

Abb. 23. B. hepatodystrophicans. Kultur 312, Subkultur 11, drei Tage bebrütet, ohne Organ gewachsen. Feines, sehr bezeichnendes Wuchsbild, aber noch deutlich stäbchenförmig. Abgeimpft von einer sehr lange bebrüteten Subkultur mit Organ.

Ihre Färbbarkeit schwankt. Ganz junge Kulturen sind vielfach streng gramnegativ. Dies Verhalten wechselt jedoch außerordentlich. Ein gramschwankendes Bild ist häufig. Es finden sich zuweilen in ein und derselben Kultur gramnegative neben grampositiven Bakterien. Gerade das gefärbte Bild erinnert häufig an das von Diphtheriebacillen. Die dort typische bekannte „Polfärbung" bzw. die ihr zugrunde liegenden Speicherungsprodukte fehlen aber im vorliegenden Falle durchaus. Jedenfalls erscheint es ganz ausgeschlossen, auf Grund so wenig bedeutungsvoller mikroanatomischer Kennzeichen Systematik zu treiben. Auch im vorliegenden Falle kann die Grampositivität zunächst im Leibe granulär umgrenzt sein.

Zur Erkennung der Kulturen bevorzugen wir immer noch die Giemsafärbung; diese liefert bei schwacher, kurzdauernder Färbung ein rötlichviolettes, sehr klares, aber auch sehr zartes Bild. Längere Färbung (20 Minuten in $5^0/_0$ Lösung) gibt mehr bläulich-violette Färbung. Innerhalb einer Kultur wechselt die Färbbarkeit oft bei den einzelnen Individuen. Hiermit geht dann auch das wechselnde Verhalten gegen die Gramfärbung Hand in Hand. Auch mit Nicolles Carbol-Thionin sowie den gebräuchlichen anderen Farbstoffen der Anilinreihe stößt die färberische Darstellung der Kultur auf keine besonderen Schwierigkeiten. Die NICOLLEsche Methode ist sehr zu empfehlen.

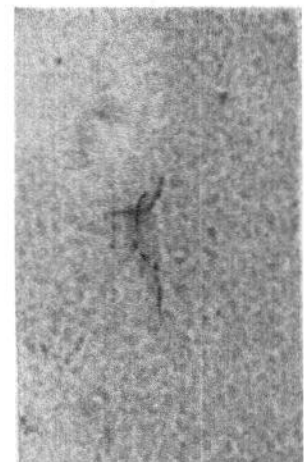

Abb. 24.

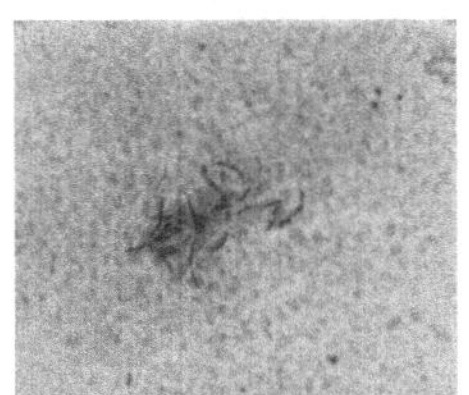

Abb. 25.

Abb. 24 und 25. Kulturbild von B. hepatodystrophicans 2813, Original. Herz des Rhesus 273, Virus GRESSHÖNER. Langstäbchenförmig, teils in Haufen, teils in Ketten gewachsene Kultur. Zwischen die Stäbchen schieben sich immer wieder kokkoide Gebilde. Selteneres, aber durchaus nicht ungewöhnliches Bild des Wachstums.

Sobald als diese Kulturen ein merkliches Wachstum zeigen, strömen sie einen äußerst unangenehmen *Geruch* aus. Er läßt sich nicht ganz einfach etwa durch einen Vergleich mit einem bekannten chemischen Körper definieren. Er ist intensiv schweißartig bzw. er ähnelt sehr bestimmten Käsegerüchen; er läßt sich als faulig bezeichnen. Dieser

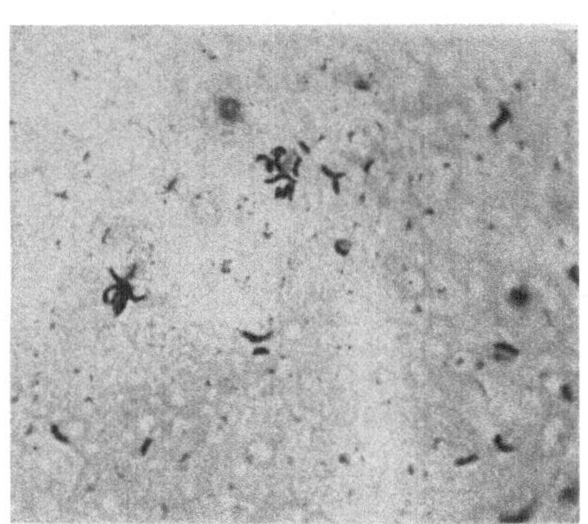

Abb. 26. B. hepatodystrophicans. Kultur 2013, Subkultur 1, in flüssigem Medium bei Gegenwart von Organ, *degeneriert*. Gequollene und gekrümmte unregelmäßige, oft zugespitzte Stäbchen.

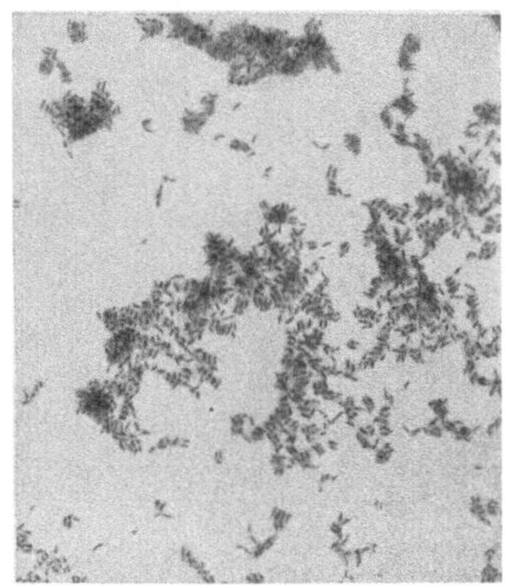

Abb. 27. B. hepatodystrophicans. Kultur 2375, Subkultur 1. Wachstum in großen Kolonien auf festem Nährboden (Pferdeserum + Normosal aa, im Löfflerofen erstarrt). Fein stäbchenförmiges Kulturbild, das von dem gewohnten aus halbstarren Medien kaum abweicht.

Geruch nach schwitzenden, ungewaschenen Menschen erinnert sehr an den vielfach beschriebenen, also wahrgenommenen Geruch der Gelbfieberkranken. Dies wurde nicht nur bei den im Verlaufe unserer Arbeit beobachteten Erkrankungen festgestellt, sondern die gleiche Wahrnehmung machten äußerst erfahrene Tropenärzte, die diese Kulturen zu riechen bekamen und darauf antworteten: So riecht ein Gelbfieberkranker!

Dabei mag es für uns ganz belanglos sein, ob es mehr der Atem oder der Schweiß der Kranken ist, der diese auffallende Geruchsbildung mit der Kultur gemein hat. Es ist wahrscheinlich richtig, daß vorzüglich der Schweiß diese Eigenschaft aufweist, der ja als Ausscheidungsstätte bestimmter Stoffwechselprodukte eine bekannte Rolle spielt, dies, obwohl der Gelbfieberkranke mengenmäßig gar nicht so auffallend stark schwitzt.

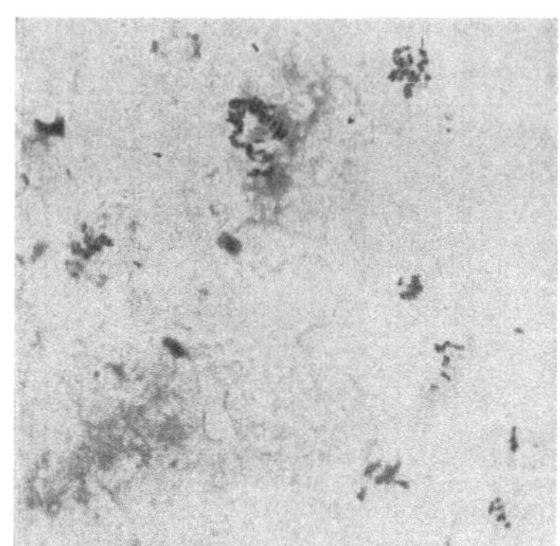

Abb. 28. B. hepatodystrophicans, Subkultur. Organlos gewachsen. *Gramfärbung.* Gramschwankendes Verhalten, einzelne positive Körnelungen.

Besonders bei älteren Originalkulturen sowie bei reich gewachsenen Subkulturen wird man diesen höchst widerlichen Geruch kaum je missen. Er findet sich auch bei den organlos gewachsenen Kulturen.

Stellen wir uns einen Hottingeragar mit $40\,^0/_0$ Ascites als Schrägagar her und bringen wir unsere Kulturen auf diesen oder ähnlich zusammengesetzte übliche Nährböden, so beobachten wir *in der Regel* keinerlei Wachstum. Bringen wir die Kultur mit Ascites-P-G-N oder ähnlichen Lösungen auf den Schrägagar, so wächst die Kultur als *Bodensatz* oder in körnigen Kulturen innerhalb *der*

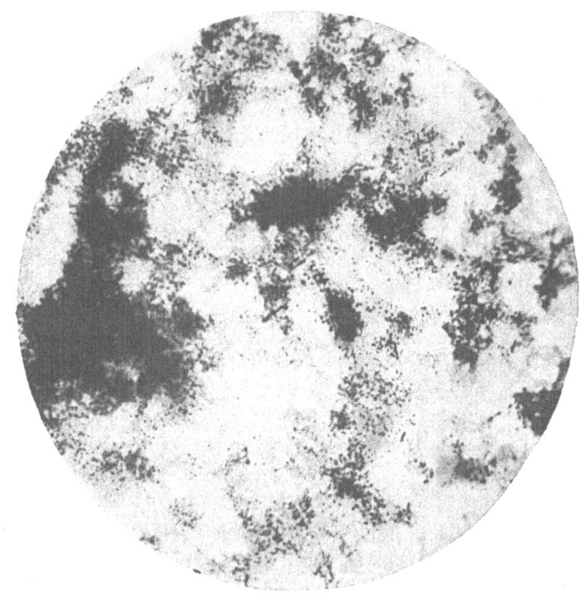

Abb. 29. B. hepatodystrophicans 312, Subkultur 8, 51 Tage bebrütet. Mit Organ gewachsen. Im allgemeinen zartes, kokkoid-stäbchenförmiges Bild mit einzelnen gröberen, zum Teil schlauchförmigen Degenerationsformen. Übertragbarkeit vollkommen erhalten.

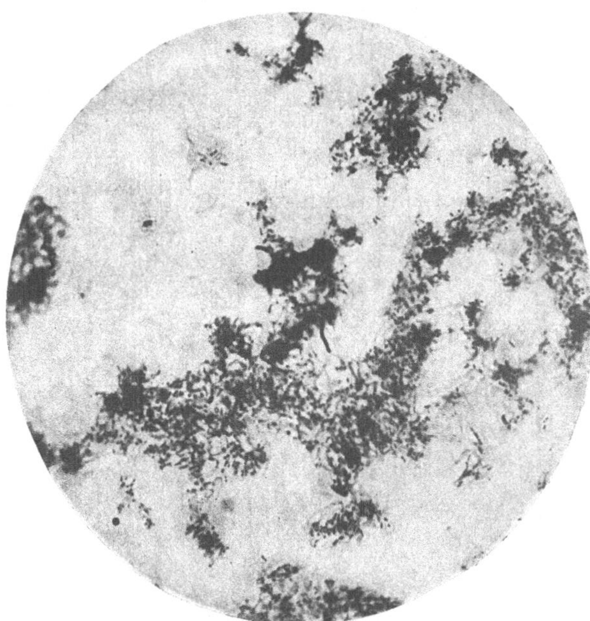

Abb. 30. B. hepatodystrophicans 312, Subkultur 7. Mit Organ gewachsen. 70 Tage bebrütet. Sehr üppig gewachsen. Kokkoid-stäbchenförmig, zum Teil in der Formgebung undeutlich verschwommen. Einzelne sehr große schlauchförmige Degenerationsformen. Übertragbarkeit vollkommen erhalten.

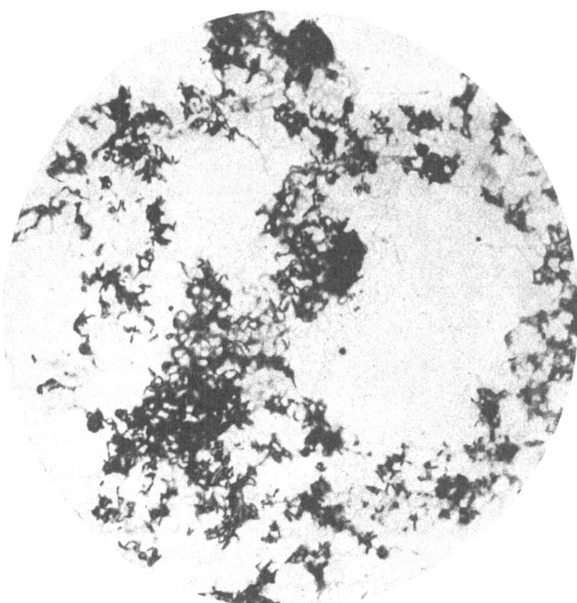

Abb. 31. B. hepatodystrophicans. Gramfärbung. Kultur 1941, Subkultur 4, etwa 4 Wochen bebrütet. Gramnegatives Verhalten. Starke Vergrößerung der Einzelform durch Fixierung und Färbung.

eingebrachten Flüssigkeit. Sie wächst jedoch niemals rasenartig oder in *gehäuften* Kolonien auf der Agaroberfläche. Dies Wachstum kann mikroskopisch zart und charakteristisch bleiben. In rein flüssigen Medien nach Art auch unserer halbstarren physiologischen Nährmedien zusammengesetzt, nur ganz ohne Agarzusätze (als „N-N-N" bezeichnet), neigt die Kultur vielfach zu Vergröberungen. Es zeigen sich auch unter diesen Umständen gekrümmte, auch polwärts etwas

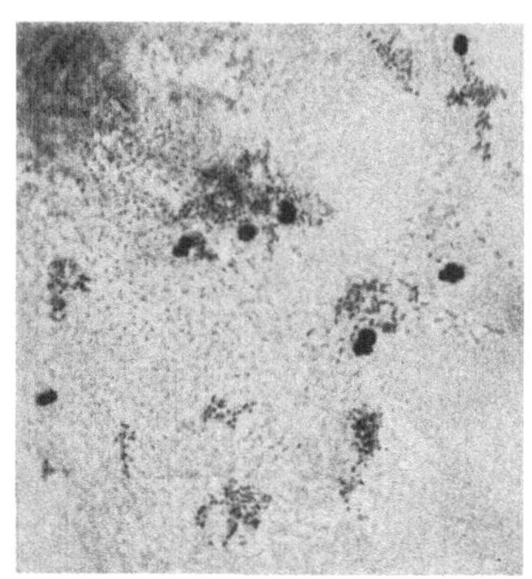

Abb. 32. B. hepatodystrophicans. Kultur 1582, Subkultur 2, ohne Organ gewachsen, *verunreinigt durch Staphylokokken.* Die Wiedergabe geschah wegen des eindrucksvollen Unterschiedes der Größen usw., wodurch B. hepatodystrophicans in seiner Eigenart etwas hervorgehoben werden kann.

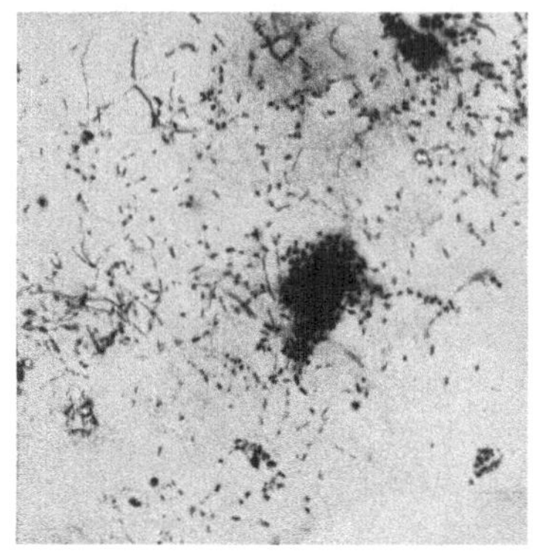

Abb. 33. Mischkultur des B. hepatodystrophicans und des Vibrio macaci. Kultur 1071, Subkultur 2.

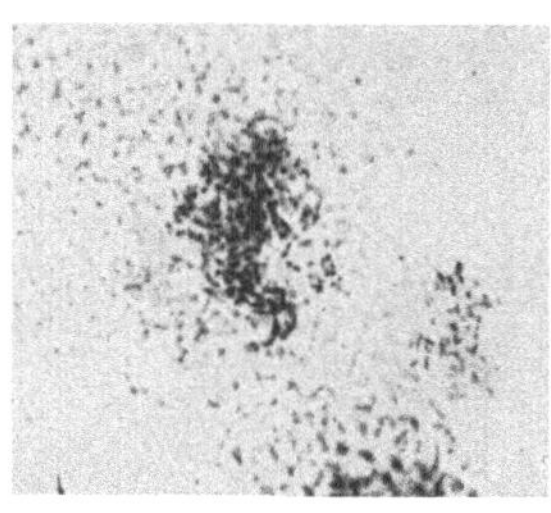

Abb. 34. B. hepatodystrophicans 1071, Subkultur 3. In dieser Tochterkultur überwiegt der B. hepatodystrophicans so sehr über den Vibrio macaci, daß dieser sehr leicht der Feststellung entgehen könnte. Schwankungen dieser Art sind nicht selten.

zugespitzte, flaschen- oder kolbenförmige Stäbchen, die das sonst beobachtete Maß bis zum doppelten überschreiten. Auch in serum- und ascitesfreien Lösungen sehr geringer Nährstoffkonzentration, die zuweilen ein gewisses Wachstum erlauben, sieht man die gleiche Vergröberung.

Bringt man diese Kulturen dagegen auf erstarrtes Pferdeserum, zu gleichen Teilen mit Normosal verdünnt, so beobachtet man ein *spätes* Wachstum mancher Stämme außerhalb der eingebrachten Flüssigkeit auf dem Serumgerinnsel in Gestalt wechselnd großer, sehr dicker, weißer, rund abgegrenzter Kolonien. Sie zeigen oberflächlichen Glanz. Ihre Einzelformen weichen nicht wesentlich von den Bildern halbstarrer Nährböden ab. Es gelingt in der Regel jedoch nicht, von solchen Kolonien mit der Öse auf denselben oder einen anderen festen Nährboden weiter zu impfen. Man beobachtet diese Kolonien zuweilen erst nach 14 Tagen, stets erst nach einer Reihe von Tagen. Ganz selten sahen wir ein ähnliches Verhalten auch auf dem besprochenen Hottinger

Ascites-Schrägagar oder auf dem LÖFFLERschen Zuckerbouillon-Serum-Nährboden.

Es ist uns bisher nicht gelungen, über diese Beobachtungen hinausgehend ein sicheres Übergehen unserer Kultur auf andere Nährmedien (Blutagar nach SCHOTTMÜLLER, Milch- und Einährböden, Löfflerserum, Gelatinenährböden, alles aerob wie anaerob) zu erzielen, Anwachsen auf flüssigen Medien erschien nur selten und begrenzt möglich, so daß es bisher nicht verwertbar wurde. Daran mußte natürlich unser Wunsch scheitern, eine systematische Einordnung der Kultur vorzunehmen. Wir möchten nur darauf hinweisen, daß gerade die letztgenannte Beobachtung, die übrigens Herr Dr. BÖHMER zuerst gemacht hat (Sächsisches Serumwerk, Dresden), erweist, mit wie wenig an Abbaustufen des Eiweißes der Keim auszukommen vermag, daß er dagegen vermag, das denaturierte, erstarrte Eiweiß anzugreifen. Wir können hierüber hinausgehend sagen, daß dieser Keim einmal bestimmte Eiweißkörper primär fermentativ anzugreifen befähigt ist, daß aber weiterhin sein Wachstum — und als Grundlage des Wachstums seine Ernährung — durch Hinzufügung reichlicherer Mengen verschiedener Kohlenhydrate *nicht* wesentlich verbessert wird. Insbesondere ist seine Bildung von Riechstoffen völlig unabhängig von der Veratmung von Kohlenhydraten und lediglich an den Eiweißabbau gebunden.

Die anfängliche Reaktion unserer *sehr gut ausgepufferten* Medien beträgt etwa 7,3. Hier ist der Gehalt an Ascites sehr maßgeblich beteiligt. Das Wachstum der Kultur drückt diesen Wert nach der sauren Seite. Nach Monatsfrist mißt man bei stark bewachsenen Subkulturen elektrometrisch Werte zwischen 6,9 und 7,1. Häufig lassen sich erst saure Verschiebungen nachweisen, die dann durch solche nach der alkalischen Seite teilweise rückgängig gemacht werden. Die Autolyse der Organstücke wirkt gleichfalls säuernd. Der Grad dieser Säuerung hängt von der Schnelligkeit und dem Umfange dieser Autolyse ab.

Unsere Kultur aus Gelbfiebermaterial, deren wesentliche kulturelle Kennzeichen soeben erörtert wurden, erhielt von uns den Namen **Bacillus hepatodystrophicans.** Wir sprechen diesen Keim als die Kulturform des Erregers vom Gelbfieber an. Da die schwerste Schädigung des Leberorganes, die HERXHEIMER sehr glücklich als *Hepatodystrophie* bezeichnet hat, den physiologisch-klinischen Ablauf ebenso beherrscht wie die anatomische Zerstörung das autoptische Bild, so erschien es uns treffend, die Eigenschaft des Keimes in der Namengebung wesentlich zum Ausdruck zu bringen, die seine pathogene Wirksamkeit in erster Linie kennzeichnet: Hepatodystrophie.

Wir geben zunächst eine tabellarische Übersicht über die *Kulturergebnisse,* soweit als diese bei der Drucklegung abgeschlossen sind.

Wenn wir keine besseren statistischen Ergebnisse unseres Kulturverfahrens aufzuweisen haben, so möchten wir zu bedenken geben, daß das statistisch verwertete Tiermaterial eigentlich durchaus inhomogen und keineswegs, vom Standpunkte der Kultivierbarkeit aus gesehen, identisch war.

Tier Nr.	Nährboden	Organ	Bacillus hepatodystrophicans Nr.	Bebrütet Tage	Ausbeute in %[4]	Vibrio macaci
1	Lev. 21 Agar[1]	Blut	1	8	—	—
2	N. N. N.	Leber	82	26	-	77, 78, 82, 84, 88, 89, 92
5	—	—	—	—	—	—
6	—	—	—	—	—	—
7	—	—	—	—	—	—
11	—	—	—	—	—	—
12	—	—	—	—	—	—
15	Mon[2] + Kan. Organ	Blut	**475**	3	—	—
18	Mon	Herz	**312**	8	—	—
19	Mon	Niere	**258**	10	—	—
21	—	—	—	—	—	—
23	—	—	—	—	—	—
24	—	—	—	—	—	—
26	—	—	—	—	—	—
27	—	—	—	—	—	—
29	N. N. N.[3]	Milz	**620**	14	—	603
31	—	—	—	—	—	—
32	—	—	—	—	—	—
33	Mon	Herz	**1031**	6	—	—
34	—	—	—	—	—	—
35	—	—	—	—	—	—
38	—	—	—	—	—	—
39	—	—	—	—	—	—
40	—	—	—	—	—	912, 913, 914, 916, 920/23, 927, 835/37
42	-	—	—	—	—	—
44*	—[5]	—	—	—	—	—
46	—	—	—	—	—	—
47	—	—	—	—	—	—
48	Mon	Leber	**1071**	26	—	1070, 71
50	—	—	—	—	—	—
52	—	—	—	—	—	—
53*	—	—	—	—	—	—
54	Mon	Leber	**1186**	16	—	1186
55	—	—	—	—	—	1213
56	—	—	—	—	—	—
57	N. N. N.	Leber	**1278**	14	—	—
58	—	—	—	—	—	—
63*	—	—	—	—	—	—
65*	—	—	—	—	—	—
66*		—	—	—	—	—
67	—	—	—	—	—	—
70*	—	—	—	—	—	—
71	—	—	—	—	—	—
72	—	—	—	—	—	—

[1] Aminosäure-Nährboden der Untersuchungen am Fleckfieber.
[2] Kurze Bezeichnung unseres halbstarren physiologischen Nährbodens.
[3] Flüssiger Nährboden entsprechender Zusammensetzung.
[4] Der angelegten Kulturen, soweit bestimmbar.
[5] Zeigte bakterielle Allgemeininfektion durch Darmkeime, agonal bzw. postmortal.

Tier Nr.	Nährboden	Organ	Bacillus hepatodystrophicans Nr.	Bebrütet Tage	Ausbeute in %	Vibrio macaci
75	—	—	—	—	—	—
76	N. N. N.	Leber	**1467**	33	—	1460
83	Mon	Niere	**1494**	46	7	—
85	—	—	—	—	—	—
86	—	—	—	—	—	—
88	Mon	Herz	**1504**	38	7	1505
92	—	—	—	—	—	—
93	—	—	—	—	—	—
96	Mon	Plasma	**1582**	35		—
	Mon	Plasma	1583 verunr.	35		—
	Mon	Niere	**1588**	35	} 31	—
	Mon	Herz	1591 verunr.	35		—
	Mon	Herz	**1596**	35		—
	Mon	Niere	1587 verunr.	35		—
100*	—	—	—	—	—	—
102	—	—	—	—	—	—
103	—	—	—	—	—	—
107*	—	—	—	—	—	—
109	N. N. N.	Milz	1662 verunr.	33	13	—
	N. N. N.	Milz	1663 verunr.	33	—	—
117	—	—	—	—	—	—
119	Mon	Leber	1798 verunr.	44	3	—
120	—	—	—	—	—	—
122	—	—	—	—	—	—
123	—	—	—	—	—	—
124	Mon	Leber	1831 verunr.	21	14	—
125	Mon-arm[1]	Herz	**1990**	1		—
	Mon-arm	Herz	**1991**	90		—
	Mon	Herz	1983 verunr.	7	} 16	—
	Mon-arm	Leber	**2010**	11		—
	Mon-arm	Milz	**2013**	14		—
	Mon	Plasma	**1978**	94		—
126	—	—	—	—	—	2018
	N. N. N.	Milz	**1873**	54	—	—
129	Mon-arm	Leber	**1860**	30	20	—
	Mon	Leber	**1864**	54	—	—
	Mon	Milz	**1871**	17	—	—
136	Mon	Herz	**1928**	27	3	—
139	Mon	Herz	**1941**	11		—
	Mon	Herz	**1946**	11	} 11	—
	Mon-arm	Herz	**1947**	11		—
140	Mon	Leber	1971 verunr.	19	22	—
	Mon	Leber	1972 verunr.	—	—	—
141	Mon	Herz	2037 verunr.	22		—
	Mon	Herz	**2038**	20	} 12	—
	Mon	Milz	**2024**	18		—
	Mon-arm	Leber	2041 verunr.	22		—
143	Mon-arm	Leber	**2113**	9	} 11	—
	Mon-arm	Milz	**2116**	9		—
	Z Mon[2]	Herz	**2121**	40	—	—
148	—	—	—	—	—	—

[1] Halbstarre physiologische Nährböden mit stärker herabgesetzten ernährenden Zusätzen, als sie gewöhnlich zur Anwendung gelangten.

[2] Zusatz von 0,2% Traubenzucker an Stelle von Glykogen.

Tier Nr.	Nährboden	Organ	Bacillus hepatodystrophicans Nr.	Bebrütet Tage	Ausbeute in %	Vibrio macaci
152	Mon	Herz	**2057**	9	31	—
	Mon	Herz	**2058**	33		—
	Mon	Herz	2059 verunr.	30		—
	Mon-arm	Herz	2065 verunr.	9		—
	Mon-arm	Herz	**2066**	9		—
166	—	—	—	—	—	2341
175	Mon-arm	Leber	2160 verunr.	14	5	—
	Mon-arm	Leber	2165 verunr.	14		—
179	Mon	Leber	**2187**	19	—	—
184	—	—	2174 verunr.	—	—	2242
185	Mon-arm	Herz	2266 verunr.	6	20	—
	Mon-arm	Herz	**2271**	10		—
187	Z Mon	Leber	2236 verunr.	10	10	2238
188	Mon	Niere	**2198**	9	30	—
	Mon-arm	Leber	**2200**	9		—
	Mon-arm	Herz	2202 verunr.	9		—
	Mon-arm	Herz	**2203**	9		—
	Mon-arm	Milz	**2205**	33		—
	Z Mon	Leber	2208 verunr.	16		—
	Z Mon	Leber	**2210**	9		—
	Z Mon	Herz	**2212**	9		—
192	Mon-arm	Leber	2281 verunr.	6	—	—
200	Z Mon	Herz	2368 verunr.	30	11	—
	Mon-arm	Herz	**2375**	30		—
202	Mon	Herz	**2292**	31	10	—
	Mon	Herz	**2296**	31		—
208	Mon-arm	Herz	**2310**	52	—	—
209	Mon	Herz	**2361**	22	11	—
	Mon	Herz	**2362**	22		—
210	—	—	—	—	—	—
213	—	—	—	—	—	—
216	—	—	—	—	—	—
220	Mon	Herz	2429 verunr.	22	5	—
223	Mon-arm	Herz	**2451**	36	10	—
	Mon-arm	Herz	**2452**	36	—	—
225	Mon-arm	Herz	**2471**	20	7	—
226	Mon-arm	Herz	**2446**	—	8	—
227	—	—	—	—	—	—
228	—	—	—	—	—	—
230*	—	—	—	—	—	—
231	Mon-arm	Herz	2590 verunr.	13	7	—
232	Mon-arm	Herz	**2534**	16	7	—
233*	—	—	—	—	—	—
235	—	—	—	—	—	—
236	—	—	—	—	—	—
238	Mon-arm	Leber	**2569**	14	12	—
	Mon-arm	Leber	**2567**	32	—	—
241*	—	—	—	—	—	—
242	Mon-arm	Herz	**2625**	9	8	—
245	—	—	—	—	—	—
248*	—	—	—	—	—	—
250	—	—	—	—	—	—
251	—	—	—	—	—	—
253	—	—	—	—	—	2661
254	—	—	—	—	—	—
255	—	—	—	—	—	—

Tier Nr.	Nährboden	Organ	Bacillus hepatodystrophicans Nr.	Bebrütet Tage	Ausbeute in %	Vibrio macaci
256	—	—	—	—	—	—
258	Mon-arm	Herz	**2826**	14	15	—
	Mon-arm	Herz	**2832**	10		—
259	—	—	—	—	—	—
260	Mon-arm	Leber	2750 verunr.	—	—	—
263	Mon-arm	Herz	2757 verunr.	—	—	—
264*	—	—	—	—	—	—
266	—	—	—	—	—	—
267	—	—	—	—	—	—
273	Mon-arm	Herz	**2813**	4	13	—
	Mon-arm	Leber	**2811**	38		—
278	—	—	—	—	—	—
282	—	—	—	—	—	—
284	—	—	—	—	—	—
	—	—	—	—	—	2913
286	Mon-arm	Leber	**2852**	10	7	—
290	—	—	—	—	—	2919 Leber
291	Mon-arm	Leber	**2931**	8	7	—
292	Mon-arm	Leber	**2992**	25	—	—
296	—	—	—	—	—	—
298	Mon-arm	Leber	**2889**	30	33	—
	Mon-arm	Leber	**2892**	30	—	—
309	Mon-arm	Leber	**3043**	30	12	—
348	Mon-arm	Leber	3130 verunr.	12	—	—[1]
388	Mon-arm	Herz	3271 verunr.	8	—	—
	Mon-arm	Leber	**3285**	13	—	—
	Mon-arm	Leber	**3281**	—	—	—
382	Mon-arm	Leber	3316 verunr.	11	—	—
391	Mon-arm	Herz	**3324**	6	—	—
	Mon-arm	Herz	**3328**	6	—	—
403	Mon-arm	Leber	3455 verunr.	7	—	—
404	Mon-arm	Leber	**3408**	9	—	—
407	Mon-arm	Leber	3418 verunr.	10	—	—
411	Mon-arm	Herz	**3470**	4	—	—
	Mon-arm	Herz	**3472**	6	—	—

Die Kultur erscheint durchaus daran gebunden, daß eine bestimmte Übergangsmöglichkeit des Virus in den Kulturkeim in bester Form gewährleistet wird. Wir dürfen aus ganz einfachen Überlegungen heraus damit rechnen, daß die Zahl untergehender Keime ganz gewaltig ist und ein kaum berechenbarer Bruchteil nur die Umstellung überlebt. Je größer also die Virusdichte, desto größer wird auch — ceteris paribus — die Aussicht sein, aus ihr den Kulturkeim erfolgreich abzuleiten.

Dies ist jedoch nur ein einziger Faktor neben zahlreichen unbekannten. Wir wissen, daß die Leber des sterbenden Tieres Virus in allergrößter Dichte enthält. Dennoch gelingt es durchaus nicht regelmäßig aus solchen Lebern Kulturen zu erhalten. Dagegen haben wir die Erfahrung gemacht, daß unsere Aussicht eine sehr gute wird, wenn die Rhesus perakut sterben, wenn der ganze Infektionsvorgang aufs äußerste

[1] Die Gesamtausbeute an Kulturen aus den folgenden Tieren ließ sich beim Abschluß dieses Buches noch nicht endgültig feststellen.

zusammengedrängt wird. Wir haben aber auch sehr gute Ergebnisse gehabt, wenn wir infizierte Tiere in der Mitte ihres *ersten* hochfieberhaften Krankheitstages getötet haben. *Gerade aus solchen Rhesus haben wir die prozentual höchsten Ausbeuten überhaupt erhalten.* Die raschere Autolyse und die viel stärkere Säuerung der vergifteten und in weiterer Folge verfetteten Lebern, die JACOBI erstmalig beobachtet und die MISLOWITZER für die Phosphorleber gemessen hat, sind hier in einer nicht genau faßbaren Weise als schwankende Werte bestimmenden Charakters zu bezeichnen. Es ist natürlich ganz anders, wenn wir ein vollkommen in Zerfall begriffenes Leberstück zur Kultur in unseren Nährboden versenken, oder aber die noch annähernd normal arbeitende Leber eines eben erst in die Krankheit eintretenden Affen. Dennoch konzentrierte sich unsere Arbeit natürlich nicht allein auf das kulturelle Problem, sondern hatte viele und verschiedene Aufgaben möglichst breit zu verfolgen. So kamen wir zwar durch genauen Vergleich der erzielten Kulturergebnisse schließlich zu den erwähnten allgemeinen Ergebnissen, es konnte aber nun nicht eine ernsthafte Aufgabe sein, durch zahlreiche bewußt herbeigeführte Frühtötungen etwa die bereits gewonnenen Ergebnisse zu verbreitern. Es wäre ja doch keine Verbesserung gewesen. Es ließ sich nur ganz deutlich beobachten, wie die Zahl der Kulturen jedesmal anstieg, wenn wir schwerste und besonders schnell verlaufende Infekte bewirkten. Hierbei trachteten wir danach, möglichst die Tiere kulturell zu verarbeiten, vordem der Körperzusammenbruch seinen Abschluß im Tode erreicht hatte. Lag der Affe bereits in schlaffster Lähmung oder — seltener — im Extensorenkrampf auf der Seite, wurde die Herztätigkeit stetig schwächer, so töteten wir das Tier vor seinem Ende durch Chloroform und kultivierten.

Schon eine flüchtige Durchsicht unseres Kulturnachweises läßt erkennen, daß sich im allgemeinen unsere Ergebnisse mit dem Fortschritt der Arbeit verbessert haben. Es ist aber immer wieder zu bedenken, daß solche Übersicht statistisch ebensowenig zu verwerten wäre, wie eine entsprechende über kulturelle Erfahrungen, gewonnen an menschlichen Leichen. Das zugrunde liegende Material ist vom Standpunkte der Kultivierbarkeit durchaus ungleichwertig.

Schaltet man alle Tiere aus, die bakterielle Mischinfekte zeigen oder postmortal bakterielle Einwanderungen in die Organe zeigen, die entweder Kulturen des B. hepatodystrophicans verhindern oder doch verunreinigen, so lehrt eine sorgsame Vergleichung der Tierkurven und der entsprechenden Zuchtergebnisse, daß hier Beziehungen bestehen. Je überstürzter der Krankheitsverlauf und der Verfall des Tieres ist, um so größer wird die Aussicht, Kulturen zu gewinnen. Je länger sich die Krankheit eines Tieres hinzieht, ehe es stirbt, um so geringer wird sie. Tötet man aber solche Tiere während des ersten Fiebertages, so gelingt es wiederum sehr viel häufiger, also leichter, zu guten Ergebnissen zu kommen. In diese Sätze läßt sich die kulturelle Erfahrung an mehr als 400 Versuchsaffen zusammenfassen. Hätte man nur Affen des ersten Krankheitstages zu verarbeiten, so würde sich wohl mit Leichtigkeit das kulturelle Ergebnis auf fast 100% der kulturell untersuchten, agonal nicht bakteriell mischinfizierten Affen heben lassen. Daß die Herzkulturen gerade der frisch erkrankten Tiere besonders ergiebig sind, ist wieder verständlich.

Andererseits versteht es sich von selbst und entspricht gerade als vollendeter Gegensatz der zuletzt erwähnten Erfahrung, daß sich niemals Kulturen aus gesunden oder sonstwie kranken und sterbenden Tieren gewinnen ließen. Leider verbietet es naturgemäß der Wert dieser Tiere den Versuchstieren eine gleiche oder auch nur annähernd entsprechende Anzahl von *Leerkontrollen* gegenüberzustellen. Wir haben aber jede Gelegenheit einer solchen wahrgenommen. Ihr Ergebnis war einheitlich und eindeutig *negativ*. Eine Erweiterung wird aber auch dem kritischsten Leser überflüssig erscheinen, wenn er die tierexperimentelle Prüfung der Kulturen weiterhin in den Bereich seiner Erwägungen einbezieht. Wie wir aber nicht müde werden dürfen zu betonen, gestattet nur die Betrachtung der Gesamtheit aller möglichen und wirklichen Erfahrungen Urteil und Schlußfolgerung, wie wir gleicherweise unsere eigene Begründung aufgebaut haben. Hinsichtlich der Kontrollen wollen wir noch auf die Erfahrung verweisen, daß jedwede beabsichtigte oder unbeabsichtigte Verschlechterung des Nährbodens augenblicklich die Ausbeute an Kulturen des Bacillus hepatodystrophicans bedeutend absinken läßt.

Wenn dies nach persönlichen Erfahrungen nicht immer richtig in Erwägung gezogen wird, so liegt dies zum Teil vielleicht in dem Umstande begründet, daß manche Forscher sich auf diesem Gebiete auf die methodisch eng umgrenzte Bearbeitung einzelner Teilfragen beschränkt haben. So verständlich dies auch sein mag, so gefährlich ist dennoch dies Vorgehen für die Begriffsbildung. Wir müssen einen entsprechenden Analogieschluß auf unser Vorgehen ablehnen. Zu mindestens wird man unser Bemühen in der Richtung einer gerechten Prozeßbetrachtung anerkennen müssen. Wir haben die unentbehrlichen großen Reihenversuche nicht gescheut. Die besprochene verschiedene Wertigkeit der untersuchten Tiere verbietet uns eine nur irreführende Statistik, aber wir erwähnen, daß wir in Berlin 3540 originale Kulturen protokolliert haben, worunter natürlich Einstellungen, Kontrollen und Versuche einbegriffen sind. Wir halten es für unentbehrlich, daß, von der eigentlichen Kultivierung abgesehen, auch die Vor- und Nacharbeit, wie der ganze Arbeitsapparat, in den Händen des Forschers verbleibt. Dies umschließt auch die für den Erfolg wichtige Tierhaltung, die täglichen Messungen, die Sektion. Hygienische Fütterung, zweckmäßige, ungefährliche stumpfe Thermometer genügender Größe, die stets gut desinfiziert werden müssen, Vermeidung von Verletzungen der Affen sind wichtig und zu beachten. Man hält seine Kontrollaffen unter den Versuchsaffen und behandelt sie gleich diesen. Obwohl dies eigentlich *propädeutische* Fragen sind, bedürfen sie ausdrücklicher Erwähnung, weil sie scheinbar doch nicht als Allgemeingut betrachtet werden können. Je größer also die Virusdichte, desto größer wird auch die Aussicht sein, aus ihm den Kulturkeim erfolgreich abzuleiten. Dies ist dann weiter eine *Milieufrage*. Unser Milieu wird aber, wie angedeutet, durch das als Unterlage der Kultur gewählte Material, dem Nährmilieu aufgepfropft, in nicht leicht zu übersehender Weise verändert. Wenn sich aus Blut oder Plasma, trotzdem noch hundertfache und größere Verdünnungen sich als hochvirulent erweisen, Kulturen nur verhältnismäßig selten ziehen lassen, so spricht unsere Erfahrung dafür, daß gerade hier meist der Milieuwechsel ein sehr schroffer ist; so daß wieder in diesem Umstande die Ursache des häufigen Versagens zu suchen ist. Wir möchten gerade für diesen Fragenkreis auf unsere früheren Untersuchungen über „Die Erreger des Fleck- und Felsenfiebers" verweisen.

Ideal wird nur der Übergang vom Infektionsverhältnis in ein weiteres der gleichen oder sehr ähnlichen Art ertragen. Hierher gehört auch der Eintritt in den zugehörigen oder, wie wir es früher bezeichneten: nosotypischen Zwischenwirt.

Diese Kulturkeime zeichnen sich durch große Lebenszähigkeit aus. Selbst in physiologischen Salzlösungen sterben sie erst nach mehr als zwei Wochen ab. In ihrem eiweißreichen Nährmedium, bei niederer Temperatur getrocknet, erweisen sie sich sehr lange lebendig, selbst wenn man sie bei einer Temperatur von etwa 23° Celsius aufbewahrt. Wir können hierfür noch keine genauen Grenzwerte angeben. Jedenfalls erwies sich eine derartige Probe noch nach 2 Monaten als durchaus lebendig und auf neue Nährböden überpflanzbar.

In 0,5%igen Phenollösungen sterben die Keime sehr schwer ab, oft erst nach mehr als 2 Wochen, namentlich, wenn es sich um stärker konzentrierte Aufschwemmungen von Bakterien handelt. Dieser Umstand wird sich weiterhin für uns als Schlüssel wichtiger experimenteller Beobachtungen herausstellen.

Gallenzusatz zum Kulturmedium wirkt schädlich auf das Wachstum ein, aber so geringe Mengen wie sie beim Ikterus im Blute vorkommen, üben keinen deutlich erkennbaren Einfluß auf bereits gut dem Kulturleben angepaßte Stämme, die man also auch in ziemlich großer Einsaat auf das betreffende Röhrchen bringen kann.

Bringt man etwa ein Kubikzentimeter einer auf halbstarrem Nährboden gewachsenen Kultur auf eine 16%ige Hottingergelatine und hält diese bei 30°, so treten keine deutlichen mit bloßem Auge erkennbaren Erscheinungen auf. Höchstens erkennt man an der unteren Grenze der Einsaat zuweilen etwas wie ein koloniales strangförmiges Wachstum, aber ohne Lösungserscheinungen. Meistens erkennt man nichts. Die Keime sterben dabei jedoch nicht ab. Sie vergröbern sich nur stark, teils kolbige Stäbchen, teils auch kokkoide grobe Degenerationsformen aus sich hervorbringend. Viele Keime bleiben unverändert.

Wir haben also aus gelbfieberkranken Affen die beschriebene Kultur des B. hepatodystrophicans in großer Häufigkeit gezogen. Wir haben erkannt, daß die Züchtbarkeit bedeutend zunimmt, wenn man gerade ganz frisch erkrankte Tiere tötet und ihre Organe der Kultur in unseren physiologischen Medien unterwirft. Dies ist um so eindrucksvoller, als solche Tiere noch schwerwiegendere Organveränderungen vermissen lassen und besonders auch eine sekundäre Einwanderung von Bakterien anderer Art zumeist völlig fehlt. Die beschriebenen Kulturen von B. hepatodystrophicans zeichnen sich durch mehrere Merkmale aus. Ihre Gewinnung ist an eine ziemlich strenge Innehaltung dessen gebunden, was wir physiologische Nährbodenbedingungen nennen möchten. Es sind sehr vereinfachte nicht denaturierte Lösungen menschlichen Eiweißes mit niedrig konzentrierten Zusätzen abgebauten Eiweißes, die in ihrer Wirkung ergänzt werden durch eine langsame Autolyse beigegebener Organstücke. Der halbstarre Zustand des Systemes schafft die Voraussetzungen einer angemessenen Wirkung wie eines uns bequemen kulturellen Wachstums als Folge dieser Wirkung.

Weiterhin fällt an dieser Kultur auf, daß sie auch noch auf diesen Kulturmedien einen so hohen Grad ihrer Adaptation bewahrt, daß ein Übergang auf andere Nährböden nur in ganz unvollkommenem Umfange geglückt ist. Insbesondere zeigt sich die Kultur äußerst empfindlich gegen höhere Konzentrationen abgebauten Nähreiweißes, wie sie im allgemeinen Bakterien zur Verfügung gestellt werden. Beim Studium solcher begrenzter Überpflanzungen haben wir festgestellt, daß die Kulturkeime auf denaturiertem Eiweiß ohne Gegenwart anderer Nährstoffe, in sehr beschränktem Umfange allerdings, zu wachsen vermögen. Eine wirkliche Ansiedlung scheiterte daran, daß weitere Verimpfungen solcher Kolonien in der Regel nicht gelangen. Es ist vorauszusehen, daß dies Verhalten einmal bei wachsendem Beobachtungsmaterial durchbrochen werden wird. Seine sehr strenge Innehaltung aber im Bereiche unserer bisherigen nicht geringen Erfahrung läßt erkennen, daß auch hier die früher von uns besprochene *Adaptation*, also die Anpassung an den bestimmten Lebensraum, wie auch die „Nachwirkung“ einer so für den Keim eindrucksvollen Lebensspanne, wie eines Infektionsverhältnisses, eine außerordentlich zähe ist.

Trotzdem diese Kultur so hohe Ansprüche an ihre Lebenshaltung stellt, fällt sie durch eine Geruchsbildung auf, die im Vereine mit ihrem Vermögen, allein auf Kosten von Eiweiß zu gedeihen, kaum anders als ein Ausdruck einer physiologischen Betätigung aufgefaßt werden kann, die man gewohnheitsgemäß als aerobe Fäulnis bezeichnet. Wenn trotz Zutrittes reichlichen Sauerstoffes diese Zersetzung von Eiweiß unter Bildung stinkender Produkte begrenzt bleibt und nicht bis auf die einfachsten Zersetzungsprodukte weitergeführt wird, wie dies bei Fäulnisprozessen natürlichen Verlaufes beobachtet wird, so liegt dies eben daran, daß hier eine *Reinkultur* den Vorgang unterhält, während in der Natur eine Folge von Mikroben zum endlichen Ergebnis zusammenwirkt. Es ist vielleicht der Verständigung dienlich, wenn wir statt von Fäulniskeimen in unserem Falle von proteolytischen Mikroben reden. Das besondere Kennzeichen ist dann hier die fermentative Erschließung auch unveränderten Bluteiweißes, vielleicht nur ganz bestimmter Bestandteile desselben, gefördert durch die Gegenwart nicht zu hoch konzentrierter Abbaustufen bei Anwesenheit von Sauerstoff, aber in nicht zu starker Abhängigkeit von seiner Konzentration. Wir beobachten ja, daß die Kultur unsere ganzen Röhrchen bis zum Grunde durchwächst und sowohl an der Oberfläche wie am Grunde noch nach vielen Wochen lebend gefunden wird. Der Vergleich von Kulturen mit und ohne Paraffinsiegel bestätigt und ergänzt diese Erfahrung.

Wir wollen hier diese wichtige Überlegung nur andeuten, weil sie im Rahmen der pathogenetischen Wirksamkeit des Virus erneut und erhöht Bedeutung erlangen kann.

So wünschenswert eine richtige systematische Einordnung dieser Kultur und damit des Virus wäre, so scheitert sie einstweilen daran, daß wir ihre durch das Leben des Virus und seine „Nachwirkung" bedingte Einengung der Reaktivität nicht hinreichend zu überwinden vermögen. Wir können noch nicht die Lebensbedingungen der Kulturkeime so variieren, daß ein Vergleich mit wohl bekannten Bakterien hinreichend weit durchführbar wird, um an seiner Hand die Stellung in unserem Systeme zu bestimmen. Die an sich nicht sehr befriedigende Systematik der Spaltpilze scheitert vorläufig noch vollkommen an dem Nebel, den die parasitäre Spezialisierung um gerade die uns wichtigsten Virus ausbreitet.

Zunächst müssen wir der Skepsis Rechnung tragen, welche die Frage aufwirft, ob denn diese Kultur und dieser Keim, unser *B. hepatodystrophicans,* wirklich dem Virus entsprechen. Wir weisen schon hier darauf hin, daß wir den Kulturkeim als die abgeleitete kulturelle Vegetationsform des Virus nicht mit diesem identifizieren, sondern aus ihm ableiten. Wir messen, ganz abgesehen von jeder besonderen Erfahrung, den Abstand zwischen beiden Vegetationsformen, also den Grad der Ableitung, meistens allein an der *tatsächlichen Virulenz* des Kulturkeimes. Hiernach beurteilt könnte der Unterschied oder Abstand bald größer, bald kleiner erscheinen. Fehlen wird er wohl nie. Besonders deutlich muß er werden, sobald es Übung werden sollte, die Gesamtheit der Reaktionen in Betracht zu ziehen, von denen das Vermögen, erneut in ein Infektionsverhältnis einzutreten, nur einen Bruchteil ausmacht. Wichtig wird diese Betrachtung in dem Augenblicke, wo es uns gelingt nachzuweisen, daß gerade die Virulenz mit der kulturellen Reaktivität in einem bestimmten Zusammenhange physiologischen Charakters steht.

Wodurch erweist sich also die Kultur des B. hepatodystrophicans als die Kultur aus dem Virus des Gelbfiebers?

Die begehrteste und zugleich primitivste und als unmittelbar auch besonders überzeugende Antwort hierauf erteilt der **Infektionsversuch.**

Er wird sinngemäß ergänzt durch den Nachweis **immunisatorischer Beziehungen zwischen Kultur und Virus.**

Gelingt es in dieser Richtung den skeptischen Kritiker zu befriedigen, so bliebe der Nachweis zu führen, daß sich die beobachteten Versuchsergebnisse den sonstigen Erfahrungen am Gelbfieber einfügen. Dies betrifft besonders **die Beziehungen zur Mücke** als dem nosotypischen Überträger sowie **die Filtrabilität des Blutvirus.**

Vergleiche sind nicht immer geeignete Unterlagen eines besseren Verständnisses schwieriger Erscheinungen der Natur. Das allgemeine Problem, das die Kultur schwer züchtbarer, hochadaptierter Virus aufgibt, ist — wenn wir trotz aller Bedenken diese Analogie anführen dürfen — ein kolonisatorisches, geographisches, ein Milieuproblem. Wie in allen anderen Beziehungen so unterscheiden sich aber auch in diesem Punkte die Spaltpilze scheinbar deutlich von höher organisierten Wesen. Vielleicht ist aber auch die Grundbeziehung, die allgemeingültig ist, hier die gleiche, nur primitiver und deutlicher: die Ernährungsbeziehung. *Virus sind Spezialisten der Ernährung.* Ihr Spezialistentum ist kein absolutes und unbedingtes, aber weitgehend genug, um die ganze Kunst menschlichen Geistes in Anspruch zu nehmen, wollen wir unseren Willen über die physischen Ursachen im Sinne des Rationalismus triumphieren lassen. Tatsächlich kann hiervon jedoch keine Rede sein. Unser Weg ist eine sehr bescheidene und Schritt vor Schritt gehende Erforschung einfachster Milieubeziehungen. Durch Aussonderung all dessen, was der Keim selbst nicht organisatorisch erfaßt, beantwortet und verarbeitet, kommen wir zu einfachen und künstlich herstellbaren Systemen, denen sich die Virus unter leichter Abänderung ihrer eingefahrenen Reaktivität einpassen. Wir entspezialisieren sie, indem wir versuchen, ihren speziellen Leistungen *möglichst* nahezukommen, ohne sie doch ganz unberührt zu lassen. Die wesentliche Beziehung des Keimes scheint eine Ernährungsbeziehung zu sein. Das Moment der Konzentration der Nährstoffe, ein verhältnismäßiges reines Milieumoment, fügt sich ergänzend an. *Durch zweckmäßige Konzentration dem Keime fermentativ zugänglicher Stoffe in indifferenten Umgebungen bei gehöriger Reaktion schaffen wir die Grundlage einer künstlichen Adaptation des Blut- oder Gewebskeimes, also des Virus, an die Lebensbedingungen des Kulturkeimes.*

Wir haben diesem Gedankengang nur Raum gegeben, um einem unphysiologischen Denken entgegenzutreten, wie es in der bakteriologischen Literatur nicht ganz selten getroffen wird. Das Studium der hochadaptierten Krankheitserreger und ihre kulturelle Beherrschung durch den Forscher muß ganz darauf gestellt werden, die physischen Beziehungen dieser Keime zu erschließen. Welche präparativen Folgerungen daraus gezogen werden müssen, ergibt sich dann ohne Schwierigkeiten. *Daß aber diese technischen Zubereitungen sinngemäß und nicht buchstabengemäß Anwendung finden sollen, ist selbstverständlich.* Wie der Nährboden solcher Keime durch eine Variation der unentbehrlichen Virusbedingungen entstanden ist, so gibt es unter den Kulturböden wieder verschiedenste mögliche Varianten. In gewissen Grenzen folgt diesen Varianten auch der Keim. Man darf aber weder von verschiedenen Vorgehen, noch von verschiedenen Keimen sprechen, wenn man solche Beobachtungen etwa machen sollte. *Virus wie Kulturkeim sind nur Erscheinungsformen eines bestimmten Biotypus, dessen Wesen erst klar wird, wenn wir seine Reaktivität unter wechselnden Bedingungen kennen.* Die Voraussetzungen der Pathogenität und Virulenz werden diese Frage noch schärfer beleuchten. Wir kommen hierauf später zurück.

Diese physiologische Besonderheit einer vorwiegend proteolytischen Ernährung verdient unsere volle Beachtung, wenn wir sie damit zusammenhalten, daß das Virus, unseren Erfahrungen gemäß, im Blute zu leben und zu gedeihen vermag.

Wir denken in diesem Zusammenhange an unsere Beobachtung, daß die Kulturen, die wir studieren, in ihrer Geruchsbildung sehr an die Ausdünstungen Gelbfieberkranker erinnern. Die Ausdünstung ist uns nur ein Hinweis auf einen im lebenden Körper stattfindenden Stoffwechselvorgang, der Beziehungen zum kulturellen erkennen läßt. Wir bedenken weiter, daß die Entfernung der Kultur vom Virus nicht allzu groß sein kann, wie wir aus den Erfahrungen der Nährbodenansprüche wie der „Nachwirkung“ schließen können.

Bevor wir aber diese wichtige Erörterung beginnen, wird es dem Verständnis und der Vermeidung von Mißverständnissen dienlich sein, das *Formproblem* dieser Keime wenigstens zu streifen. Wir können auf die frühere Besprechung in „Die Erreger des Fleck- und Felsenfiebers" hinweisen. Auch im vorliegenden Falle wird *Form,* wie wir früher zeigen konnten, zum Ergebnis, zum Ausfluß und zur Begleiterscheinung einer bestimmten und zugleich doch variablen *Stoffwechselleistung*. Schon die Varianten unserer Kulturkeime unter den besprochenen wechselnden Nährbodenbedingungen erläutern dies. Zwischen den äußersten Verhältnissen organloser physiologischer Kulturen und den überlebenden Individuen auf Zucker-Serumnährböden bestehen schon so gewaltige Unterschiede in Habitus und Wuchs, daß es demgegenüber nicht schwer fällt, die Brücke zu der Form zu finden, unter der sich der gleiche Keim, wie wir später zeigen werden, in der infektionstüchtigen *Mücke* darstellt. Hier ist die Spanne eigentlich schon ganz aufgehoben und auch zu dem wahrscheinlichen *Blutvirus* ist der Abstand in formaler Beziehung gering, besonders gering, wenn man bedenkt, wie groß immer noch gerade hier der Unterschied der Ernährung ist. Die kleinste (filtrable) Form ist die am stärksten wuchernde, am geringsten speichernde. Das Virus ist auf optimale und maximale *Vermehrung,* der Kulturkeim auf *Vermehrung und Speicherung* eingestellt. Jedenfalles hängt die Formgestaltung in hohem Maße von den Lebensbedingungen ab, in so hohem, daß man bei diesen Virus in gewissen Grenzen von einer *Irrelevanz der Form* sprechen kann.

VII. Der Infektionsversuch mit der Kultur des B. hepatodystrophicans.

A. Vorbemerkungen über das Experimentieren in der Infektionspathologie.

Infektionsversuche in Laboratorien sind Reaktionsgemischen vergleichbar, die ständig in ihren Mengenverhältnissen wie in allen ihren Systembedingungen schwanken. Nur als Ausnahme ergibt die Wiederholung das ganz gleiche Ergebnis. Es ist jedem, der längere Zeit pflichtgemäß auf diesem Gebiete beschäftigt ist, wohl klar geworden, daß künstlich „komponierte" Infektionsversuche fast ausnahmslos wertlos sind. Dennoch ist die Beschäftigung mit ihnen anscheinend sehr beliebt. In der Regel hat das Studium von den Erfahrungen der Natur seinen Ausgang zu nehmen. Experimentieren heißt für uns das Wesentliche und das Unwesentliche natürlicher Vorgänge analytisch zu erfassen und den Vorgang, derart vereinfacht und vom belanglosen Balast befreit, synthetisch an geeigneten Organismen zustande zu bringen. Geistige wie technische Schulung sind daher die unveräußerlichen Voraussetzungen experimenteller wissenschaftlicher Betätigung. Weder die eine noch die andere kann entbehrt werden, weil eben der Gegenstand unserer Untersuchungen schon an sich derart verwickelt ist, daß der eingangs herangezogene Vergleich eher noch zu optimistisch ist. Der Experimentator selbst kann sich keinen Augenblick von seinem Werke selbst lösen. Seine Bearbeitung muß jede Möglichkeit erfassen und jeder Spur nachgehen. Es gibt auf diesem Gebiete eigentlich keine Teillösungen. Jede Infektion ist so verwickelt und dabei ein so *logischer* Vorgang, daß allein die Berücksichtigung aller erhältlichen Angaben, der physiologischen wie der anatomischen, der klinischen wie der ätiologischen, die Möglichkeit gewährt, die Einzelbeobachtung richtig aufzufassen und zu werten. Daß hierbei die größte Sorgfalt und ein hohes Gefühl für Verantwortlichkeit eine ewige Voraussetzung ist, bedarf keiner Erwähnung.

Gäbe es auf dem Gebiete der Infektionsforschung gleich strenge und selbstverständliche Voraussetzungen der Arbeit und Nacharbeit, wie sie der Chemiker kennt, so gäbe es keine auch heute noch „nach Schulen" getrennte „Doktrinen". CLAUDE BERNARD hat bereits 1883 in seinen ausgezeichneten Leçons sur les effets des substances toxiques et médicamenteuses das richtige Wort getroffen, wenn er an die Worte MAGENDIEs anknüpfte. „Ne rirait-on pas d'un physicien ou d'un chimiste qui, à propos de sa science, viendrait parler de la doctrine de Paris, comme si les propriétés de l'oxygène, des métaux et les lois de l'électricité étaient autres à Montpellier qu'a Paris?"

Selbstvertrauen ersetzt nicht geistiges Rüstzeug. Vorstellungen, Theorien entspringen Versuchen und Erfahrungen; sie sind ein Querschnitt durch Erfahrungen und jederzeit mit diesen wandelbar. Auch sie sind nur Hilfsmittel. Am Anfang und am Ende unserer Arbeit steht das Erlebnis, die geistige Verarbeitung von Beobachtungen. Leider aber hat gerade jedes härter umkämpfte Forschungsgebiet auf medizinischem Felde gegen fixierte Einstellungen und Vorurteile zu kämpfen. Sie entspringen Lehrmeinungen, nicht Erfahrungen und sie veranlassen meist, daß an die Stelle objektiver Beobachtung und sorgsamer einfühlender Studien „Bestätigungen" oder „Ablehnungen" treten, daß bestimmte Schlagwörter wichtiger werden, als eine Prüfung natürlicher Verhältnisse. Solche Schlagworte sind heute gerade für manche „die Wertlosigkeit der Schutzimpfungen" oder „Viruskrankheiten" oder „Allergie", wie man gestern von „Chlamydozoen" oder noch früher von einer astronomisch-meteorologischen Konstellation als Ursache von Seuchen sprach und dachte. Auch dies sind Götzen, von denen man nicht mehr machen sollte, als man braucht. „Unsichtbarkeit" und „Unzüchtbarkeit" eines „Virus" ist eine so verlockend klingende Angabe, daß ein wenig kritisch eingestellter und wenig produktiver Kopf sich leicht darin gefällt, diese vorläufige Feststellung zu einem Postulate zu erheben und völlig vergißt, daß all diese Formulierungen doch nur Grenzen gegenwärtiger oder früherer *Technik* bezeichnen. Die Geschichte der Infektionsforschung von dem Treponema pallidum bis zum Trachombacillus ist eine einzige Widerlegung autoritativer Lehrmeinungen.

Das Wesentliche bleibt eine lebendige Forschungsarbeit. Leider sind wir heute schon bis zu einem gewissen Grade von technischen Anforderungen gelangt, daß es uns nicht wesentlich anders geht, wie jedem Chemiker oder Physiker, wenigstens wenn wir ehrlich und selbstkritisch vorgehen. Niemand wird die einfachste Apparatur physikalischer oder chemischer Arbeit zu wissenschaftlichen Ergebnissen verwerten, bevor er ihre Technik und ihre Leistung genau erarbeitet hat. Aber wir sehen noch täglich, daß verwickelte Tierversuche und obendrein Infektionsversuche, also sozusagen potenzierte Apparaturen, ohne jede Vorarbeit und bedenkenlos zu origineller wie zu nachschaffender Arbeit verwendet und verwertet werden. Erst wenn die tiefe Unwissenschaftlichkeit solchen Vorgehens allgemein anerkannt und gebrandmarkt wird, können wir darauf rechnen, daß die allgemeine Verwendung naturwissenschaftlicher Methodik und physiologischer Betrachtungsweise die Wissenschaft von den Infektionen wieder gesunden läßt.

Matthaei hat wirklich ausgezeichnete Worte gefunden, um den wissenschaftlichen Charakter seines Studiums des Gelben Fiebers einleitend zu kennzeichnen. Wir haben sie daher in dem Bestreben, ihm zu folgen und auf seine vorbildlich objektive Art hinzuweisen, unseren Ausführungen vorangesetzt. „Die ganze folgende Untersuchung mag mit der Ordnung einer verwirrten Rechnung verglichen werden. Wie wird man die einzelnen Ansätze prüfen können, wie die Richtigkeit der Summe, wenn man nicht alle Belege vor Augen hat; und hat man diese vollständig, so wird man zu sicheren Resultaten gelangen, wenn man die ganze Rechnung aus diesen von neuem aufstellt.“ Wir wollen es diesem scharfsinnigen Forscher nicht vergessen, daß er nach vielseitigen und richtigen Erwägungen über alle Erfahrungen der Nichtkontagiosität und der so merkwürdigen Ansteckungsverhältnisse des Gelbfiebers 1827 bereits als letzte Möglichkeit die Übertragung durch „Fliegen“ erstmalig in Erwägung zog.

Wenn wir von dem physiologischen Denken und der naturwissenschaftlichen Methodik vieles erwarten, so geben wir damit zugleich sehr gerne zu, daß wir bei der Forschung einen bestimmten Standpunkt einnehmen. Wir versuchen, soweit uns dies möglich ist, die Leistung und ihre Störungen beim Makro- wie beim Mikroorganismus in erster Linie zu erforschen und eines zum andern in Beziehung zu setzen. Dieser Standpunkt der funktionellen Betrachtung ist gewiß nicht neu. Wenn er hier eine Besonderheit besäße, so bestünde sie höchstens darin, daß wir die Trennung von „Pathologie“ als „Anatomie des kranken Körpers“, von klinischer Physiologie und Phänomenologie und von Bakteriologie für ein besonderes Unglück halten. Ein einziges Gebiet ist — obwohl problematisch untrennbar — zerrissen in drei nach Instituten, Gesichtspunkten, Methoden, Publikationen viel zu weit getrennte Sondergebiete. Wenn auch die Leistung des einzelnen Forschers und Arztes notwendig eine begrenzte bleiben muß, so begünstigt doch eine so starke Entfremdung, wie sie auch durch die räumlichen Verhältnisse zumeist gegeben ist, Vorurteile und lehrbuchhaftes Denken. Gerade in diesem Sinne werden wir auch stets an den Meister der experimentellen Pathologie, an Claude Bernard, denken, an seinen universellen, den Funktionen nachspürenden Geist, dessen Bemühungen stets der Erfassung lebendiger Zusammenhänge galten, frei und unbeeinflußt von jeglicher „Autorität“.

B. Die Infektion des Rhesus mit B. hepatodystrophicans aus halbstarren physiologischen Nährmedien mit Organ.

Die Mehrzahl der Kulturen unseres B. hepatodystrophicans wurde in der angegebenen Weise auf halbstarren physiologischen Nährböden aus Organen gezüchtet und auf entsprechenden organhaltigen Böden weiter verpflanzt. Solche Kulturen sind nur ausnahmsweise *unmittelbar virulent*. Eine Beobachtung dieser Art haben wir bereits in unserer ersten Mitteilung angeführt. Sie betrifft die erste Tochterkultur des Stammes 312, mit dem wir zahlreiche Tierversuche durchgeführt haben. Wir geben hier kurz die bereits veröffentlichte Beobachtungsreihe (ohne die Immunprüfungen) wieder.

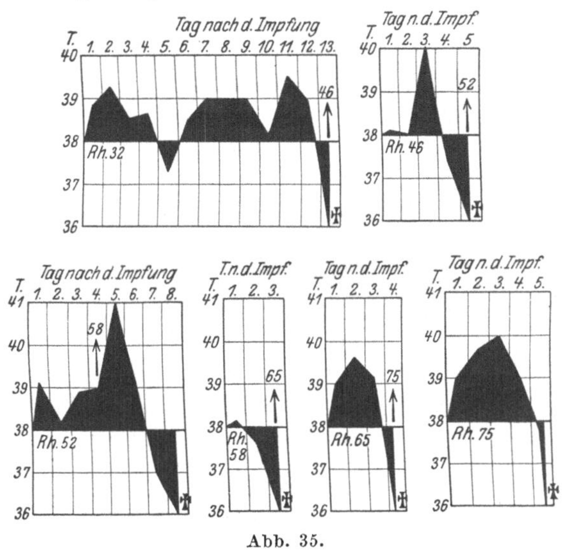

Abb. 35.

Versuchsreihe 1.

Wir erkennen, daß unmittelbar, nachdem das erste Tier dieser Reihe mit den Veränderungen typischen Gelbfiebers verstorben war, *jedes folgende Versuchstier* schwere und in jeder Hinsicht, auch histologisch, wohl gekennzeichnete Erkrankungen erfährt, sofern ihm infektiöses Blut oder Organbrei eines dieser Tiere eingeimpft wurde. Am ersten Tiere, dem Rhesus 32 fällt auf, daß er eine ungewöhnlich lange Inkubation durchmacht, ehe sich die Temperatur ein zweites Mal hebt, um dann unter jähem Abfalle zum Tode zu führen. Der überlebende Rhesus 64 dieser ersten Versuchsreihe wurde gegen das Virus „Hohenadel" auf Immunität geprüft und erwies sich als voll immun. Alle anderen Tiere starben typisch.

Versuchsreihe 2.

Wir haben mit der gleichen Kultur in 13. Tochterkultur drei volle Monate später eine neue Versuchsreihe angelegt.

Versuchsreihe mit der Kultur des B. hepatodystrophicans N. 312, Subkultur 13.

Kultur 312 auf den Rhesus 129:

Abb. 36.

Blut des Rhesus 129 auf Rhesus 134:

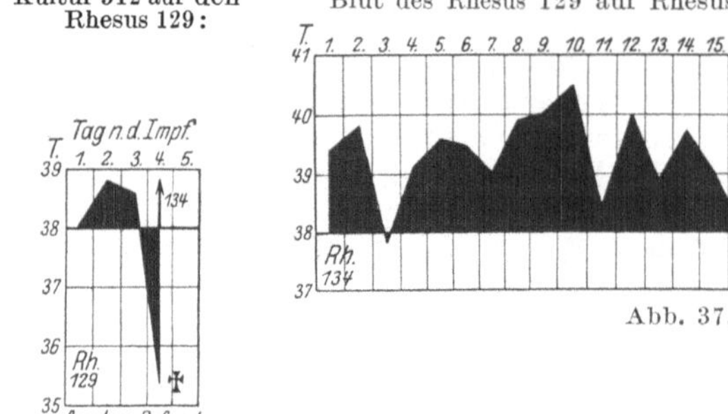

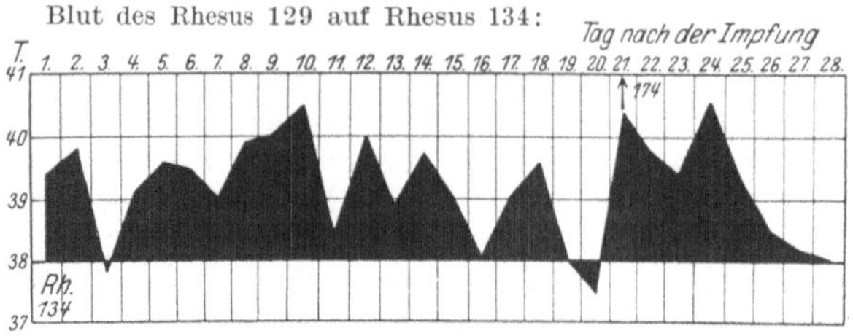

Das Tier starb drei Wochen später an Lungenentzündung

Abb. 37.

Blut des Rhesus 134 auf Rhesus 174:

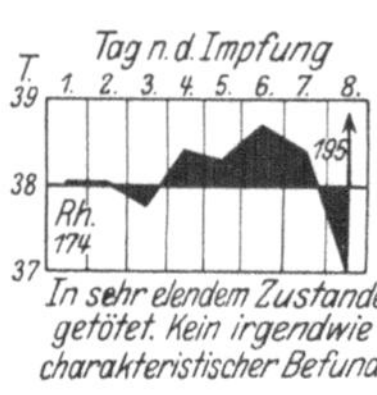

Abb. 38.

Blut des Rhesus 174auf Rhesus 195:

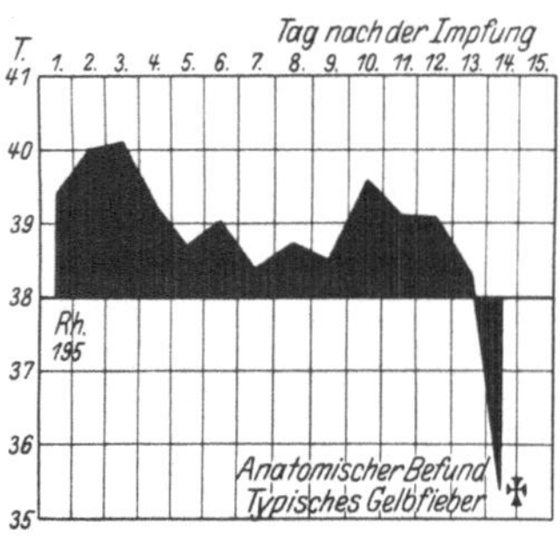

Abb. 39.

Leberemulsion von Rhesus 195 auf Rhesus 222:

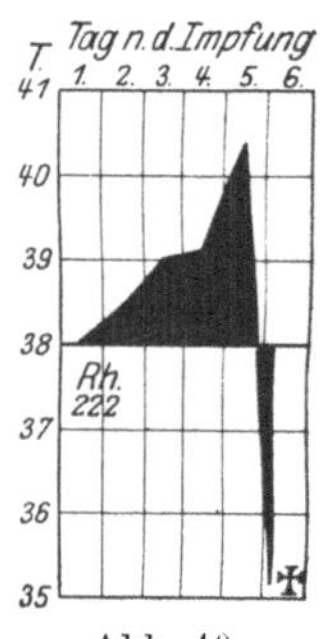

Abb. 40.

Immunprüfungen:

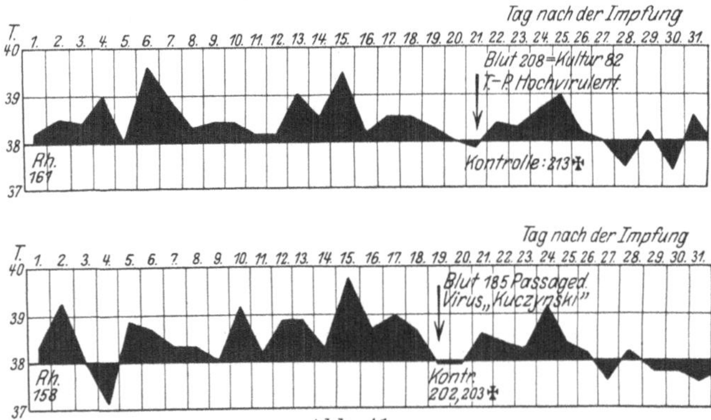

Abb. 41.

Vom Rhesus 153 aus wurden durch Herzblutübertragung die beiden Rhesus 158 und 161 geimpft. Rhesus 153 leitete sich seinerseits von Rhesus 134 der beschriebenen 312-Reihe ab. Er wurde selbst gegen das Virus HOHENADEL geprüft und immun befunden. 153 wurde am 10. Tage der Kurve von 134 aus bei 40,5° C Fieber abgeimpft. Es handelte sich hier aber noch um einen „kulturellen Infekt", nicht um die Readaptation des Kulturkeimes zum Gelbfiebervirus. Demgemäß erkrankte 153 hochfieberhaft, aber noch gutartig. Am 3. bzw. 4. Tage nach seiner Infektion, also im *ersten* Fieber (es folgte später ein zweites, bevor wir die Immunprüfung anstellten!) wurde das Blut zur Infektion von 158 und 161 entnommen. Beide zeigten anscheinend leichte kulturelle Infekte. Beide aber erwiesen sich als *vollimmun.*

Die Verlaufsart dieser Serie ist eine andere als die der ersten und gerade dadurch wichtig und aufschlußreich. Der erste Rhesus erhält eine

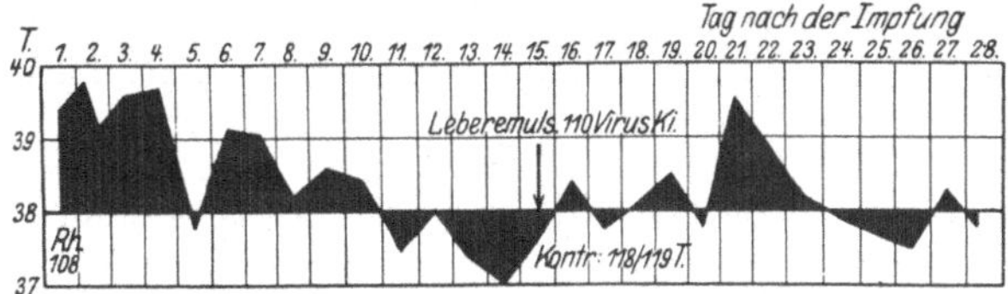

Abb. 42. Rhesus 108 entstammt einer anderen Infektionsreihe mit dem Stamme 312 in 8. Subkultur, und zwar als dritte Tierpassage. Der Krankheitsverlauf war sehr typisch. Auch hier bestand eine volle Immunität gegen das Virus KUCZYNSKI, das beide Kontrollen tötete. Eine dieser Kontrollen hatte zugleich Serum HELBIG erhalten, und zwar *vor* der Erkrankung dieses unseres Mitarbeiters. Später besaß dies Serum, wie gezeigt wird, sehr hohen Schutzwert.

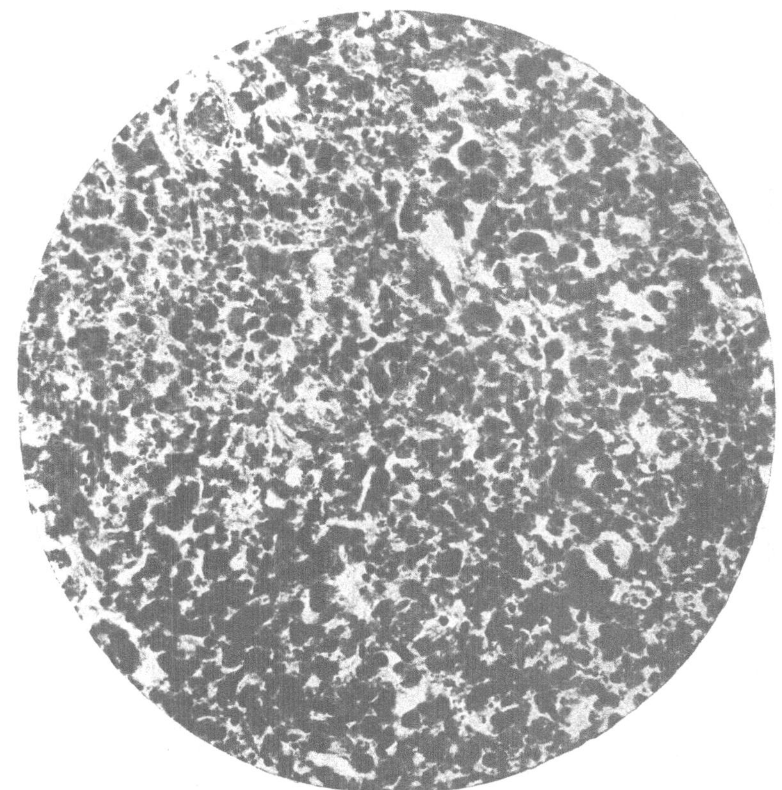

Abb. 43. Leber des Rhesus 195. Virus: Kultur 312-Tier-Passage (3). Spättod am 14. Tage nach der Impfung. Schwere Leberverfettung. Histologisch zahlreiche, ineinanderfließende Nekrosen im sonst schwer verfetteten Lebergewebe. Optik Reichert 8 mm K.-Ok. 6. Lifafilter 225. Fettfärbung.

viel zu starke Kulturmenge und stirbt an ihr in tiefster Verelendung. Der anatomisch-histologische Befund entspricht durchaus nicht dem eines

Gelbfiebers. Nur eine mäßige Lipämie wird beobachtet. Das nächste Tier — Rhesus 134 — macht ein unregelmäßiges, langdauerndes Fieber durch. Die letzten Fieberbewegungen werden höchstwahrscheinlich durch eine Lungenerkrankung bewirkt, der es später auch erliegt. Die dritte Abimpfung, bei der letzten mehrtägigen sehr starken Fieberbewegung führt bei dem Rhesus 174 zu einer fieberlosen, aber tödlichen Erkrankung. Auch hier ist noch kein histologischer Gelbfieberbefund zu erheben. Dieser tritt nun beim nächsten Impfling, dem Rhesus 195, erstmalig und ganz deutlich auf, aber immer noch nach einem langwierigen und in der Temperaturbewegung deutlich zweigipfligem Verlaufe. Das Tier stirbt am 14. Tage. Von nun ab unterscheidet sich die Erkrankung in nichts mehr von echtem Gelbfieber.

Diese Versuche wurden anfangs Dezember bei großer Kälte durchgeführt (— 20° C Außentemperatur!). Eine Infektion eines dieser Affen durch Mücken ist vollkommen auszuschließen. Die Räume der Affen sind bis zum gegenwärtigen Augenblicke stets völlig mückenfrei geblieben. Mückenversuche und reine Affenversuche wurden in strenger räumlicher Trennung durchgeführt. Insbesondere legten wir zu allen anderen Schutzmaßnahmen vor den Affenraum eine „Kältegalerie" mit einer Temperatur, die 6° Celsius nicht überschritt. Andererseits hielten wir stets uninfizierte und infizierte Tiere in den nämlichen Räumen, ohne daß wir je Kontaktinfektionen beobachten konnten, wie solche auch nie andererseits beschrieben worden sind. Die außerordentlich lange zurückreichende Literatur entsprechender Erfahrungen am Menschen, die weit über Walter Reeds Versuche hinausgeht, ist so bekannt, daß sie hier nur erwähnt zu werden braucht. Wir wollen nur zur Bekräftigung dieser sehr wichtigen Verhältnisse darauf hinweisen, daß wir jetzt, nachdem wir 440 Affen verfolgt haben, durchaus keinen Grund erhalten haben, an der Reinheit der geschilderten Beobachtungen zu zweifeln.

Wir verzichten daher darauf, weitere Versuche mit dem nämlichen Stamm 312 wiederzugeben, und wenden uns einer besonders gut durchgearbeiteten Versuchsreihe mit der Kultur 82 zu. Diese Kultur wurde gleichfalls bereits in unserer ersten Veröffentlichung herangezogen. Sie schien ursprünglich eine Reinkultur des von uns beschriebenen Vibrio macaci darzustellen. Im Verfolge der Subkulturen dagegen stellte sich immer zunehmendes Wachstum des B. hepatodystrophicans ein, der die Vibrionen zum Teil weitgehend, zuweilen völlig im Wachstum zurückdrängte. Da wir durch zahlreiche Affenversuche festgestellt haben, daß Vibrio macaci einer akut-pathogenen Wirkung auf den Affen entbehrt, ganz unabhängig von der Frage, ob dies etwa mit latenten Infekten zusammenhängt oder nicht, konnten wir um so eher an Infektionsversuche mit dieser Kultur denken, als sie schon frühzeitig durch ausgezeichnete immunisierende Leistungen aufgefallen war.

Wir geben zunächst eine tabellarische Übersicht aller in dieser Beobachtungsreihe verbundenen Versuchsaffen. Immunprüfungen, Versuche mit Deckseren von Menschen, die Gelbfieber überstanden hatten, sowie Mückeninfektionen sind in diese Übersicht mit eingetragen.

Versuchsreihe 3.

Versuch mit der Kultur „82“, Subkultur 5 und 6.

2 Kulturen 82, SK. 5/6.

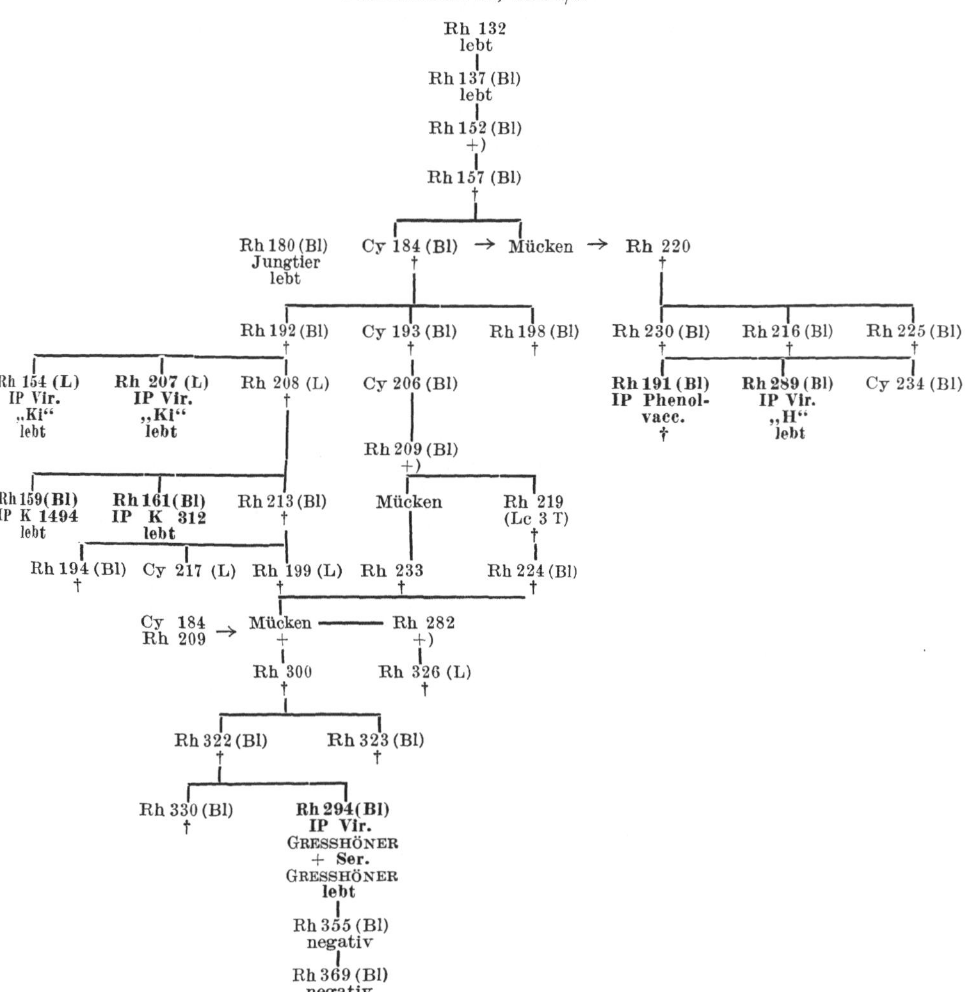

Zeichenerklärung.

Bl Blutübertragung. L Leberemulsionimpfung. LcT auf Eis aufbewahrte Leber — Tage. IP Immunitätsprüfung. K Kultur. KP Kulturpassage. KM Kulturmücken. KMP Kulturmücken-Passage. Rh Rhesus. Cy Cynomolgus. † Gestorben. +) diagnostisch getötet. VKP Vaccin-Kultur-Passage. MVKP Mücken-Vaccin-Kultur-Passage. SK Sub-Kultur.

Fassen wir nur ganz kurz wieder die für diese Versuchsreihe wesentlichen Beobachtungen zusammen, so bemerken wir folgende Punkte.

Nach einmaliger Einverleibung der Kultur 82, Subkultur 5/6, folgt beim Affen 132 ein flüchtiges Fieber. Am dritten Tage nach der Impfung, dem ersten Fiebertage entnommenes Blut macht bereits beim folgenden Rhesus 137 eine dem Fiebertypus nach typische, aber leichte und nicht tödliche Erkrankung. Einen Monat später erweist sich dies Tier als vollimmun gegen starkes Virus, das alle Kontrollen tötet. Dagegen ist

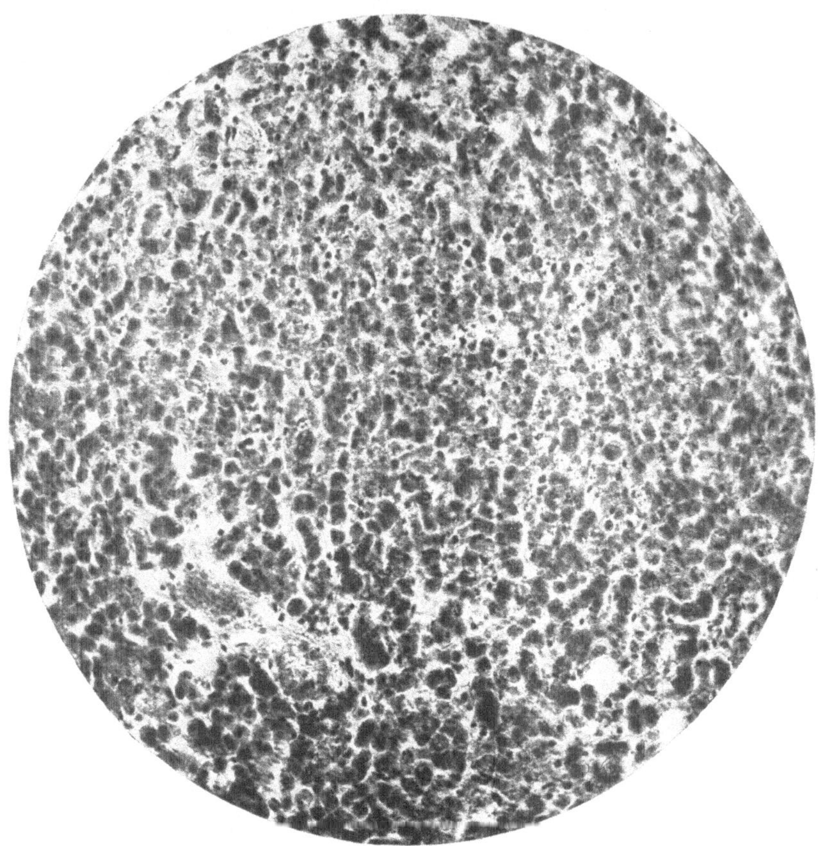

Abb. 44. Leber des Rhesus 198. Kultur-Tierpassage „82". Tod am Morgen des 4. Tages nach der Impfung. Schwere Verfettung und Blutungen in der Leber. Optik Reichert 8 mm K.-Ok. 6. Fettfärbung. Die peripheren Läppchenabschnitte der Leber sind leidlich erhalten. Man erkennt die fortschreitende Auflösung der Kontinuität der Leberbalken sowie weiterhin Nekrosen mit Zellverfall.

das erste Tier 132, das nur einmal und ohne den Erfolg schwerer Infektion Kultur empfangen hat, gegen ein gleich wirksames Virus drei Wochen später nicht immun. Allerdings erfolgte eine sehr starke Überdosierung bei der Immunprüfung. Das dritte Tier der Reihe wird mit 3 ccm Plasma infiziert und stirbt noch ohne kennzeichnende Veränderungen drei Tage nach der Infektion. Der von ihm aus mit 3 ccm Herzblut geimpfte Rhesus 157 zeigt als erster bei seinem Tode die Veränderungen schwersten Gelbfiebers in Leber und Magen. Aber er stirbt wieder erst am 18. Tage nach der Impfung, nachdem am 11. Tage ein jäher Fieberanstieg den Eintritt einer akuten Infektion signalisiert hatte. Vorher war die Temperatur leicht unregelmäßig. Von nun an wird der Verlauf der Krankheit in der Folge der Tierimpfungen wiederum typisch und hält sich in der normalen Variationsbreite des Gelbfiebers

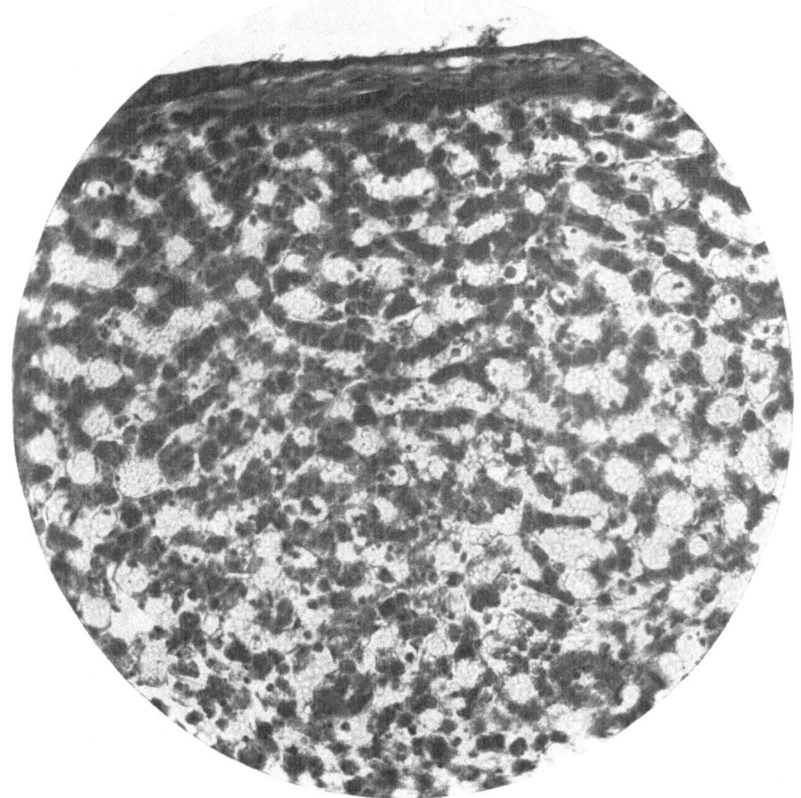

Abb. 45.

bei Rhesus und Cynomolgus. Das Blutvirus ist filtrierbar. Es geht durch den Saugakt der Mücke auf diese über und gestattet ihr, nach gehöriger Inkubation in ganz für Gelbfieber bezeichnender Weise wiederum durch den Saugakt neue Rhesus zu infizieren. Der Kulturkeim hat sich nun zu Virus gewandelt. Dies neue aus der Kultur abgeleitete Virus erweist sich bei der Immunitätsprüfung einem echten Gelbfiebervirus ebenbürtig. Es unterliegt genau den gleichen Immunbeziehungen.

Zusammenfassung der bisherigen Ergebnisse.

Die Einverleibung halbstarrer Kulturen des B. hepatodystrophicans, die bei Gegenwart von Organ gewachsen sind, vermittelt nur als seltene

Kultur 82 auf Rhesus 132:

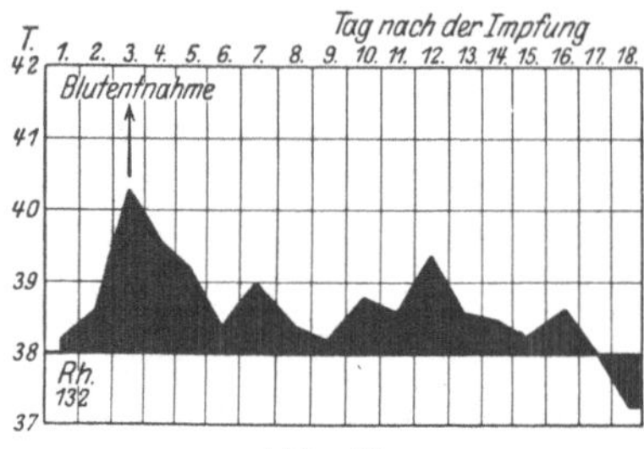

Abb. 46.

Blut des Rhesus 132 auf Rhesus 137:

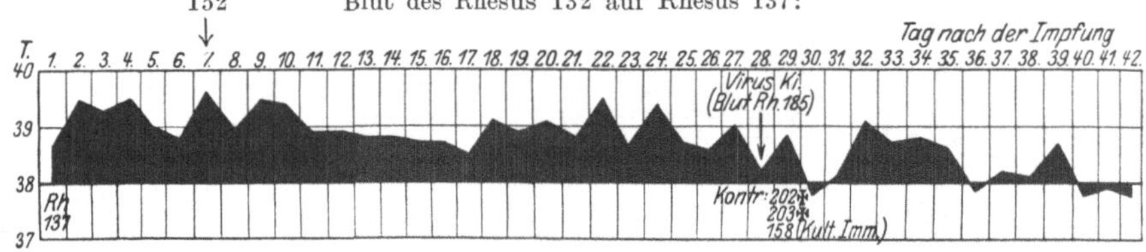

Abb. 47.

Kontrollen zur Immunprüfung des Rhesus 137:

Blut Rhesus 137 auf Rhesus 152:

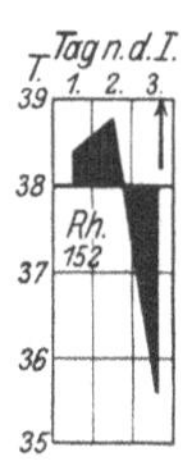

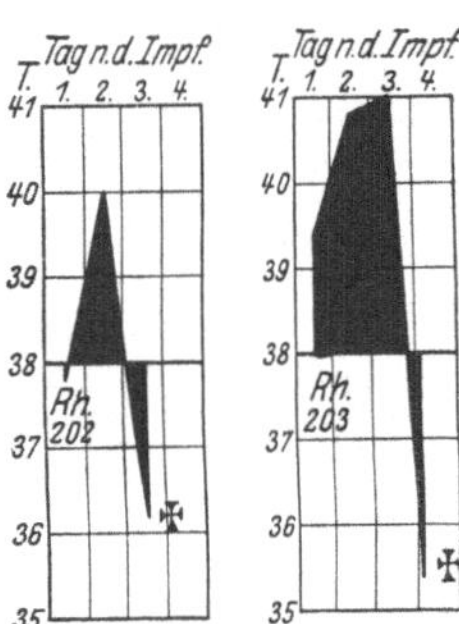

Abb. 48.

Blut Rhesus 152 auf Rhesus 157:

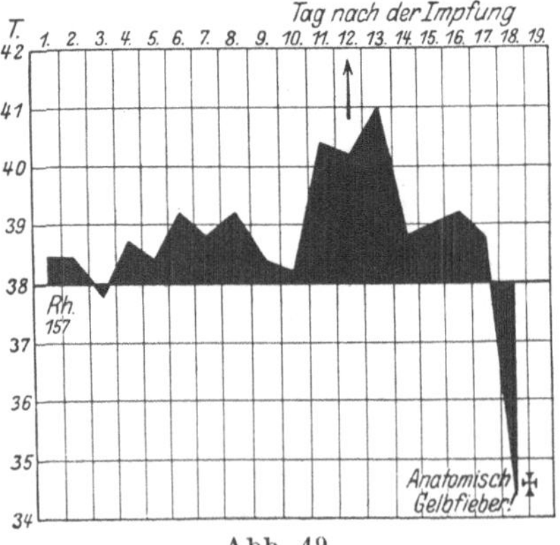

Abb. 49.

Blut Rhesus 157 auf Jungtier 180:

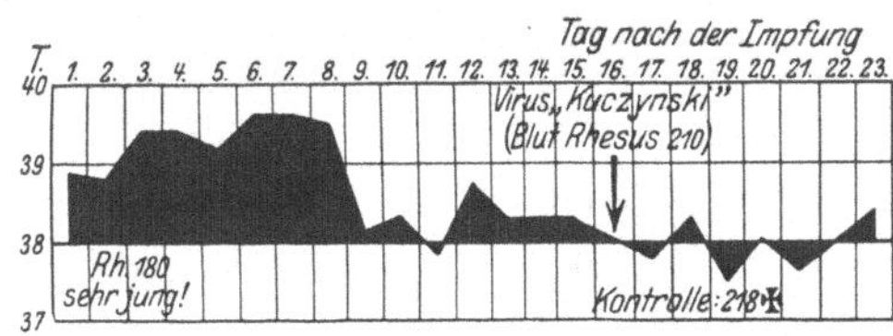

Kontrolle der Immunprüfung des Rhesus 180 (Virus KUCZYNSKI):

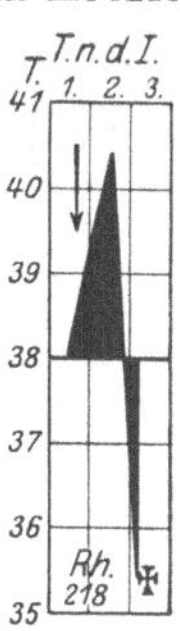

Abb. 50.

Blut Rhesus 157 auf Cynomolgus 184:

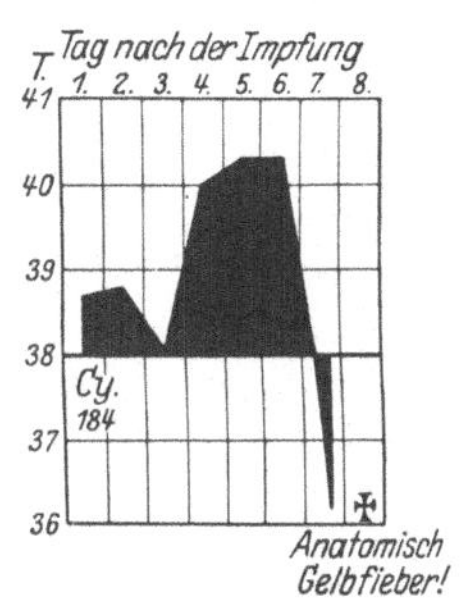

Blut Cynomolgus 184 auf die Rhesus 192, 193, 198:

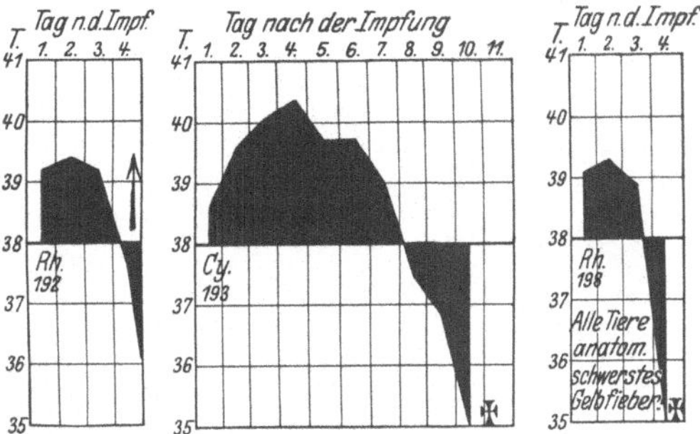

Abb. 51.

Leberemulsion Rhesus 192 auf Rhesus 208:

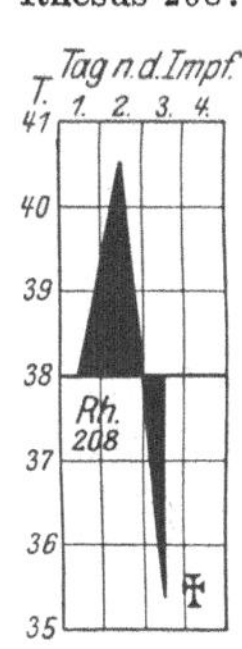

Abb. 52. Immunprüfungen des Virus KUCZYNSKI gegen diese Versuchsreihe. Rhesus 154, ein sogen. „Versager", ein natürlich resistentes Tier (vgl. Abschnitt XII!) und 126 (= 207), gleichfalls Virus KUCZYNSKI; besonders kräftiges Tier, das diese Infektion überlebt hat. Vollständige Immunität gegen Virus „82":

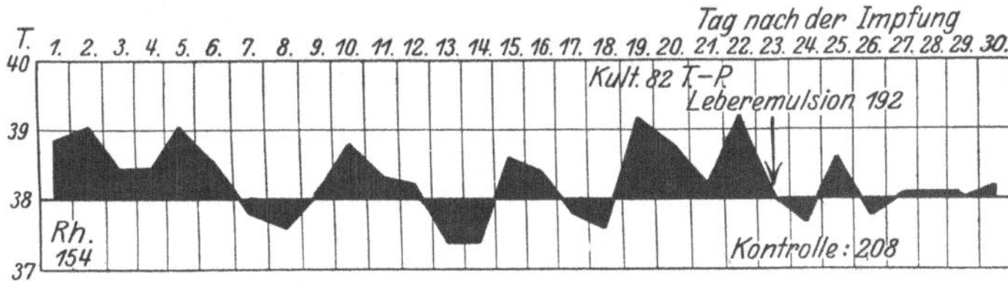

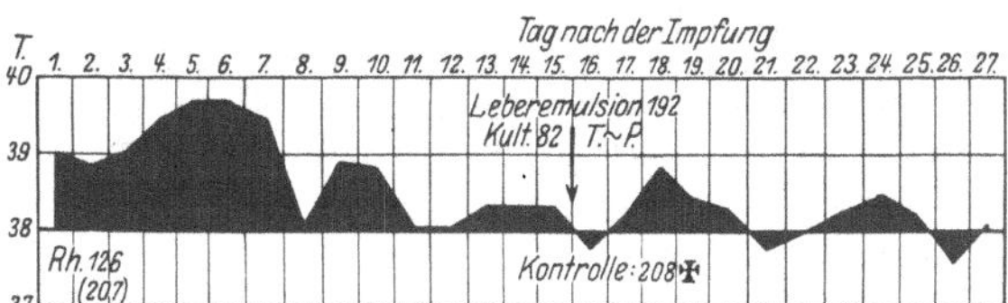

Ausnahme unmittelbar im ersten geimpften Tiere eine Infektion, die sich in jeder Hinsicht wie echtes Gelbfieber verhält. Meist gelingt es erst auf dem Umwege der Tierpassage eine solche herbeizuführen. Hierzu können Passagen der Kultur durch mehrere Rhesus erforderlich sein.

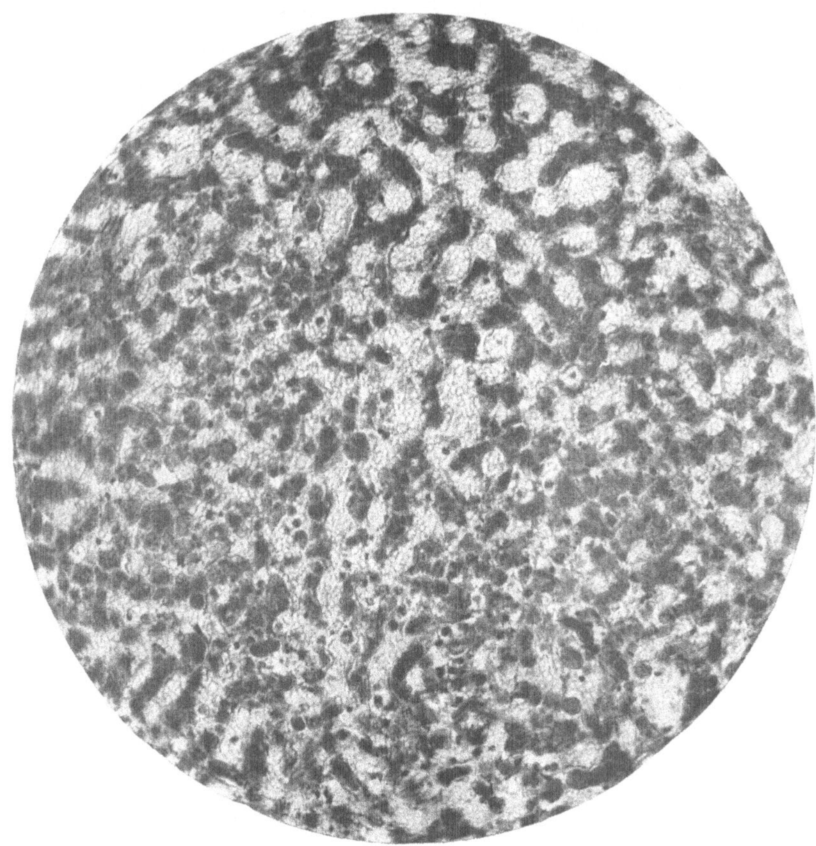

Abb. 53.

Im Verlaufe dieser Versuche können Affen sterben, ohne noch die Erscheinungen des Gelbfiebers darzubieten. Dennoch kann sich bei folgerechter Weiterimpfung daraus in der mehrfach dargestellten Art und Weise schließlich ein echter Gelbfieberinfekt entwickeln. Nur bedarf es hierzu größter Aufmerksamkeit und eines oft genug erheblichen Tiermateriales. Insbesondere der Affe 134 der 2. Serie wurde dreimal im Verlaufe seiner Fieberbewegungen auf andere Rhesus übertragen. Nur eine dieser Impfungen führte in weiterer Folge zu echtem Gelbfieber. Auffallend ist besonders an den „entscheidenden", zum ersten Male unter Gelbfiebererscheinungen erkrankenden Affen, daß ihr Tod viel später erfolgt, als dies je bei bereits eingefahrenem Gelbfieber beobachtet wird, selbst wenn wir ziemlich niedrige Viruskonzentrationen zur Infektion verwenden. Der Rhesus 195 zeigt eine mehrfach auch in anderen Versuchsreihen dieser Art beobachtete Erscheinung, die uns weiterhin wieder und wieder begegnen wird. Der Impfung folgt eine mehrtägige

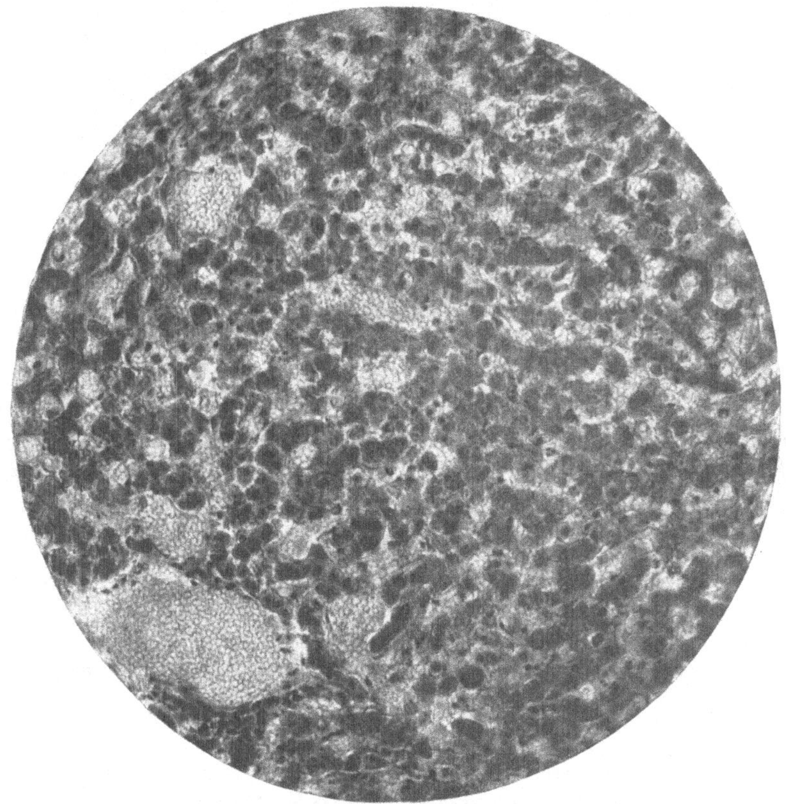

Abb. 54. Leber des Rhesus 198. Virus: Kultur-Tier-Passage „82". Der Affe war mit 3 ccm Herzblut intraperitoneal infiziert worden und starb am Morgen des vierten Tages nach der Impfung. Er zeigte schwerste Verfettung und Blutungen in der Leber. Es sind drei verschiedene Schnitte der gleichen Leber wiedergegeben, um mögliche Varianten bei gleichzeitiger Stauung darzustellen. Man erkennt den sehr verschiedenen Umfang der Nekrosen. Man erkennt zugleich, wie eine starke Stauung, die bereits CARROLL erwähnt hat, das Bild beeinflussen kann. Optik Reichert 8 mm K.-Ok. 6. Fettfärbung.

beträchtliche Fieberbewegung, die aber das Tier verhältnismäßig wenig berührt. Es frißt gut. Es nimmt kaum an Gewicht ab. Dann aber kommt es nach mehrtägiger Senkung der Temperatur zu erneutem Fieberanstieg. Nun reagiert das Tier typisch. Es stirbt und zeigt den Leberzusammenbruch und alle mit ihm zusammenhängenden Erscheinungen, auf deren Darstellung wir noch im Zusammenhange eingehen. Wir haben beispielsweise diesem Affen im ersten Fieber Blut entnommen, es übertrug keine Gelbfieberinfektion. Es gelingt aber zuweilen von Tieren des hier beschriebenen Infektionstypus aus erfolgreich andere

Affen zu infizieren, teils wieder unter dem Typus einer Infektion mit Kulturkeimen, teils sogleich mit echtem Gelbfieber. Wir beobachten, daß es also im Verlaufe der kulturellen Infektion gleichfalls zu Bakteriämien kommt. Prüft man aber in zahlreichen Entnahmen, so sieht man viel häufiger Versager als beim typisch ausgeprägten Gelbfieber, wo wir dies an unserem Materiale nur als seltenste Ausnahmen verzeichnen konnten. Daher dürfen wir wohl folgern, daß die Bakteriämie des Kulturinfektes verhältnismäßig — gemessen am Virusinfekt — spärlich ist. *Ihr folgt also bei 195 eine Virusinfektion als Rezidiv!*

Die vielfach beobachteten acidophilen *Kerneinschlüsse* (Torres u. a.) finden sich auch bei den kulturell infizierten Affen, soweit sich ein echtes Gelbfieber entwickelt. Die auf Hämatoxylin-Sudan-Präparaten beruhenden Photogramme lassen die typischen Kernveränderungen übrigens gut erkennen. Wir haben ihnen kein weiteres Studium gewidmet, da wir auf Grund unserer Untersuchungen zu der Vorstellung gelangten, daß es sich hier nicht um parasitäre Bildungen handeln könne. Die Lebernekrose leitet sich gewiß von der Tätigkeit des Virus ab, aber nicht in dem primitiven Sinne einer reinen Zerstörung durch Ansiedlung. Das anatomische Ergebnis ist vielmehr das letzte Ende eines physiologischen Vorganges, der vor dem Finale nur durch eine „harmlose" Verfettung histologisch angedeutet wird. Der Anatom findet — im Körper des Verstorbenen — die agonale oder die tote Leberzelle fixiert. Er sieht ihre Veränderungen. Sie sind ihm charakteristisch. Aber man hat zuvor ausnahmslos unterlassen, dies Bild physiologisch zu begreifen und die Nekrose aus dem Zusammenbruch der stoffwechselvergifteten glykopriven Leberzelle abzuleiten. Wir sehen in den Veränderungen dieser Leberzellen nur *Symptome* ihres Unterganges. Daß zugleich diese Leber Virus beherbergt, kann diese einfache und sehr gut gestützte Vorstellung gar nicht beeinflussen; denn das Virus kreist und vermehrt sich im Blute. Es ist sehr wahrscheinlich, daß es zu einem bestimmten Zeitpunkte weiterhin cellular aufgenommen und zum Teil fixiert wird, soweit nicht die häufige Verlegung der Leberzirkulation als mechanisches Filter eine Anreicherung verursacht. Wir wissen aber aus sehr vielen Erfahrungen der Pathologie (seit Wyssokowitsch), welche Rolle gerade diese Abschnitte des Gefäßsystemes in dieser Richtung spielen.

Wir haben sie daher früher *„aktive Abschnitte der Gefäßprovinz"* genannt und dies mit Bedingungen der cellularen Umgebung und Ernährung begründet. Dies ist ja einer der wichtigsten Abschnitte von Aschoffs „R. E.-S.".

C. Die Infektion des Rhesus mit B. hepatodystrophicans aus halbstarren physiologischen Nährmedien ohne Organ.

Aus theoretischen Erwägungen heraus, die in unseren früheren Untersuchungen über die Erreger des Fleck- und Felsenfiebers ihre Grundlage besitzen, sind wir sehr bald dazu übergegangen, unsere Kulturen auch ohne die Gegenwart von autolysierenden Organstücken zu züchten. Ihre erste Gewinnung ist ja in der Regel an die Gegenwart eines solchen Herdes von Zusatznahrung gebunden. Es läßt sich jedoch bei großen Einsaaten, also bei Überimpfung von jeweils vielleicht 0,3 bis 0,6 ccm Kultur ein Anwachsen auch ohne diese Hilfsquelle, allein im physiologischen Nährmedium erzwingen. Allerdings besitzt dies Vorgehen seine Grenzen. Sehr häufig reißen derart weitergeführte Stämme ab. Es gelingt selten, eine wirklich lange Kette von organlosen Subkulturen zu erreichen. Aber es genügt für die darzustellenden Verhaltungsweisen, schon eine, zwei oder drei derartige organlose Subkulturen anzulegen. Praktisch wird man aber stets parallel organlose und

Ausgangstier der Reihe 2010/1278:

Tag nach der Impfung
T.
278
287
Rh. 265

Abb. 55.

1. Erfolglose Abimpfung des Blutes vom Rhesus 265 auf Rhesus 278:

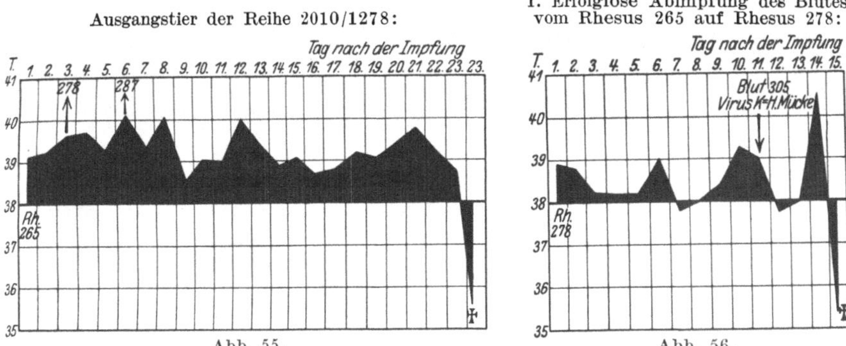

Tag nach der Impfung
T.
Blut 305
Virus K+H. Mücke
Rh. 278

Abb. 56.

2. Erfolgreiche, aber nicht tödliche Abimpfung des Herzblutes von Rhesus 265 auf Rhesus 287:

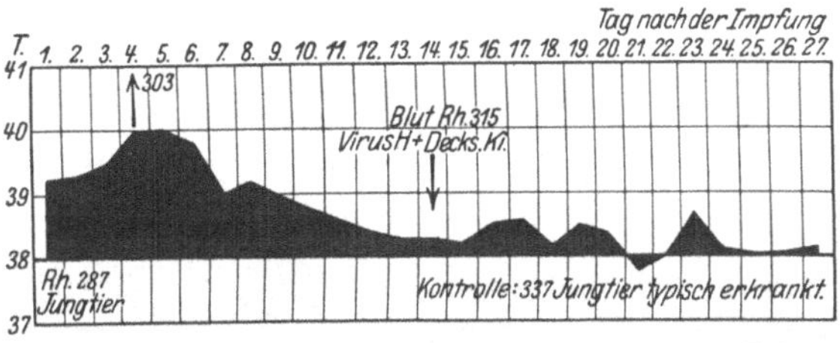

Tag nach der Impfung
T.
303
Blut Rh. 315
Virus H + Decks. Kl.
Rh. 287
Jungtier
Kontrolle: 337 Jungtier typisch erkrankt.

Abb. 57.

Herzblut des Rhesus 287 auf Rhesus 303:

Tag nach der Impfung
T.
319
Rh. 303

Abb. 58.

Herzblut des Rhesus 303 auf Rhesus 319:

Tag nach d. Impf.
T.
Rh. 319

Abb. 59.

Leberemulsion des Rhesus 319 auf Rhesus 336 und „Suse"-150:

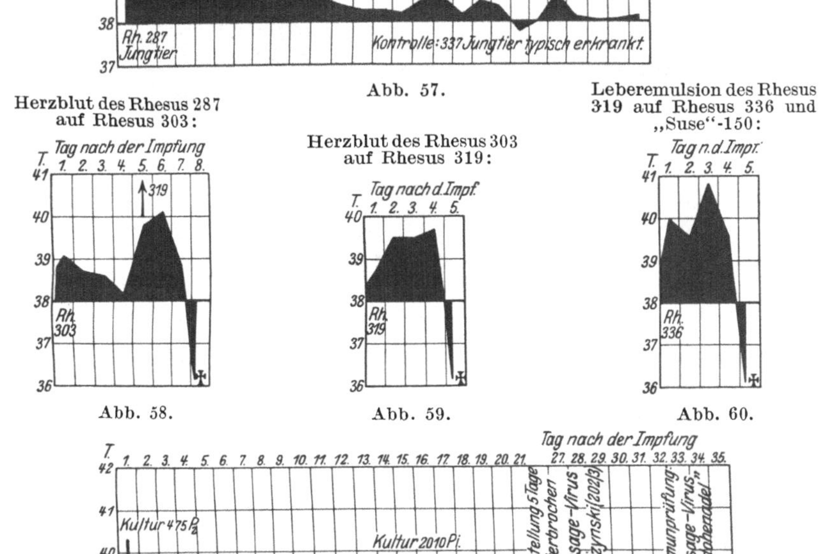

Tag n. d. Impf.
T.
Rh. 336

Abb. 60.

Tag nach der Impfung
T.
Kultur 475 P2
Kultur 2010 Pi.
Darstellung 5 Tage unterbrochen
Passage-Virus Kuczynski (2023)
2. Immunprüfung: Passage-Virus „Hohenadel"
Rh. 150 „Susi"
Tier bleibt gesund.
Alle Viruskontr. starben!

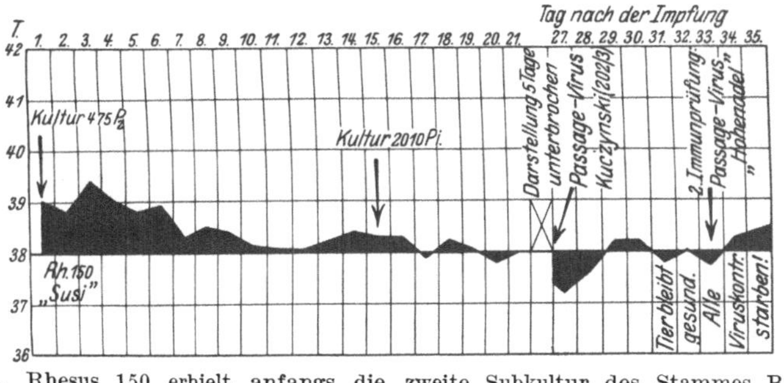

Abb. 61. Rhesus 150 erhielt anfangs die zweite Subkultur des Stammes B. hepatodystrophicans Nr. 475; 18 Tage mit Organ bebrütet. Er zeigte ein ganz leichtes Fieber. Sein Befinden war in keiner Weise gestört. Dies ließ sich beurteilen, weil es sich um ein vollendet zahmes Weibchen handelte, das frei umherlief. Am 15. Tage erhielt es 0,4 ccm der Kultur 2010, Sk. 1. 6 Tage mit Organ bebrütet. Am 26. und am 33. Tage wurde sein Immunitätsgrad geprüft und als vollkommen befunden, während alle Kontrollen starben.

Leberemulsion des Rhesus 265 auf Rhesus 347 und 239. Der Rhesus 239 ist ein überlebender Affe der Versuchsreihe: männliche mit Kultur gefütterte Mücken I. Er erwies sich als völlig immun und blieb also fieberfrei und gesund:

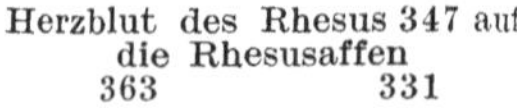
Herzblut des Rhesus 347 auf die Rhesusaffen
363 331

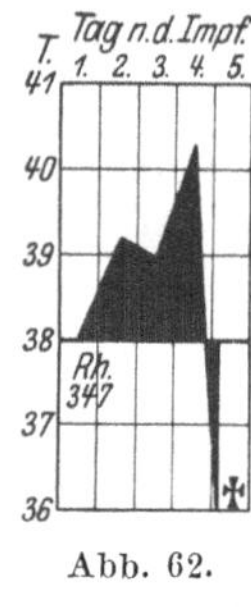

Abb. 62.

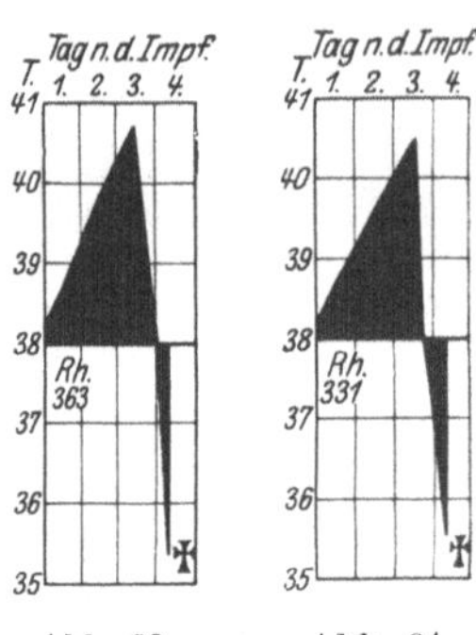

Abb. 63. Abb. 64.

und 341 (vgl. Abschnitt VIII, Kulturelle Immunisierung):

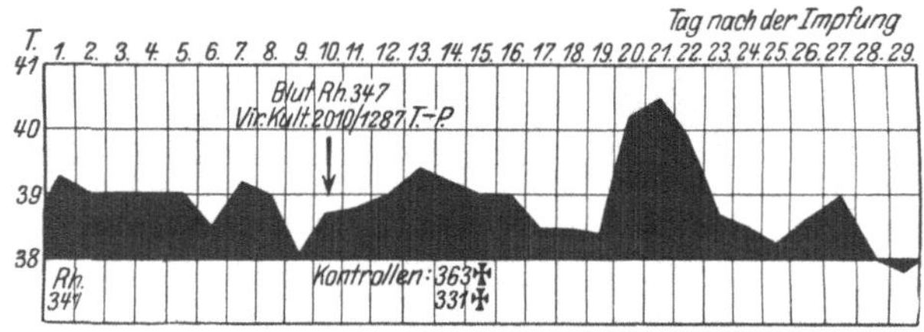

Abb. 65.

Rhesus 341 ist durch eine einmalige Einspritzung von Kultur und Deckserum in seiner Resistenz stark gehoben, wenn auch nicht vollkommen immunisiert. Man beachte die späte Fieberzacke bei gutem Wohlbefinden im Vergleich zu der schnell tödlichen Krankheit der beiden Kontrollen.

Es ist nicht ohne Interesse, daß wir mit der nämlichen Kultur 2010, und zwar *mit der Originalkultur*, einen Tierversuch (Rhesus 169) angestellt haben. Die Kultur, die vom Rhesus 125 stammte, hatte genau 10 Tage im Brutschrank zum Anwachsen benötigt. Trotz dieser verhältnismäßig kurzen Zeit war die Kultur nicht mehr imstande, nach Verimpfung auf einen allerdings ziemlich jungen Rhesus von etwa 2500 g ein tödliches Gelbfieber zu erzeugen. Vielmehr kam es zu zwei leichten, etwas hingezogenen Temperaturerhebungen. Am 21. Tage wurde die Immunitätsprüfung mit Virus Hohenadel vorgenommen. Die Kontrollen starben binnen 4 Tagen. Rhesus 169 dagegen zeigte am 5. und 6. Tage eine Fieberzacke bei bestem Befunde. Eine weitere Abimpfung und Passagierung wurde nicht vorgenommen.

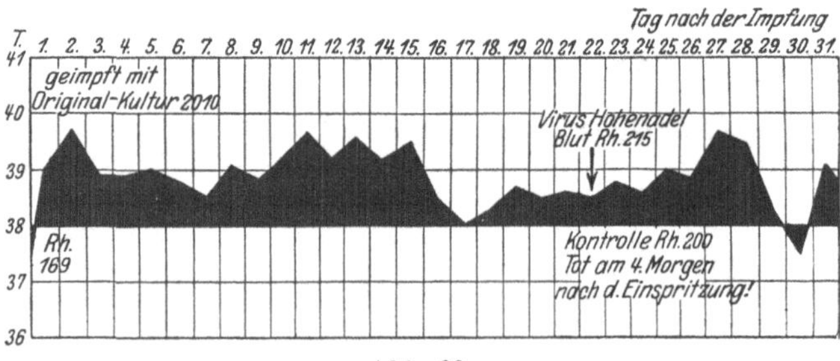

Abb. 66.

Kulturen mit Organ beimpfen, um der wertvollen Stämme nicht verlustig zu gehen.

Wir wollen hier die Erfahrung, von der wir, wie erwähnt, ausgegangen sind, nur ganz kurz anführen, um uns dem Leser verständlich zu machen. Wir hatten früher erkannt, „*daß die fermentativen Leistungen und Gewöhnungen des Keimes in dem Augenblicke, wo er in den Körper eintritt, über seine Beziehung zu diesem Körper entscheiden*". Wir hatten früh im Verlaufe unserer Gelbfieberuntersuchungen erkannt, daß die Virulenz der Kulturen mit Organ eine relative ist. Es lag nahe, den Gedanken der physiologischen Kultur, die den Bedingungen des physiologischen Lebens der Virusform nahekommen will, sinngemäß dadurch reiner zu gestalten, daß der Abbauherd des autolysierenden Organes fortgelassen wurde. Hing die Virulenz des Kulturkeimes, seine Fähigkeit also, wieder in höchster Anpassung an das parasitäre Leben des Gelbfieberkeimes, in den Infektionsvorgang zurückzutreten, an seiner kulturellen fermentativ-alimentären Betätigung: *dann mußte das Infektionsergebnis der organlosen Kultur das der Organkultur wesentlich übertreffen.*

Die experimentelle Erfahrung hat diese Überlegung durchaus bestätigt.

Versuchsreihe 4.

Versuch mit der Kultur 2010, SK 3 und 1278, SK 7.

Kultur 2010, SK 3 und 1278, SK 7.

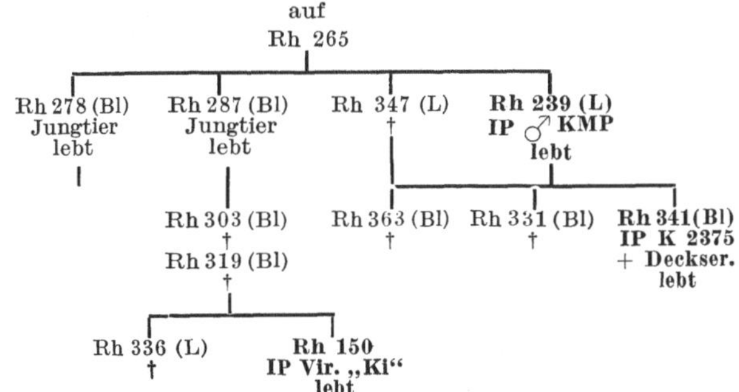

Tabellarische Übersicht.

Die hier dem Rhesus 265 zugeführten Kulturen waren absichtlich ziemlich alt gewählt. Ihre Menge war dagegen sehr groß. 2 ganze Kulturen wurden in einer Menge von 5 ccm dem Affen intraperitoneal einverleibt. Die Kultur 2010 bzw. ihre zum Versuch verwendete Tochterkultur stand bei Beginn des Versuches 40 Tage, die andere 14 Tage im Brutschrank bei 36° Celsius. Der Einspritzung folgte eine lange Fieberbewegung. Die Verimpfung des Blutes vom dritten Tage nach der Impfung hat gar kein Ergebnis. Sie infiziert weder, noch immunisiert sie (Rhesus 278, siehe Kurve S. 63). Drei weitere Tage später hebt sich das Fieber beträchtlich und wiederum wird Blut zur Infektion des Affen 287 entnommen. Leider standen uns infolge der Transportschwierigkeiten durch die abnorme Kälte dieses Winters nur junge Rhesus im Augenblicke zur Verfügung. Solche Tiere überleben auch den wohl charakterisierten Gelbfieberinfekt sehr häufig, wenn auch nicht ausnahmslos. Dieser Umstand also, daß 287 ein sehr junger kleiner Rhesus war, stört die Beurteilung ein wenig. Jedenfalls erkrankt Rhesus 287 dem Fieberverlauf nach typisch und ist später vollimmun. Das ihm vier Tage nach der Infektion entnommene Blut tötet den Rhesus 303 unter allen Erscheinungen des Gelbfiebers. Inzwischen ist die Fieberbewegung des ersten Rhesus 265 weiter gegangen. Mehrfach sehen wir die Temperatur aufflammen, sie sinkt nie ganz zur Norm. Er bleibt aber lange Zeit sehr lebhaft und von gutem Aussehen. Zeitweilig fällt eine starke Rötung des Gesichtes auf. Plötzlich verfällt dies muntere Tier und stirbt *am 24. Tage nach der Impfung.* Sein Magen enthält frisches und zu Hämatin verwandeltes Blut, kleine Erosionen frischen Charakters. Die Leber ist schwer verfettet und ihre Mikroskopie zeigt die schwersten Veränderungen des Gelbfiebers. Wir haben hier das Bild einer lang hingezogenen, stets wieder in neuen Schüben, mit neuen Fiebern ablaufenden Infektion, an deren Ende hier schon beim erst geimpften Tiere ein echtes und tödliches Gelbfieber steht. Daß nun der weitere Verlauf, die Infektion der nicht immunen Impflinge, die Immunitätsverhältnisse und die Filtrabilität des Blutvirus dem entsprechen, geht aus unserer Zusammenfassung der angestellten Tierversuche hervor.

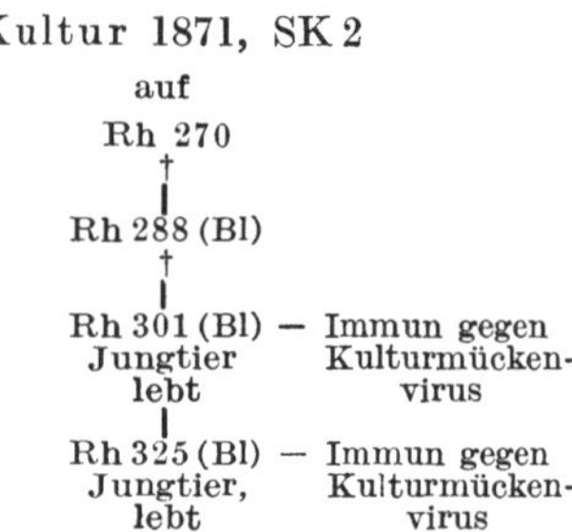

Versuchsreihe Kultur 1871, Subkultur 2.

Kultur 1871, SK 2 auf Rhesus 270:

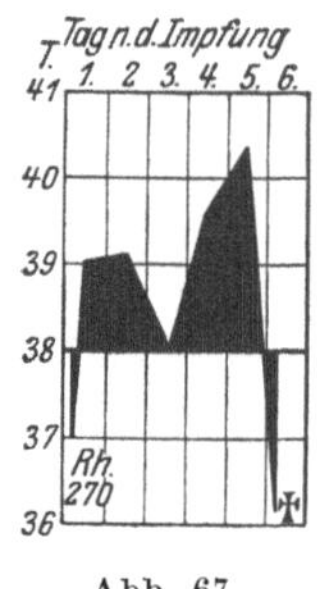

Abb. 67.

Herzblut des Rhesus 270 auf Rhesus 288:

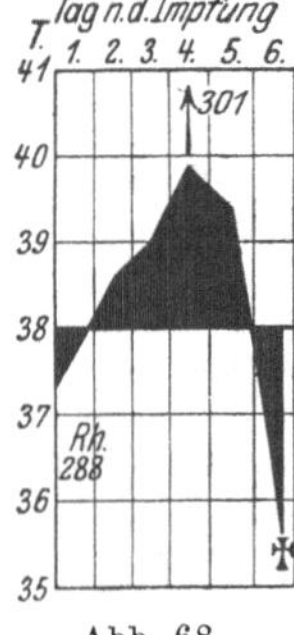

Abb. 68.

Herzblut von Rhesus 288 auf Rhesus 301:

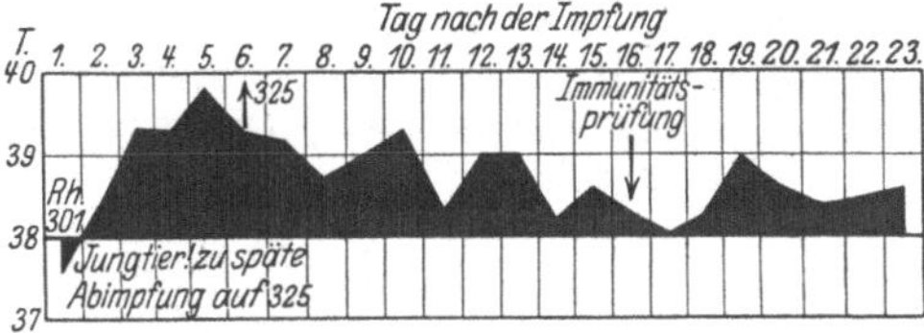

Herzblut von Rhesus 301 auf Rhesus 325:

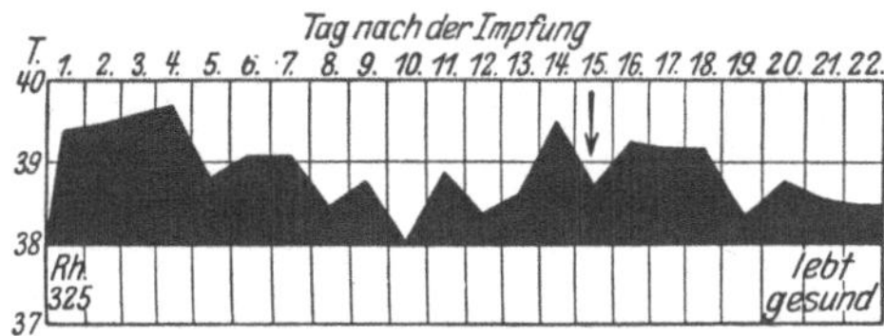

Abb. 69. Rhesus 270 wurde mit der Kultur des B. hepatodystrophicans 1871, Subkultur 2, 13 Tage organlos bebrütet, infiziert. Gleichzeitig diente diese Kultur zur Immunisierung eines Mitarbeiters. Dies Tier starb mit typischem Gelbfieberbefund. Von ihm aus wurde 288 geimpft und starb.

Erklärung: Die ganze Versuchsreihe der Kultur 1871 hatte darunter zu leiden, daß größte Knappheit an Tieren zur Verwendung der natürlich widerstandsfähigen Jungtiere zwang. Rhesus 270 und 288 waren noch halb erwachsene Rhesus, die mit den Erscheinungen schweren Gelbfiebers starben. Dagegen die Rhesus 301 und 325 überlebten ihren Infekt. Beide wurden gegen das Virus „weibliche Kultur gefütterte Mücken", und zwar gegen verschiedene Passagen mit zahlreichen tödlich infizierten Kontrollen auf Immunität geprüft und erwiesen sich als vollkommen geschützt. 325 wurde später noch einmal gegen das Virus v. d. Osten geprüft und zeigte wiederum keine Reaktion. Rhesus 325 wog 1900 g und nahm im Laufe dieser Versuche bis zum Endgewicht von 2500 g zu.

Dies hier mitgeteilte Ergebnis ist nicht vereinzelt geblieben. Zuweilen verzeichneten wir auch schnellere Readaptationen der Kulturkeime an das virulente Leben. Ein bis zwei Wochen bebrütete organlose Kulturen erschienen uns bisher in dieser Richtung besonders vorteilhaft. Eine Versuchsreihe dieser Art wurde beispielsweise mit der Kultur 1871, Subkultur 2 am Rhesus 270 eröffnet. Die weiteren Impflinge (Passagen) ergaben gleichfalls echte Gelbfiebererkrankungen. Ihre Immunität gegen ein anderes, gut geprüftes Virus (weibliche Kulturmücken) erwies sich als einwandfrei. Der kritische Leser wolle hier einen Regula de tri-Schluß gelten lassen. Es ist natürlich nicht immer möglich, jedes in Untersuchung begriffene Virus gegen alle anderen immunbiologisch zu prüfen. Zunächst standen uns für solche Zwecke überhaupt nur Tiere zur Verfügung, die eine Infektion aus eigener Kraft überstanden hatten. Ihre Zahl ist naturgemäß gering, zumal man ja nicht gerne für wertvolle Infektionsreihen die resistenteren Jungtiere heranzieht. Sie trüben zu leicht die Eleganz einer Beobachtungsreihe. Auch die alimentär resistenteren Erwachsenen, von denen noch die Rede sein wird, stehen leider nur selten zur Verfügung des Untersuchers. Erst später haben wir gelernt, uns künstlich nichttödliche Infekte durch unvollkommene Abdeckung mit Immunseren herzustellen. So war es, auch aus Gründen der Sparsamkeit, geboten, zur Immunprüfung jeweils die verfügbaren Tiere wahllos heranzuziehen und sich damit zufrieden zu geben, wenn, wie gesagt, ein Regula de tri-Schluß aus dem Vergleiche der Immunverhältnisse gezogen werden konnte. Bestand so Kreuzimmunität zwischen zwei Virus und war die Immunbeziehung des einen zu einem dritten festgestellt, so konnte sie mit gutem Grunde auch auf das zweite Virus ausgedehnt werden.

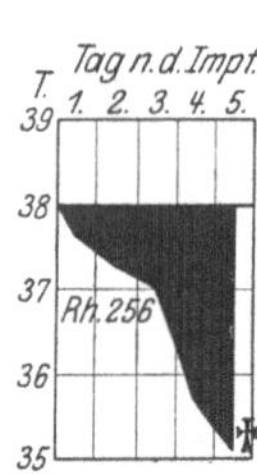

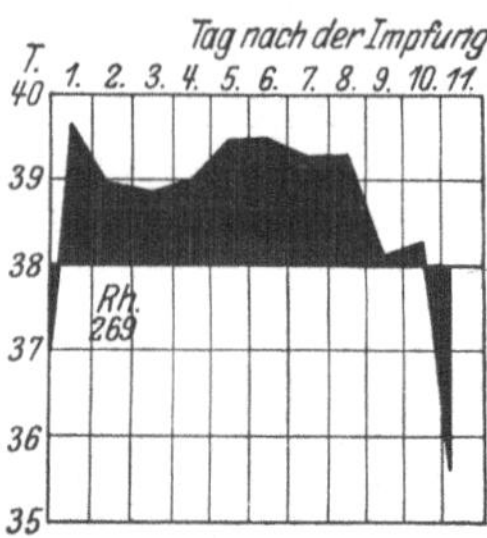

Abb. 70. Der Rhesus 256 wurde mit den organlos gewachsenen Kulturen des B. hepatodystrophicans Nr. 2203, Subkultur 4 (diese Subkultur 14 Tage bebrütet) und 2024, Subkultur 5 (diese 11 Tage bebrütet) infiziert. Dieser Rhesus starb am 5. Morgen nach der Einspritzung. Er zeigte eine Leberverfettung ohne sehr bezeichnenden Befund. Auffallend war nur sein schneller Körperverfall. 16 Stunden vor dem Tode wurde das Blut dieses Tieres untersucht. Hierbei ergab sich: Hämoglobin 72%, Erythrocyten 4700000, Leukocyten 28000, Stabkernige 10, Segmentkernige 80, Lymphocyten 10, Milchsäure 3 mg%, Blutzucker 109 mg%. Es ist bemerkenswert, daß also auch die Blutuntersuchung, wie die anatomische keine Anhaltspunkte für Gelbfieber darbietet. Dennoch erwies sich bereits die nächste Tierpassage dieses Rhesus als typisches Gelbfieber. Dies war der Rhesus 269.

245 zeigte am Morgen seines Todes folgenden Blutbefund:
Hämoglobin 73%.
Erythrocyten 4 850 000.
Leukocyten 14 000.
Jugendliche 3, Stabkernige 19, Segmentkernige 61, Lymphocyten 15, Monocyten 2.
Milchsäure 30 mg%.
Blutzucker 19 mg%.

p_H Plasma 6,60 (Privatdozent Dr. Mislowitzer), gemessen mit der Chinhydronelektrode.

Da der Tod sehr früh erfolgte, am Morgen des 4. Tages nach der Infektion, finden wir also noch eine Hyperleukocytose, während der Blutzucker und die relative Verschiebung der Blutzellen gegeneinander bereits ganz bezeichnend ist.

Versuche dieser Art sind leicht anzustellen und laufen meist den Beispielen entsprechend ab. Es ist daher zur weiteren Klärung des Wesens der hier ablaufenden Prozesse nötig auf weitere Erfahrungen aus anders gerichteten Experimenten zurückzugreifen.

Hier möchten wir zuerst als Ergänzung der soeben mitgeteilten Versuche eine Beobachtung anführen, die die gemeinsame Einverleibung von organloser Kultur und Immunserum zum Gegenstand hat. Wir werden in einem anderen Abschnitte darzulegen haben, daß die gemeinsame Zufuhr von Virus und Deckserum (d. h. den Infektionsvorgang abdeckendes Rekonvaleszentenserum) keineswegs immer die Infektion völlig unterdrückt. Sehr häufig sehen wir bei hinreichend starker Viruszufuhr vielmehr eine zwar nicht tödliche, sondern gemilderte, in ihrem Ablauf zweifellos gewandelte, aber immerhin doch eine Gelbfieberinfektion.

Es stand also zu erwarten, daß auch eine sehr starke Injektion von geeigneter Kultur durch ein Immunserum nicht völlig unterdrückt werden würde. Wir stellten einen derartigen Versuch an mit der organlos gewachsenen Kultur 2832, Subkultur 2, 3 Tage alt, und spritzten gleichzeitig 2 ccm Blut vom Rhesus 261 ein. 261 war einer unser natürlich

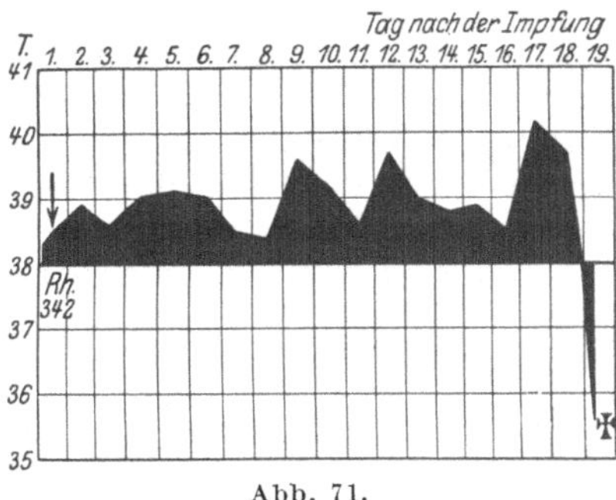

Abb. 71.

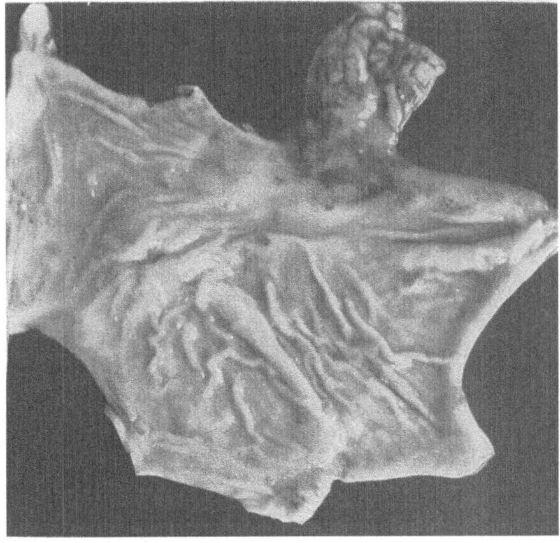

Abb. 72. Magen des Rhesus 342. Dieser Affe wurde mit der organlos gewachsenen Kultur 2832, Subkultur 2, 3 Tage bebrütet, infiziert. Zugleich erhielt er ein Affen-Immunserum vom Rhesus 261 stammend. Er wurde am 19. Tage agonal getötet. Er zeigte schwerste Leberverfettung sowie eine streng präpylorisch begrenzte parenchymatöse Magenblutung. Die fast staseartige Gefäßerweiterung des präpylorischen Abschnittes ist im Bilde sehr deutlich erkennbar. Außerdem erkennt man zwei frische hämorrhagische Erosionen, eine davon etwas größer und mit Hämatin belegt.

resistenten Rhesus, der mehrfachen Einverleibungen stärkster Virus, ohne zu erkranken, widerstand. Das Ergebnis beim Rhesus 342 war, wie aus der Kurve (Abb. 89) ersichtlich ist, eine kaum merkliche Fieberbewegung im Anfang, an die sich später zwei ausgeprägte Fieberzacken anschlossen. Dann hob sich das Fieber ein drittes Mal zu beträchtlicher Höhe und der Rhesus ging in schnellem typischen Verfall zugrunde.

Eine geradezu klassische präpylorisch begrenzte parenchymatöse Magenblutung, spärliche hämorrhagische Erosionen frischen Charakters, Blut im Mageninhalt und in der Schnauze, schwerste Verfettung und zentrale Nekrose der Leber bezeugen den Charakter dieser Erkrankung als echtes Gelbfieber. 19 Tage verstreichen zwischen kultureller, mit Serum abgedeckter massiver Impfung und tödlichem Ausgange in Gelbfieber. Deutliche Fieberzacken des bei der Sektion ganz frei von Tuberkulose befundenen Affen bezeugen wieder eine rezidivierende Infektion, die hier ziemlich spät deutlich wird. Das letzte Rezidiv ist Gelbfieber. Dies Virus hat sich dann weiter als außerordentlich kräftig erwiesen. Das Blutvirus war in der üblichen Weise durch Berkefeld V-Kerzen gut filtrierbar. Die Immunitätsverhältnisse erwiesen sich als normale.

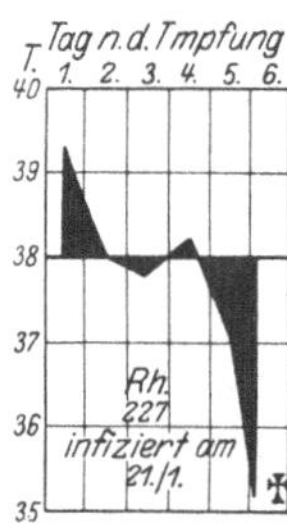

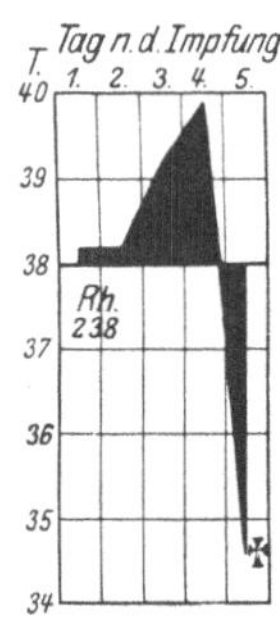

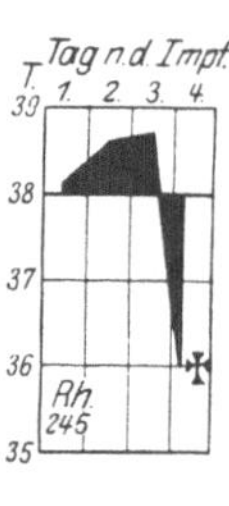

Abb. 73. Die Kultur des B. hepatodystrophicans 1596, Subkultur 5 (diese Tochterkultur 13 Tage bebrütet) wurde zusammen mit der Kultur 2057, Subkultur 5 (diese 17 Tage bebrütet) auf den Rhesus 227 intraperitoneal verimpft. Er starb am Morgen des 6. Tages unter Blutbrechen. Sein anatomischer Befund war der schweren Gelbfiebers. Das so gewonnene Virus wurde mit dem gewohnten Erfolge des schweren, tödlichen Gelbfiebers auf die Rhesus 238 und 245 übertragen.

Wir wollen nur ergänzend bemerken, daß auch diese Beobachtung nicht für sich allein steht. Sie kann hier aber genügen, weil wohl schon aus den angeführten Beispielen klar wird, daß so große und wesentliche Ähnlichkeiten bei der Readaptation des hierzu besonders geeigneten Kulturkeimes zu Virus unabhängig von der jeweils gewählten Subkultur aufweisbar sind, daß eine Verbreiterung der Beispiele keine Vertiefung unserer Kenntnisse bedeuten würde. Bei den hier betrachteten organlos gewachsenen Kulturen finden wir also sehr häufig schon im ersten Impfling die Rückanpassung zur Vollvirulenz des eigentlichen Virus. Sie verläuft über einen Infektionsvorgang verschiedener, aber stets längerer Dauer, als wir ihn bei normalem Gelbfieber anzutreffen gewohnt sind. Wir wollen nur hervorheben, daß diese Wirkung sich nicht auf erste und zweite Subkulturen beschränkt. Hierfür wollen wir nur ein kurzes Beispiel anfügen.

Beispiel.

Wir wollen beachten, daß bei allen diesen Tierversuchen zum Zwecke der *Infektion* die Masse des eingebrachten Kulturmateriales eine ganz außerordentlich große war und auch sein muß, um den geschilderten

Erfolg zu gewähren. Nur bei diesen gewollten Überdosierungen erreichen wir die zum Erfolge nötige Infektion, aus der sich unter dem Bilde eines rezidivierenden oder relabierenden Prozesses schließlich die Gelbfieberinfektion als Endergebnis ableitet. Unter Anwendung dagegen der Kulturen, die mit Organ gewachsen sind, wird es in den meisten Fällen nötig, über den kostspieligen und schwierigeren Weg der Tierpassage zu diesem Ziele zu gelangen. Gerade dies Moment spricht aber in hohem Maße dafür, daß hier eine Adaptation des Keimes an das parasitäre Verhältnis stattfindet. Wir deuten diesen Vorgang, dessen Anfang und Ende wir beobachten, dahin, daß in steter oder sprunghafter Veränderung der Keim seine Einstellung zum Wirte dahin ändert, daß er zunehmend besser dem parasitären Milieu gewachsen ist. Dies Verhältnis bedeutet nichts anderes, als die beste alimentäre Ausnutzung der Substanz des Wirtes, die zur Ernährung und Vermehrung angegriffen werden muß. Die denkbar beste Form dieser Ausnützung kennzeichnet den Gelbfieberkeim. Daher strebt jeder aus ihm einmal abgeleitete Kulturkeim, sofern er diesen Weg rückwärts einzuschlagen vermag, zu dieser Stufe bester Milieuausnutzung: also zurück wieder zum Gelbfieberkeim.

Wir werden immer wieder der Erfahrung begegnen, daß es hier zum Erfolge eines sehr erheblichen Überschusses an Bakterien bedarf. Es muß etwas wirksam gedacht werden nach Art des survival of the fittest. Man wird auf die Vorstellung gedrängt, daß der Körper diesem Vorgange entgegenwirkt. Der Umstand, daß im Ablaufe der Readaptation des Virus etwas beobachtet wird, das durchaus an Relapse erinnert — es lassen sich Keime im Blute kreisend nachweisen! — führt auf Umstimmungen, immunisatorische Wirkungen und Rückwirkungen zwischen Parasit und Körper. Aber das Höchstmaß an Infektiosität fällt doch deutlich mit dem entscheidenden letzten „Anfall“ zusammen. Wir verkennen nicht, daß hier ein Ausbau unter Einsatz zahlreicher Tiere weitere wertvolle Ergebnisse verspricht. Er lag jedoch noch nicht im Rahmen unserer Möglichkeiten.

Das hier mehr vermutete, als sicher erwiesene Moment einer immunisatorischen Umstimmung des kulturell infizierten Organismus als eine der Triebkräfte, die zur Readaptation des Kulturkeimes zu Virus führen, wird in sehr glücklicher Weise durch ganz anders gerichtete Versuche beleuchtet und wahrscheinlich gemacht.

Wir kannten noch nicht die sehr schwere Abtötbarkeit der Kulturen durch niedere Phenolmengen. Unser Bestreben richtete sich darauf, durch möglichst milde, also ohne Hitzeeinwirkung, nur durch Phenol und Ablagerung getötete Kulturen Rhesus zu immunisieren. Zu dem Zwecke injizierten wir dem Rhesus 67 zunächst ein drei Tage, dann ein sieben Tage lang auf Eis bewahrtes Präparat aus Kulturen 312 „mit Organ“ 6—14 Tage bebrüteter 3.—5. Subkulturen. Der Affe zeigte in der Folge eine unregelmäßige Temperatur und nach vollen drei Wochen eine sehr starke Fieberreaktion. Wir töteten ihn und impften Blut und Leberbrei, obschon der Sektionsbefund kein typischer Gelbfieberbefund war, auf den Rhesus 99. Er machte ein anfängliches höheres Fieber durch, das nicht eindeutig zu bewerten war. Danach erwies er sich als vollimmun. Leider gestattete diese Anordnung keine volle Aufklärung. Eine Weiterimpfung im Fieber war nicht erfolgt. Die Immunprüfung dagegen war so schnell nach der ersten Impfung vorgenommen, daß Serumschutz nicht auszuschließen war. Man mußte also schon mit der Möglichkeit einer rein passiven Immunisierung rechnen. Diese allerdings hätte zur Voraussetzung, daß der Rhesus 67 ganz immun war. Dagegen sprach jede parallele Erfahrung. Es war uns in der Regel

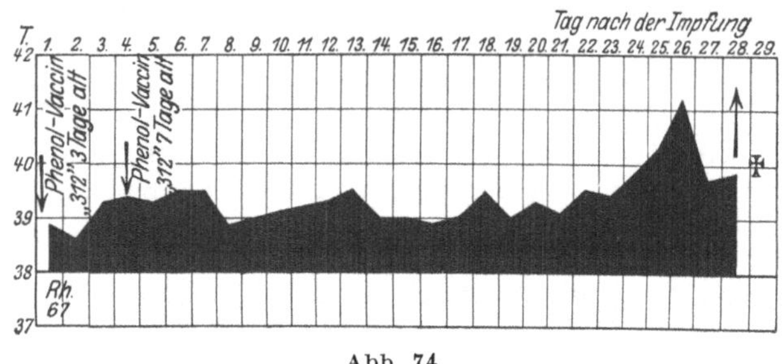

Abb. 74.

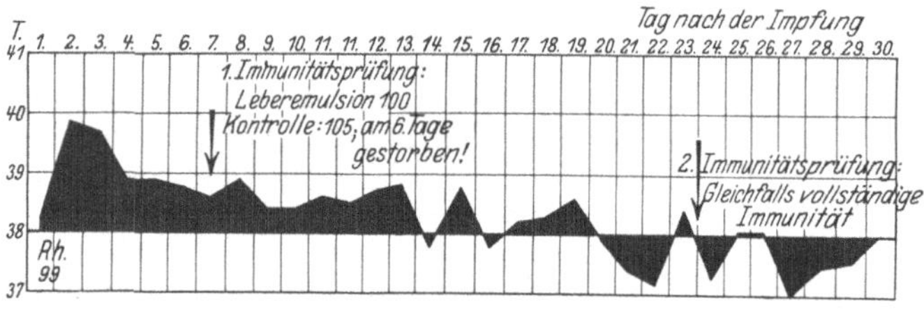

Abb. 75.

nicht gelungen durch Phenolvaccins für sich allein genommen, Immunität zu erzeugen. Wir erwogen daher, ob hier die Fiebersteigerung am Ende der Kurve des 67 bzw. die am Anfang der Kurve des 99 Gelbfiebererkrankungen darstellten. Dies war für uns zu jenem Zeitpunkt eine so unerhörte Annahme, daß wir die ganze Frage ruhen ließen, bis eine neue, ganz ähnliche Erfahrung auftauchte, die wir nun aber aufzuklären bestrebt waren.

Sie betrifft den Rhesus 190. Auch er erhielt phenolisierte Mischvaccine sehr vieler verschiedener Kulturen, alle von Nährboden „ohne Organ“, und zwar am 2. 1., 11 Tage auf Eis bewahrt; am 8. 1. und am 14. 1. das gleiche entsprechend ältere Vaccin. Die Menge des zuletzt gegebenen Vaccins war absichtlich sehr groß gewählt, 1,5 ccm einer dichten Emulsion aus abzentrifugierten Keimen, um eine evtl. Giftwirkung solcher Keime in einem präparierten Organismus nachzuweisen. Wir waren daher zunächst äußerst erfreut, als dieser Affe am 17. 1. starb und bei der Sektion einen Befund zeigte, der sich durchaus in nichts, auch mikroskopisch nicht, von Gelbfieber unterscheiden ließ. Hier mußte natürlich eine sorgsame tierexperimentelle Aufklärung geschaffen werden. Sie ergab ganz einwandfrei, daß tatsächlich Gelbfieber erzeugt war. Wir hatten durch wiederholte Zufuhr von phenolisierten, aber nicht voll abgetöteten Kulturen Gelbfieber erzeugt. Die Mengen waren allerdings außerordentlich, die wir zugeführt hatten. Wir geben eine Übersicht dieser Beobachtungsreihe, die sich auch auf typische Mückeninfektionen erstreckt.

Phenol-Mischvaccine fast aller Stämme von NNN 1 : 8.

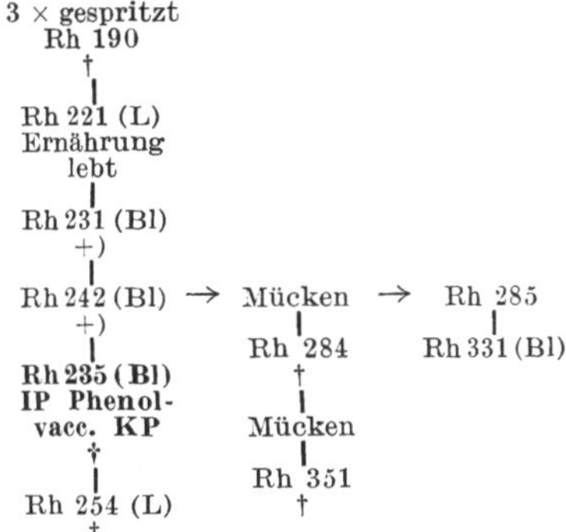

Leberemulsion Rhesus 190 auf Rhesus 221:

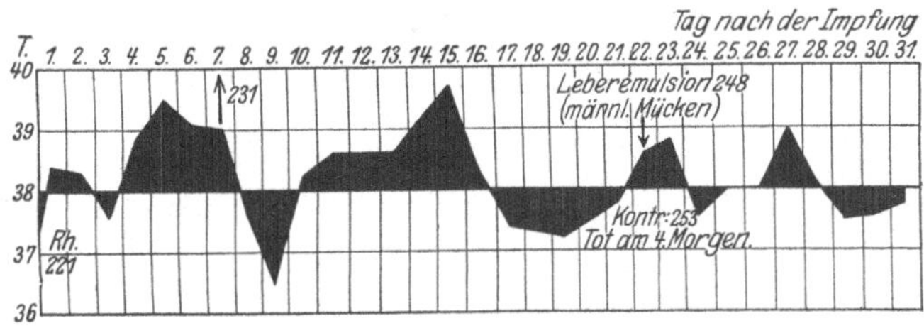

Abb. 76.

Wir haben noch eine ganz gleiche Beobachtung zu verzeichnen, auf die wir nicht eingehen wollen. Diese Beobachtungen, zusammen mit den langen Inkubationen, den rezidivierenden Fiebern und den oft eigenartigen Übertragungsverhältnissen kulturell infizierter Tiere, legen die Vermutung nahe, daß körperliche Umstimmungen, die mit den Umstimmungen des Keimes Hand in Hand gehen, wesentlich bei der Readaptation des Virus in Betracht zu ziehen sind. Die Readaptation ist irgendwie ein physiologischer Wettlauf zwischen den beiden Körpern. Das Virus ist so stark, daß es sich in minimalen Mengen im Körper als Infektionsträger zu behaupten vermag. Der Kulturkeim kann es nicht. Der Körper bezwingt ihn, wenn der Keim nicht in zu großen Mengen auftritt.

Der Umstand, daß der Körper mit geringeren Mengen solcher Keime *immer fertig* wird, bildet die Grundlage unseres Vermögens, mit Kulturen Impfschutz zu verleihen. Größere Keimmengen dagegen werden teilweise vom Körper überwunden. Es kommt aber, wie die Beobachtung der mitgeteilten und weiterer Beobachtungen gleichen Inhaltes ergibt, zum Auftreten resistenterer, dem Körper besser angepaßter Keime. Überpflanzen wir in einem derartigen Relaps den Keim auf einen neuen Affen, so kann er sich hier vollends anpassen und zu Virus werden. Dies geschieht aber auch schon zuweilen in dem zuerst betrachteten Impfling. Es scheint nun aus den soeben mitgeteilten Versuchen hervorzugehen, daß die vaccinatorische Vorbehandlung diesen Vorgang begünstigt.

Herzblut Rhesus 221 auf Rhesus 231:

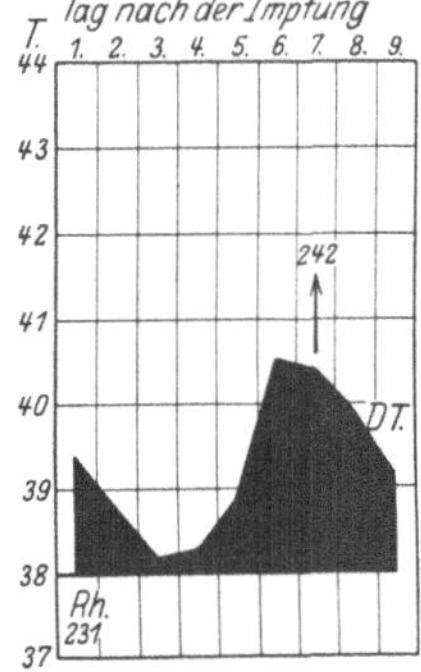

Herzblut Rhesus 231 auf Rhesus 242. An diesem Rhesus 242 wurden Versuchsmücken erfolgreich infiziert:

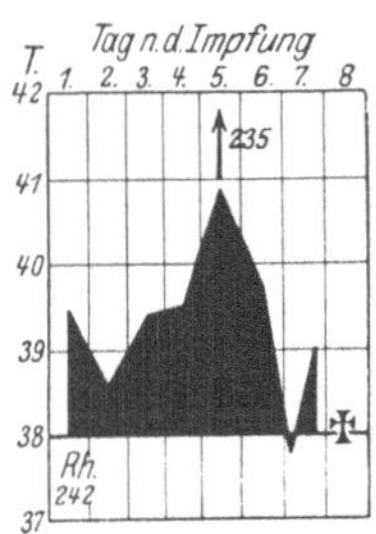

Herzblut Rhesus 242 auf Rhesus 235:

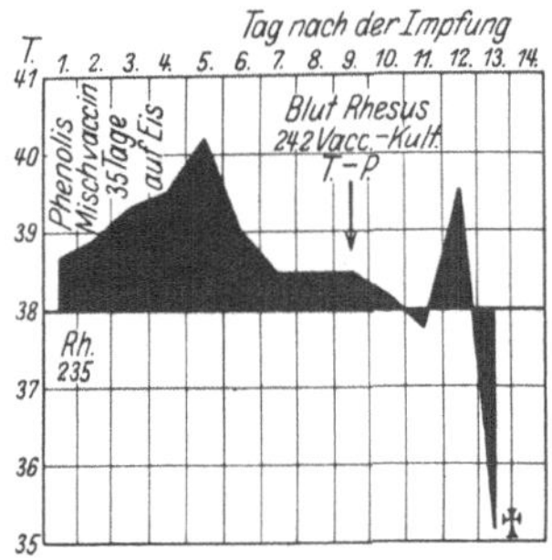

Leberemulsion Rhesus 235 auf Rhesus 254:

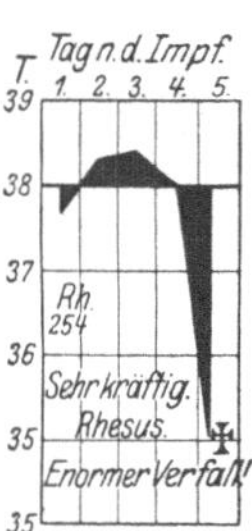

Abb. 77. Der Rhesus 235 hatte vorher eine *sicher abgetötete*, unwirksame Phenolvaccine erhalten. Hierüber geben die parallel derart behandelten Tiere einwandfreie Auskunft. Sie erkrankten nicht, waren aber nicht immun. Dieser Rhesus 235 verfiel abnorm schnell, nachdem wir auf ihn das Herzblut des Rhesus 242 übertragen hatten. Er starb mit allen Erscheinungen des Gelbfiebers. Sein Blutbefund war folgender: Erythrocyten 3 950 000, Leukocyten 8000, Jugendliche 1, Stabkernige 3, Segmentkernige 81, Lymphocyten 15, Milchsäure 18 mg⁰/₀, Blutzucker 27 mg ⁰/₀, *Bilirubin* 1,3 mg⁰/₀, pH Plasma 6,91, gemessen mit der Chinhydronelektrode von Herrn Privatdozent Dr. MISLOWITZER.

Auf die Gefahr hin, uns in lästiger Weise zu wiederholen, beschließen wir die Erörterung der kulturellen Infektion mit zwei Hinweisen, die stets wiederkehrende Erörterungen erledigen.

Fast ausnahmslos sind Kulturen, die mit Organ gewachsen sind, nicht unmittelbar virulent.

Parallel geführte oder Tochterkulturen „ohne Organ" können es sein, wenn eine sehr starke Überdosierung die Möglichkeit einer Readaptation bis zum Virus schafft. Die gleichen Kulturen leisten dies jedoch nicht, wenn sie in kleineren Mengen einverleibt werden.

Tochterkulturen solcher Kulturen, die ein Tier nicht zu infizieren vermochten, erwiesen sich wiederholt als vollvirulent oder gestatteten doch, unschwer die Viruseigenschaften wieder zu entwickeln.

Diese Erfahrungen beweisen eindeutig und daher entscheidend

1. *daß kein Virus neben der Kultur vorhanden sein kann;*
2. *daß die Kultur des Bacillus hepatodystrophicans dem Virus entspricht, d. h. sich aus ihm herleitet und es unter bestimmten günstigen Voraussetzungen wieder zu regenerieren vermag (vgl. Abschnitt XIII).*

VIII. Über die kulturelle Immunisierbarkeit des Rhesus gegen Gelbfieber mit Hilfe des B. hepatodystrophicans.

Eine Durchsicht der verschiedenen hier wiedergegebenen Versuchsreihen zeigt immer wieder, daß die Vorbehandlung für Gelbfieber empfindlicher Affen mit Kulturen des B. hepatodystrophicans imstande ist, diese gegen Gelbfieber zu schützen. Da wir diese Erfahrung im Zusammenhange unserer Infektionsversuche sehr frühzeitig gemacht haben, wiesen wir auf diese Erfahrung schon in unserer ersten Mitteilung über Gelbfieber hin. „Nicht alle Rhesus bzw. Cynomolgus, die wir mit Kulturen geimpft haben, erkrankten sichtlich und hochfieberhaft. Einige zeigten kaum eine leichte Fieberbewegung als Folge der Infektion. Diese Tiere waren aber nach etwa zwei Wochen vollständig immun gegen eine hochvirulente und die Kontrolltiere tötende Nachimpfung mit sicherem Virus."

Es braucht keinem Erfahrenen gesagt werden, daß zwischen günstigen Beobachtungen und ihrer praktischen Auswertung ein sehr großer und oft nicht zu überwindender Weg liegt. Die Geschichte der Immunisierungen ist voll solcher geradezu typischer Fehlschläge und Schwierigkeiten. Dennoch wird die Wissenschaft stets bestrebt sein, diesen Weg wieder und wieder zu gehen, weil er in erster Linie den praktischen Nutzen ätiologischer Arbeit gewährt, in Hinsicht auf den doch sehr viel Arbeit nur möglich gemacht wird. So galten auch unsere Bestrebungen dieser Möglichkeit, aus einer zunächst rein ätiologisch-pathogenetischen, also wissenschaftlichen Arbeit, den Nutzen einer brauchbaren Methode des Impfschutzes herauszuholen. Zu Beginn dieser Arbeit lagen nur die ersten kurzen Mitteilungen von ARAGÃOs und HINDLEs Bemühungen vor. Wenn wir sie hier nicht berücksichtigen, so geschieht dies nur aus dem Grunde, weil unser Weg ein anderer war und es uns nicht möglich war, neben der eigenen Arbeit dem Studium der Immunisierung durch formalinisierte, virushaltige Affenlebern die nötige Aufmerksamkeit zu widmen. Wert oder Unwert keines der vorgeschlagenen Verfahren kann anders entschieden werden als durch die praktische Erprobung. Auch diese bedarf der sehr gründlichen Vorarbeit an breitesten Reihen unter Berücksichtigung wieder aller Fehlerquellen der Beurteilung. Diese aber erschließt nur ein Studium der natürlichen Verlaufsformen dieser Krankheit bei Mensch und Rhesus.

Die Spannung zwischen Möglichkeit und Wirklichkeit einer immunisatorischen Beeinflussung, die soeben erwähnt wurde, betrifft auch die

Erfahrungen am Rhesus. Wir können am besten unsere Erfahrungen in bestimmte Leitsätze kleiden, um sodann an einigen Beispielen zu zeigen, was praktisch erreicht wurde.

1. Eine ausschließlich durch tote Kulturen bewirkte Immunisierung läßt sich nicht erreichen. Nur in Verbindung mit der Einverleibung lebender Kulturen ist eine Zufuhr toter Kulturen in beschränktem Umfange nützlich.

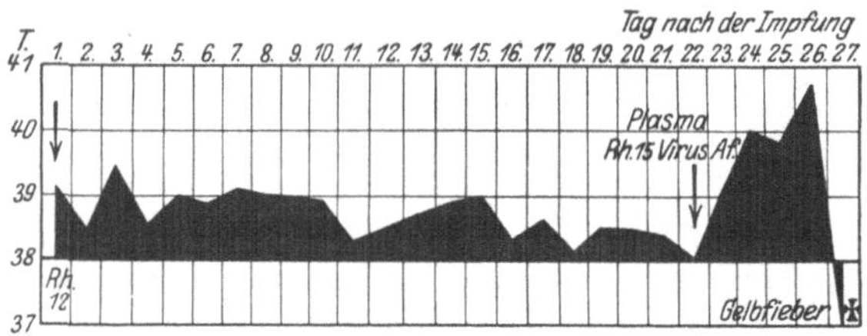

Abb. 78. Rhesus 12 ist einer der Affen, die mit Vibrio macaci infiziert wurden. Er zeigt keine deutliche Reaktion. Am 22. Tage mit Virus SELLARDS infiziert, erweist er sich als *nicht* immun.

2. Ebensowenig wirkt eine bakterielle Impfung, die andere Bakterien verwendet, etwa *Vibrionen,* sofern solche frei von Beimengungen der Kultur aus dem Virus sind, da in solchen, zuweilen durch einige Überimpfungen unerkannt bleibende Mischkulturen ein pervers günstiger Immunisierungserfolg zustande kommen kann, wie eine Reihe derartiger Versuche an bestimmten Mischkulturen (82) lehrte.

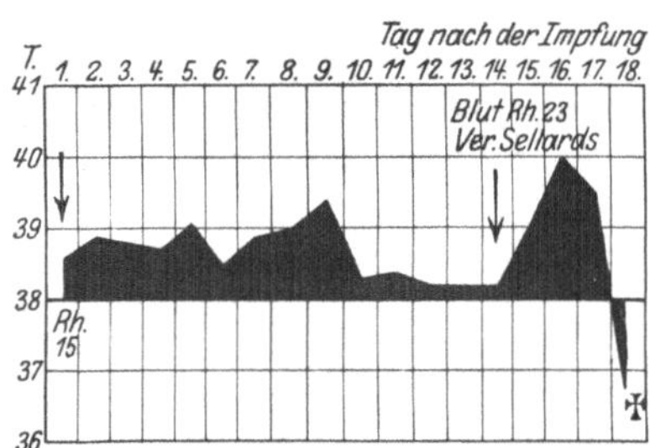

Abb. 79. Rhesus 15 erhielt die Vibrionen-Reinkultur 92, Subkultur 2. Am 14. Tage hernach auf Immunität geprüft, erweist sich dies als *nicht geschützt.*

3. Die Einverleibung lebender Kulturen des B. hepatodystrophicans wirkt nur unter Wahrung bestimmter Gesichtspunkte schutzverleihend. Dies sind in erster Linie:

a) Möglichst *unveränderter Zustand* der Kultur in Hinblick auf die dem Infektionsverhältnis angenäherten *Ernährungsbedingungen* unserer ursprünglichen und zur Anzucht verwendeten halbstarren physiologischen, mit Mencheneiweiß aufgebauten Nährmedien.

Die Abweichung von dieser Vorschrift bringt in schnellster Weise jede immunisatorische Wirksamkeit zum Schwinden. Nur hinsichtlich der Verwendbarkeit anderen nativen Eiweißes an Stelle des Ascites liegen noch keine hinreichenden Erfahrungen unsererseits vor, weil uns vorzüglicher Ascites leicht zu Verfügung stand, während wir nur selten über genügende Mengen tierischer Seren verfügten. Immerhin haben wir auch mit Pferdeserum in einer begrenzten Anzahl von Erfahrungen gute Wirkungen gesehen.

b) Man muß eine hinreichende *Menge* von Kulturbakterien zuführen. Wir wissen, daß kleine Mengen von Bakterien vom Körper sehr leicht und gefahrlos überwunden werden. Dabei kann es zu leichten Fieberbewegungen mit einer Bakteriämie von Kulturbakterien kommen, wenn diese auch geringfügig und flüchtig ist. Obwohl sich dann solche Infektion zuweilen mit einem endlichen Gelbfiebererfolg in der Tier*reihe* weiter fortführen läßt, so bedeutet dies keine sichere Gewähr dafür, daß dies erstmalig kulturell geimpfte Tier gegen höchst dosierte Viruszufuhr geschützt sein *muß*. Wir sahen vielmehr mehrfach, daß solcher Schutz bei massiver folgender Infektion fehlte oder doch völlig durchbrochen werden konnte. Dies gilt zum Beispiel von den beiden ersten Tieren der ausführlich dargelegten „82"-Reihe.

c) Ebenso kann ein Schutz fehlen, wenn man sehr schnell einer einzigen immunisierenden Impfung die Infektion folgen läßt und diese wieder sehr massiv wählt. (Hierzu wäre nur das Bedenken zu vermerken, daß jede Blutübertragung eine massive Impfung darstellt, wenn man sie mit dem Blute anfiebernder, also noch der Schutzstoffe entbehrender Tiere vornimmt, während späte Blutentnahmen durch solche verfälscht werden, Leberbreiimpfungen aber in der Regel nicht eine unmittelbare Titrierung der infizierenden Dosis erlauben. Eigentlich wäre die Mückeninfektion der ideale und naturgerechte Weg einer Immunprüfung vaccinierter Individuen: Menschen wie Affen!)

Wir brauchen mit anderen Worten die *Zufuhr einer möglichst wenig stoffwechselmäßig vom Virus abweichenden Kultur in genügender, aber nicht übergroßer Menge sowie unter Innehaltung einer gewissen Reaktionszeit* seitens des Organismus, der immunisatorisch beeinflußt werden soll. Es ist damit zugleich gesagt, daß gerade „ohne Organ" gewachsene Kulturen sich hervorragend für unsere Zwecke der Schutzverleihung eignen.

4. Die Immunisierung mittels lebender Kulturen benutzt die Erfahrung, daß die Spanne zwischen infizierender und immunisierender Kulturmenge eine sehr große ist, sofern wir nicht originale oder erste Subkulturen zur Anwendung bringen. Das schnelle Nachlassen der aktuellen Virulenz schon bei der dritten und vierten Subkultur auf organlosen Nährböden oder in Ascites-Ringer auf Hottinger-Ascites-Schrägagar, wie er auch zur Reinheitsprüfung unserer Stämme stets Verwendung findet, gestattet es, solche Präparate gefahrlos anzuwenden. Eine Gelbfieberinfektion nach Impfung stellt sich, wie wir sahen, als ein Rezidiv der erstmalig von uns gesetzten Kulturinfektion dar. Irgendwie muß man wohl annehmen, daß diese Readaptation auch dann angebahnt und wenigstens in Spuren durchgeführt wird, wenn keine eindeutige Gelbfieberinfektion zustande kommt. Wir sehen nicht ganz selten in Gestalt deutlicher Fieberbewegungen, die der unmittelbaren *Impfreaktion* folgen, also eine *Rezidivreaktion* darstellen, ein leichtes Äquivalent solcher echten Gelbfieberinfektion.

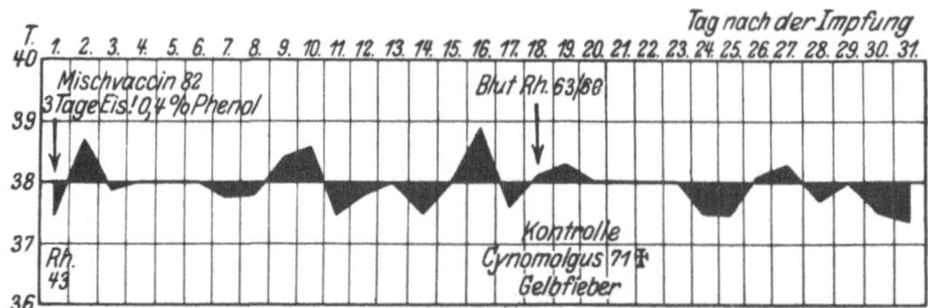

Abb. 80. Rhesus 43 erhielt eine drei Tage unter Phenolzusatz (0,5 %) auf Eis aufbewahrte Mischkultur 89, 92, 82, die für eine reine Vibrionen-Mischkultur gehalten wurde. Später stellte sich dann heraus, daß zwei dieser Kulturen zugleich B. hepatodystrophicans enthielten. Dieser Affe erwies sich bei der Immunprüfung am 18. Tage nach der Impfung vollkommen immun. (Prüfung mit Blut 63/66.)

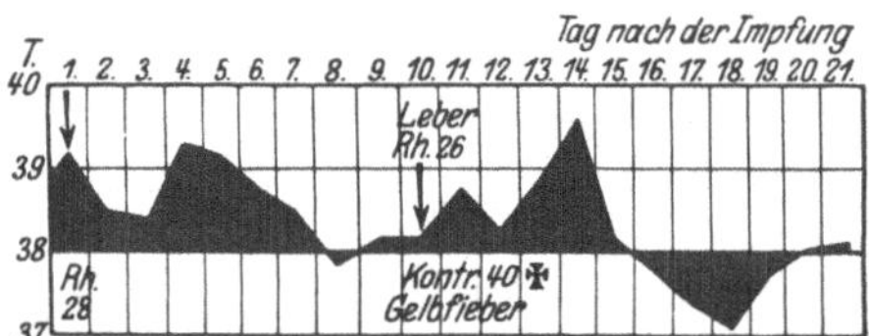

Abb. 81. Rhesus 28 erhielt die Kultur „82“, die zunächst als reine Kultur des Vibrio macaci erschien. Später erwies sie sich jedoch als eine schwankende Mischkultur aus Vibrionen und B. hepatodystrophicans. Die Immunprüfung, am 10. Tage nach der Impfung vorgenommen, ergab eine eintägige fieberhafte Reaktion bei sonst dauernd unverändertem Befinden. Das Tier starb einige Wochen später an einer Lungentuberkulose.

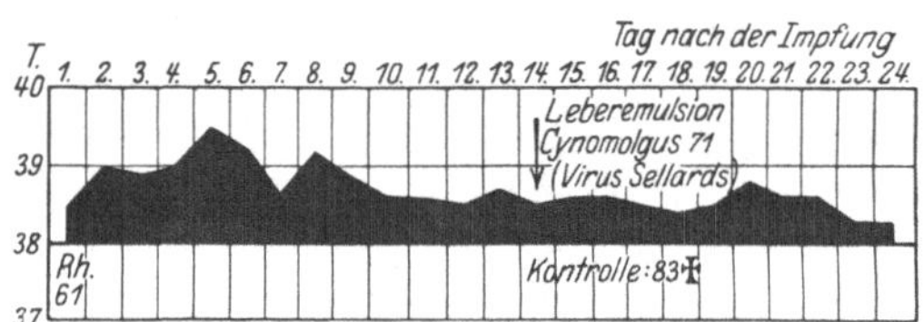

Abb. 82. Rhesus 61 erhielt etwa 2 ccm der Kultur 312, Subkultur 7 des B. hepatodystrophicans, und zwar in Ascites-Ringer, gewachsen als Bodensatz auf Hottinger-Ascites-Schrägagar. Er zeigte besonders am 5. Tage nach der Impfung eine Fieberbewegung. Dann würde die Temperatur ganz normal. Am 14. Tage erwies er sich gegen ein den Kontrollen tödliches Virus reaktionslos immun.

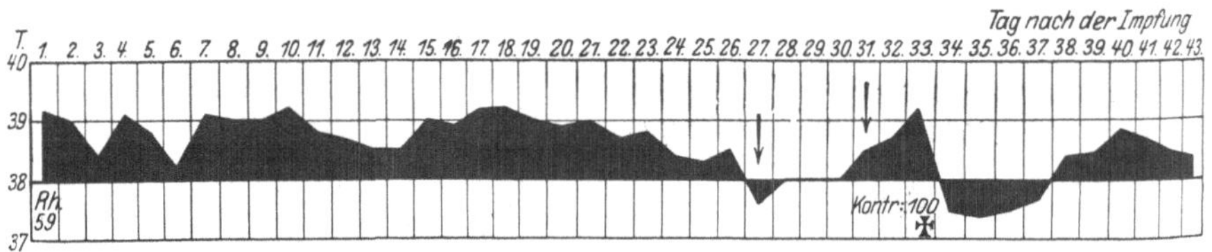

Abb. 83. Rhesus 59 erhielt am 1. und 4. Tage je ein Kubikzentimeter phenolisierte Kultur des B. hepatodystrophicans Nr. 312, Mischung verschiedener Subkulturen, 3 bzw. 4 Tage unter Phenolzusatz (0,4 %) auf Eis aufbewahrt. Der erste Pfeil am 27. Tage der Messung kennzeichnet die Einverleibung von 3 ccm lebendiger flüssiger Kultur des gleichen Stammes, Subkultur 6; der zweite Pfeil bezeichnet die in einem Abstande von nur vier Tagen folgende Immunitätsprüfung mit 2,5 ccm Herzblut des Rhesus 92 (Virus Hohenadel). Die Kontrolle, Rhesus 100, stirbt am Morgen des 5. Tages nach der Impfung.

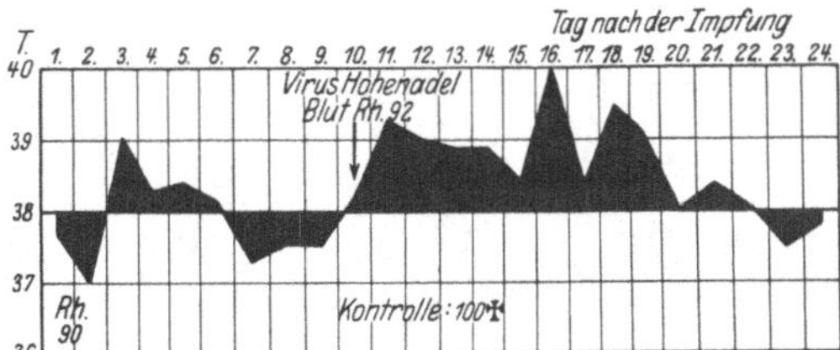

Abb. 84. Rhesus 90 ist eine Tierpassage der Kultur B. hepatodystrophicans Nr. 1031. Das Muttertier erkrankte fieberhaft und war gut immun. Im allgemeinen immunisierte gerade diese Kultur nicht gut. Die Blutübertragung von 87 auf 90 hatte 48 Stunden nach der kulturellen Infektion von Rhesus 87 stattgefunden. Es bestand das nicht seltene anfängliche Fieber. Dies braucht nicht die Bedingungen darzubieten, eine Kulturbakterien-infektion mit ihrer immunisierenden Wirkung weiter zu übertragen. Sehr oft sogar ergibt sich als Folge einer solchen frühen Übertragung gar kein greifbares immunisatorisches Ergebnis. Im vorliegenden Falle allerdings dürfte eine sehr merkliche Milderung der kräftigen Nachinfektion eingetreten sein, wenn auch keine volle Immunität erreicht wurde. Die ganze Anordnung dieses Versuches war aber auf Grund unserer später erworbenen Erfahrungen falsch.

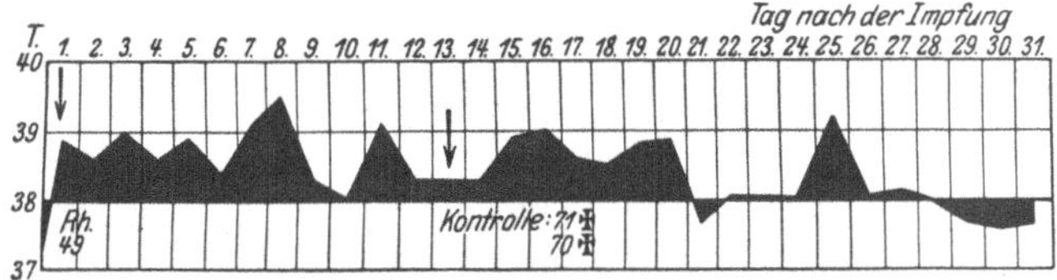

Abb. 85. Rhesus 49 erhielt etwa eine halbe Kultur des Stammes B. hepatodystrophicans 312, SK 5, die 24 Stunden in Nährboden ohne Organ gewachsen war. Am 13. Tage erwies sich das Tier als vollkommen immun, während alle Kontrollen typisch am 5. bzw. 6. Tage nach der Infektion starben.

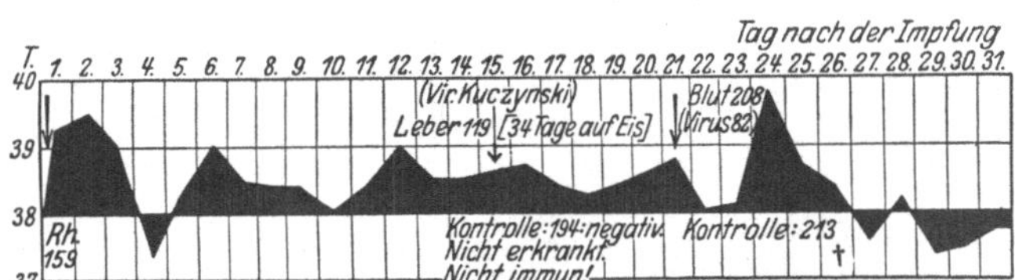

Abb. 86. Rhesus 159 erhielt 2 ccm der Kultur 1494, SK 1 des B. hepatodystrophicans intraperitoneal eingespritzt. Er zeigte eine unmittelbare fieberhafte Reaktion, der zwei leichtere Erhebungen folgen. Er erhielt am 15. Tage gefrorenes Lebervirus, das aber die Kontrollen weder infizierte noch immunisierte. Die Nachimpfung am 21. Tage geschah mit einem sehr kräftigen Virus in hoher Dosierung. Die Kontrolle 213 erlag bereits am Morgen des 3. Tages nach der Impfung. Rhesus 159 dagegen zeigte eine eintägige fieberhafte Reaktion bei dauernd ungestörtem Befinden.

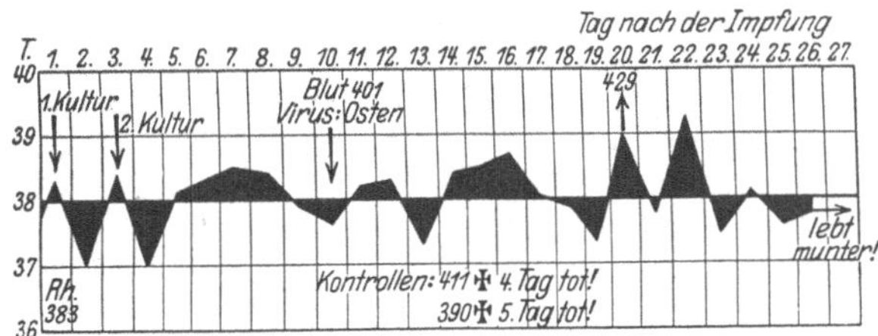

Abb. 87. Rhesus 383 wurde im Abstande von 2 Tagen, also der Kurve nach am 1. und am 3. Tage mit verschiedenen organlos gewachsenen Kulturen des B. hepatodystrophicans geimpft, und zwar im einzelnen bei der ersten Einverleibung mit Kultur 1871, Subkultur 4, 11 Tage bebrütet; Kultur 2010, Subkultur 5, 3 Tage bebrütet; Kultur 2058, Subkultur 7, 19 Tage bebrütet. Bei der zweiten Einverleibung mit Kultur 2452, Subkultur 6, 24 Stunden alt; 2889, Subkultur 4, 5 Tage bebrütet; Kultur 2852, Subkultur 4, 5 Tage bebrütet. Das Tier wog 3,7 kg. Am 10. Tage erwies sich dieses Tier als ganz immun. Die Abimpfung auf den Rhesus 429, die bei einer leichten Temperaturerhöhung am 20. Tage vorgenommen wurde, ergab *kein* Gelbfieber.

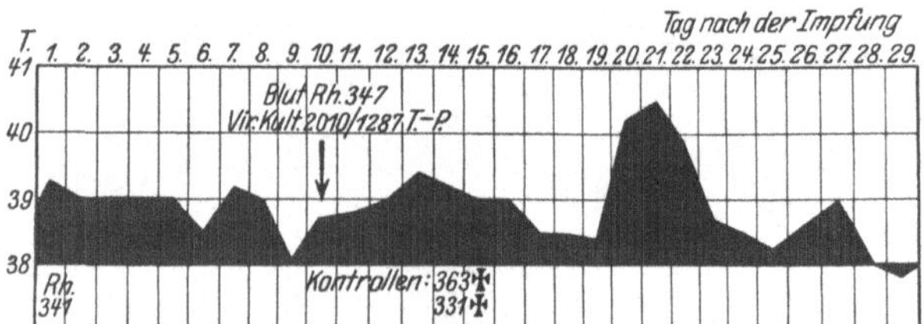

Abb. 88. Rhesus 341 wurde mit der zweiten Subkultur des Stammes 2375 „B. hepatodystrophicans" von Serum-Normosal-Schrägröhrchen aus einmal geimpft. Alle Kontrollen sterben früh. Dies Tier zeigt als Zeichen nicht vollkommenen, aber doch hohen Schutzes eine flüchtige späte Fieberbewegung bei gutem Befinden.

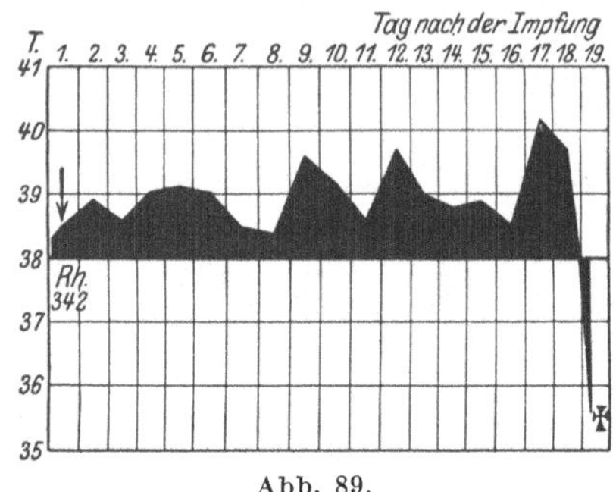

Abb. 89.

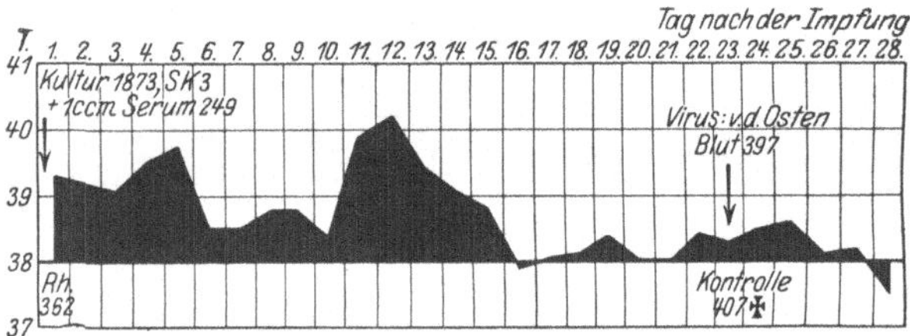

Abb. 90. Rhesus 362 erhielt 3 ccm Kultur B. hepatodystrophicans 1873, Subkultur 3, 25 Tage ohne Organ bebrütet; dazu 1 ccm Rekonvaleszentenserum 249. Dies Tier zeigt eine unmittelbare Fieberreaktion mäßigen Grades und deutliches Fieber am 11. und 12. Tage. Dann kam es zu völligem Abfall der vorher etwas unregelmäßigen Temperatur. Die Immunprüfung am 23. Tage erweist dies Tier als vollkommen reaktionslos immun. Die Kontrollen sterben, Rhesus 407 am 6. Morgen nach der Infektion.

5. Im Hinblick auf praktische Notwendigkeiten des Menschen haben wir mehrfach die Erstimpfung in großer Dosierung mit der Einverleibung eines kräftigen „antivirulenten Serums", also von Gelbfieber-Rekonvaleszentenserum, verbunden. Die Absicht dieses Vorgehens beim Menschen ist naturgemäß die, durch eine passive Immunisierung einen zeitlich befristeten Impfschutz zu gewähren, den man zur Erzeugung einer aktiven Immunisierung nutzen kann. Bei diesen Versuchen hat es sich in voller Übereinstimmung mit allen anderen Erfahrungen ergeben, daß dies Serum die kulturelle Infektion, also den *Kulturkeim nicht abdeckt.* Entweder kommt es also zu abortiven Infekten der eben besprochenen Art (362) oder aber zu echten, allerdings sehr spät einsetzenden Gelbfiebern, wie im Falle des Rhesus 342.

6. Diese Erscheinung, daß Rekonvaleszentenserum die Kulturkeime nicht in ihrem Infektionsgange unterdrückt, ist eine Voraussetzung der gemischten Zufuhr, da eine wirklich volle Unterdrückung einer Virusinfektion durch Immunserum, wie wir schon früher zeigen konnten, keinen sicheren Impfschutz zu verleihen vermag; sie wirkt im Falle ihrer Vollkommenheit als rein passiv-immunisierende und damit zeitlich eng begrenzte Maßnahme.

7. Es ist aber sehr wohl zu beachten und wird im Verlaufe unserer Darstellung noch ausführlicher zu erörtern sein, daß die Schutzwirkung des Rekonvaleszentenserums (auch immunisierter Tiere!) sich stets nur auf eine sehr beschränkte Keimzahl *auch des unveränderten Virus* erstreckt. Hinreichend großen Virusmengen gegenüber versagt sie mindestens in dem Sinne, daß die Infektion angeht, wenn auch eine Milderung dadurch kenntlich wird, daß die Inkubation verlängert wird, während der Ausgang unabhängig von der Länge der sich entwickelnden Krankheit häufig günstig gestaltet wird.

Die kulturelle Infektion einverleibt eine übergroße Keimzahl. Aus ihr entsteht durch Readaptation, oft über mehrere Infektionsschübe, das eigentliche Virus. Inzwischen jedoch ist das zugeführte Fremdeiweiß des Schutzserums ganz oder fast ganz ausgeschieden. Jedenfalls also verhütet diese anfängliche Serumzufuhr nicht die Viruskörperreaktion, auf die es uns ja wesentlich ankommt.

Aus diesen verschiedenen Erfahrungen sowie aus besonderen ihnen entsprechenden Versuchsanordnungen leiten wir die Vorstellung her, daß eine fraktionierte Zufuhr entsprechender und entsprechend mengenmäßig präparierter Impfkulturen *in mehrfacher Dosis* die beste Methode der Immunisierung durch Kultur ist. Sie erhöht jedenfalls sehr beträchtlich die Sicherheit unserer Schutzverleihung. Es ist möglich, daß hier größere Erfahrungen auf Grund neuer Versuchsreihen, zu denen uns bisher die Mittel fehlten, Verbesserungen praktischer Art schaffen werden. Auch die Erfahrungen mit unvollkommen abgetöteten Vaccins, denen dann lebende Kultur nachgeschickt wurde und zu bestem Impfschutz führten, sprechen durchaus dafür, daß man mittels der Kultur des B. hepatodystrophicans sehr wohl zu immunisieren vermag, sofern man die Möglichkeit genügender *Keimzufuhr* sowie die *Reaktivität* des Körpers — eine an eine bestimmte *Zeit* gebundene Erscheinung — auszunützen vermag. Wir werden immer wieder darauf geführt, daß sich der Keim durch das Kulturverfahren sogar im besten Falle ernährungsphysiologisch-konstitutionell vom Virus entfernt. Ist diese Entfernung bei kulturell, durch abweichende Nährböden bereits stärker dem Infektionsverhältnis entfremdeten Keimen sehr weit getrieben, so sinkt auch die Aussicht, daß der reaktive Austausch mit dem geimpften Organismus die Readaptation bescheidenen Umfanges herbeiführt, *die uns für den Impferfolg unerläßlich erscheint.* Wir halten die kulturelle Schutzverleihung durch die lebendige Kultur für eine *aktive* Immunisierung, aber in der allermildesten, klinisch in der Regel gar nicht erkennbaren Form, weil sie die Entstehung kleinster Virusmengen aus den eingeführten Kulturkeimen unseres Erachtens zur Voraussetzung hat.

Wir folgern dies aus der Gegenüberstellung der Erfahrung, daß wirklich abgetötete Kulturkeime nicht immunisieren und daß höher dosierte Kulturen unmittelbar oder in der Passagierung durch empfängliche Tiere zu offenbaren und im weiteren Verlaufe sowie dem immunisatorischen Verhalten typischen und eindeutigen Gelbfieberinfekten führen.

Je schärfer wir dieser Kultur-Virus-Reaktion durch zweckmäßige Einverleibungen zu Hilfe kommen, desto vollkommener wird unser Impfschutz. Es ist aber auch aus den Erfahrungen der passiv-unvollkommen immunisierten Affen heraus zu erwarten, daß wir zuweilen bei späterer Virusinfektion flüchtige und nosologisch unbedeutende, epidemiologisch jedoch vielleicht wenigstens teilweise nicht zu vernachlässigende abortive Infekte in Gestalt schnell abklingender Fieber ohne Wirkung auf das Allgemeinbefinden und das Gewicht beobachten. Aber unsere Ergebnisse werden stetig besser, sofern wir Sorgfalt und Zeit darauf verwenden, die dargelegten Gesichtspunkte in die Tat umzusetzen. Daß uns dies beim Menschen zunächst noch nicht in vollkommenerer und zweifellos erreichbarer Weise gelang, liegt ganz besonders an den Hemmungen, die wir zunächst — aus Unkenntnis und Besorgnis — langsam zu überwinden hatten, bis uns die letzten Erfahrungen das notwendige Vertrauen in die Handhabung lebendiger Kulturen als Impfstoffe des Menschen verliehen.

IX. Infektionen von Menschen, insbesondere von schutzgeimpften Menschen im Laboratorium.

Es ist wichtig, sich die Momente der Gefahr beim Arbeiten mit Gelbfiebervirus im Laboratorium klarzumachen.

Besondere Beachtung verdient zunächst wohl das Verarbeiten autoptisch gewonnener infektiöser Organe zu Infektionszwecken. Jeder Spritzer kann hier die lebensgefährdende Infektion des Untersuchers oder seiner Gehilfen herbeiführen. In unserer ersten Mitteilung wurde bereits darauf hingewiesen, daß beide Untersucher in dieser Weise — noch ungeschützt — ihre schwere und typische Infektion sich zuzogen. Wir möchten es auf Grund unserer Erfahrungen für zweifelhaft halten, ob nur die Schleimhäute das Eindringen des Erregers in den menschlichen Körper erlauben. Wenige Versuche beweisen hier recht wenig. Man muß den Umstand voll würdigen, daß der Virusgehalt individuell sehr wechseln kann. Auch beim Studium der Lebensdauer des Virus in eingefrorener Leber sehen wir sehr große Schwankungen unter identischen Versuchsbedingungen. Wir haben beispielsweise Virulenz ebensowohl nach 36 Tagen erhalten, wie nach 20 Tagen vernichtet gesehen. Es ist mindestens wahrscheinlich, daß dieser Verlust der Infektionstüchtigkeit — eine Funktion naturgemäß der Gegenwart infektionstüchtigen Virus — in seinem zeitlichen Ablauf und im Zeitpunkt endgültigen Erlöschens von der absoluten Menge des Virus abhängt.

Weiterhin bedeutet jede periphere Blutentnahme, besonders aus dem Ohr der stets unruhigen Affen, eine erhebliche Gefährdung durch schwer vermeidbare Spritzer. Wir sind daher von diesem Vorgehen ganz abgekommen und entnehmen alles Blut für chemische wie für Zellstudien, Zählungen wie Ausstriche, aus dem Herzen durch sterile Punktion. Es ist dann gefahrlos möglich, nach Ausspritzen der für Blutzucker usw. benötigten Mengen und nach Entfernung des Spritzenkolbens, aus der Spritze heraus die quantitative wie qualitative Differentialzählung vorzunehmen.

Ebenso bringt die Säuberung besonders der Spritzen eine Möglichkeit der Infektion mit sich.

Je mehr man macht, je vielfältiger man die Untersuchungen gestaltet, desto mehr Möglichkeiten sich zu infizieren, erschließen sich, aber wohl ausschließlich für die unmittelbar Beteiligten.

Wir haben diese Erfahrungen im eigenen Laboratorium in den verschiedenen Abschnitten unserer Arbeit sichern können. Der erste mit rein autoptisch-kultureller Arbeit brachte, wie erwähnt, nach vielen Wochen auf Grund des ersten Momentes die Infektion der beiden gemeinsam arbeitenden Untersucher kurz hintereinander. Die Auslösung war genau erfaßbar. Die zweite Möglichkeit ergab sich später, als wir versuchten, den Stoffwechselstörungen unserer Tiere zu folgen und mehrfache tägliche Blutentnahmen vornahmen. Auch hier wurde zufällig eine besondere Exposition beobachtet. Sie betraf zwei erst ganz kürzlich in Immunisierung begriffene Mitarbeiter (GRESSHÖNER, HARTMANN). Die dritte Möglichkeit schließlich fand sich bei einer Assistentin des Laboratoriums verwirklicht, die uns bei den Säuberungsarbeiten unterstützte, als die Mannigfaltigkeit und der Umfang der Anforderungen eine restlose Verarbeitung durch die beiden Untersucher, wie sie vorher geübt war, ausschloß und Hilfsleistungen erforderte. Auch hier handelte es sich um eine, diesmal aber gut kulturell immunisierte, Mitarbeiterin (KLEIN).

Schließlich hat sich unser Laborant, der monatelang die Arbeiten an den Affen sowie die Beseitigung der sezierten Kadaver ohne Zwischenfall besorgt hat, plötzlich und ohne erkennbaren Grund infiziert. Er war durch die Handhabung der geöffneten, oft höchst infektiösen Körper besonders der Gefahr einer Ansteckung ausgesetzt. Obwohl er die Erkrankung der beiden Untersucher, wie die ganze experimentelle Arbeit mit vollem Bewußtsein der auch ihm drohenden Gefahr verfolgt hatte, muß er doch irgendwie einmal durch Unvorsichtigkeit sich eine größere Menge Virus einverleibt haben. Eine ausgiebige Immunisierung war einige Zeit vorangegangen (HELBIG).

Die außerordentlich günstigen und sehr eindrucksvollen Erfolge der kulturellen Impfung haben die Mitglieder des Laboratoriums veranlaßt, sich ausnahmslos freiwillig zur Schutzimpfung anzubieten. Wir konnten sie an ihnen wie auch an anderen, die geimpft zu werden wünschten, verfolgen. Bei dem gewählten Vorgehen haben wir niemals ernstere Impffolgen beobachtet oder berichtet erhalten. Meistens beschränkte sich die Reaktion auf eine in ihrem Grade sehr wechselnde örtliche Entzündung, die in Stunden bis zu zwei Tagen abklang und zumeist ohne Fieber verlief. In seltenen Fällen sahen wir etwa 24 Stunden andauernde fieberhafte Reaktion ohne schwerere Beeinträchtigung des

Wohlbefindens. Wir möchten besonders darauf hinweisen, daß die infizierten und erkrankten Mitarbeiter GRESSHÖNER und HARTMANN parallel mit anderen Menschen geimpft wurden, und zwar in vollkommener Parallele, mit gleichen Kulturen, Seren und unter Verwendung der gleichen Spritze bei lediglich gewechselter Kanüle, so daß wir in diesen nicht mit Krankheit reagierenden Menschen sehr wertvolle Kontrollen unserer Impfung selbst besitzen. Diese beiden unbeabsichtigten Kontrollen waren zum Unterschiede von den genannten beiden Mitarbeitern nur durchaus nicht der Infektion im gegebenen Zeitpunkte ausgesetzt. Diese Feststellung ist überaus wichtig. Wir können mit voller Sicherheit aussagen, daß wir in der Folge der von uns geübten kulturellen Immunisierung bisher niemals eine Erkrankung gesehen haben, die man auch nur als äußerst gemilderte, rudimentäre Gelbfiebererkrankung bezeichnen könnte.

Von dieser Erfahrung aus betrachtet, gewinnen die nun tatsächlich bei unseren immunisierten Mitarbeitern beobachteten *abgeschwächten Infektionen,* zum Teil klinisch kaum erkennbaren Charakters, ein besonderes Interesse, praktisch wie theoretisch. Es verlohnt sich, sie einzeln samt den über sie erhaltenen Angaben und Beobachtungen durchzugehen.

Fall 1. Laborant HELBIG.

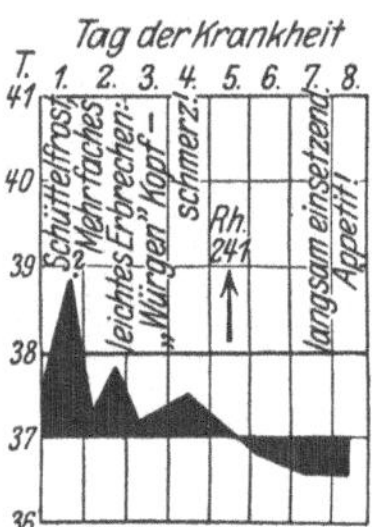

Abb. 91. Fieberkurve von HELBIG. Man beachte, daß die als hoch angenommene Temperatur des ersten Abends nicht gemessen ist. Gegen ihre absolut genommen größere Fieberhöhe spricht der Umstand, daß HELBIG sehr gut geschlafen hat.

Da er einer der ersten Menschen war, die wir mit lebenden Kulturen zu immunisieren suchten, gingen wir besonders behutsam und vorsichtig zuwege. Er erhielt am 9. und 13. 11. 1928 je 0,1 Kultur B. hepatodystrophicans „312" SK 9—16. Zusammen jedesmal mit 2 ccm Rekonvaleszentenserum (hochgetrieben!), von den Rhesus 81 bzw. 84 stammend. Die Kulturen waren 14 Tage bebrütet. Am 27. 11. bzw. 5. 12. 0,6 ccm 1 : 5 verdünnt einer 8- bzw. 2tägigen Kultur, 9. bzw. 16. Subkultur, alle mit Organ gewachsen. Am 13. 12. 0,2 unverdünnte Kultur „82", fünf Tage bebrütet. Nach der letzten Einspritzung entstand eine heftige örtliche Reaktion, ohne Fieber, aber mit leichten Kopfschmerzen.

Am Samstag, den 26. 1. 1929 war H. bei seinen Schwiegereltern zum Abendbrot. Er hatte aber keine rechte Eßlust und empfand bald ein Frösteln. Er fühlte leichtes Kopfweh. Die Nacht schlief er jedoch recht gut. Am nächsten Morgen fanden wir ihn im Laboratorium etwas blaß mit geröteten Augen. Am Sonntag mittag berichtete er uns über mehrfachen Würgreiz. Seine Temperatur betrug an diesem Sonntag morgen unter der Zunge 37,3° C. Er blieb dann auf unser Anraten bis Dienstag mittag im Bett bei relativem Wohlbefinden, aber mit leichtem Kopfweh und Appetitlosigkeit. Am Dienstag nachmittag suchte H. den zuständigen Kassenarzt auf, um sich verabredungsgemäß krankschreiben zu lassen. Er ging zu Fuß zu diesem. Hier wurde eine Vergrößerung der Leber festgestellt, die den Rippenbogen um 2 Querfinger überschritt und deutlich fühlbar war. Die Milz war eben tastbar. Die Temperatur betrug 37,5° in der Achsel. Da er zugleich eine pelzig belegte Zunge aufwies, war der Kollege (Herr BORCHARDT) beunruhigt und benachrichtigte uns. Wir sahen H. also am Mittwoch früh in unserem Laboratorium. Er war wieder blaß und hatte sichtlich abgenommen. Herr JUNGMANN bestätigte den Befund des Arztes. Zudem stellten wir bei ihm eine beträchtliche Albuminurie fest. Da das Blutbild trotz des verhältnismäßig sehr guten Befindens von H. für Gelbfieber sprach, entnahmen wir ihm Blut zur Tierimpfung. Die Leberschmerzen, die bestanden, dauerten von Sonntag abend bis zum Mittwoch. Dann trat unter Besserung des Aussehens auch eine sehr schnelle objektive Besserung ein. Wir betonen hier nur, den klinischen Verlauf zusammenfassend, den fast fieberlosen Verlauf mit Appetitlosigkeit, Leberschmerzen, Leukopenie und starker leukocytärer Reizung, mit starker Albuminurie und Gallenfarbstoffausscheidung im Urin sowie schnell ansteigender Monocytose im Blute. Der ganze Ablauf der Krankheit vollzog sich fast ambulant, dennoch wurde eine erhebliche Abmagerung von 115 auf 104 Pfund festgestellt. Hierzu und für die Bewertung dieses außerordentlich milden Gelbfiebers muß bemerkt werden, daß H. körperlich durchaus kein besonders kräftiger Mensch ist. Seine Körperreserven waren vor der Erkrankung keine irgendwie gut zu nennenden. Er ging, wie wir auf Grund unserer noch ausführlich zu erörternden Erfahrungen sagen dürfen, sehr schlecht gerüstet in den Kampf, wenigstens was seine konstitutionelle, nicht aber seine immunisatorische Vorbereitung hierzu anlangt.

Wir lassen hier kurz einige Angaben aus den klinischen Beobachtungen folgen.

HELBIG.

Blutbild am 30. 1. 29:

Hämoglobin 115%, Erythrocyten 6 700 000, Leukocyten 1700.

Differentialzählung: 5% Jugendliche, 23% Stabkernige, 35% Segmentkernige, 24% Lymphocyten, 13% Monocyten.

Am 31. 1.:

Hämoglobin 115%, Erythrocyten 6 100 000, Leukocyten 1500.

Differentialzählung: 5% Jugendliche, 24% Stabkernige, 31% Segmentkernige, 23% Lymphocyten, 17% Monocyten.

Urin: Albumen sehr stark positiv.

Urobilinogen: sehr stark positiv.

Urobilin: positiv.

Sediment: reichlich Schleimfäden, vereinzelte Leukocyten und Epithelien, ganz vereinzelt hyaline Zylinder.

Milchsäure im Blut: 10 mg%.

Blutzucker: 74 mg%.

Am 1. 2.:

Hämoglobin 107%, Erythrocyten 5 400 000, Leukocyten 1500.
Differentialzählung: 1% Eosinophile, 6% Jugendliche, 18% Stabkernige, 14% Segmentkernige, 43% Lymphocyten, 18% Monocyten.
Albumen: Spuren. Urobilinogen: positiv.
Urobilin: schwach positiv.
Sediment: o. B.

Am 5. 2.:

Hämoglobin 105%, Erythrocyten 5 500 000, Leukocyten 2800.
Differentialzählung: 3% Eosinophile, 5% Stabkernige, 37% Segmentkernige, 31% Lymphocyten, 24% Monocyten.
Albumen: deutlich positiv. Urobilinogen: schwach positiv.
Urobilin: negativ.
Sediment: o. B.

Am 6. 2.:

Hämoglobin 103%, Erythrocyten 5 200 000, Leukocyten 3000.
Differentialzählung: 6% Stabkernige, 33% Segmentkernige, 33% Lymphocyten, 28% Monocyten.
Albumen: ganz geringe Spuren. Urobilinogen: negativ.
Urobilin: negativ.
Sediment: ohne Befund.

Am 7. 2.:

Hämoglobin 103%, Erythrocyten 5 400 000, Leukocyten 4200.
Differentialzählung: 1% Jugendliche, 6% Stabkernige, 38% Segmentkernige, 36% Lymphocyten, 19% Monocyten.
Albumen: negativ. Urobilinogen: negativ.
Urobilin: negativ.
Sediment: o. B.

Am 8. 2.:

Hämoglobin 103%, Erythrocyten 5 500 000, Leukocyten 5000.
Differentialzählung: 1% Jugendliche, 9% Stabkernige, 49% Segmentkernige, 27% Lymphocyten, 14% Monocyten.
Albumen: deutlich positiv. Urobilinogen: negativ.
Urobilin: negativ.
Sediment: o. B.

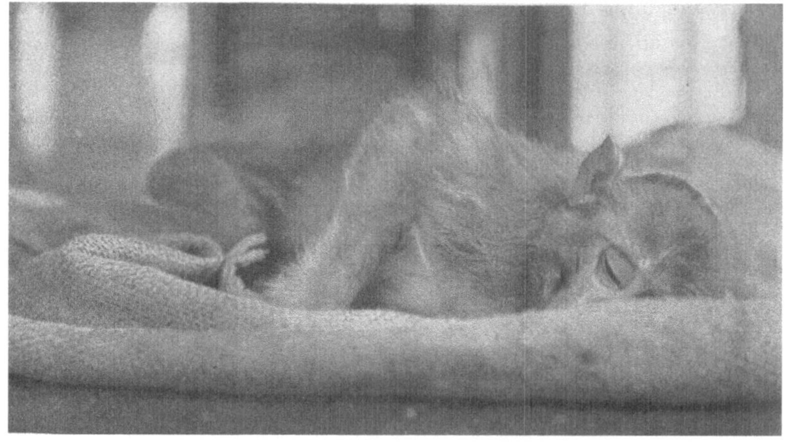

Abb. 92. Der Rhesus 241 vor der Tötung.

Tabellarische Übersicht der Folge von Affen, die mit Virus „HELBIG" geimpft wurden.

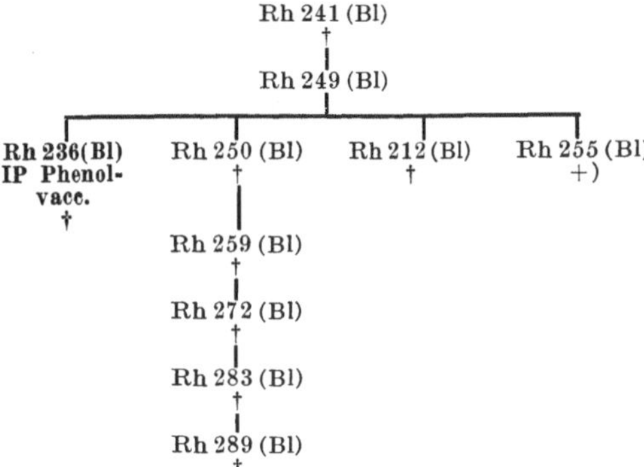

Am Samstag erkrankte H. Am Mittwoch nachmittag erst entnahmen wir ihm das Blut zur Impfung des Rhesus 241. Er erkrankte nach viertägiger Inkubation mit 5 Tage währendem Fieber. Darauf ging die

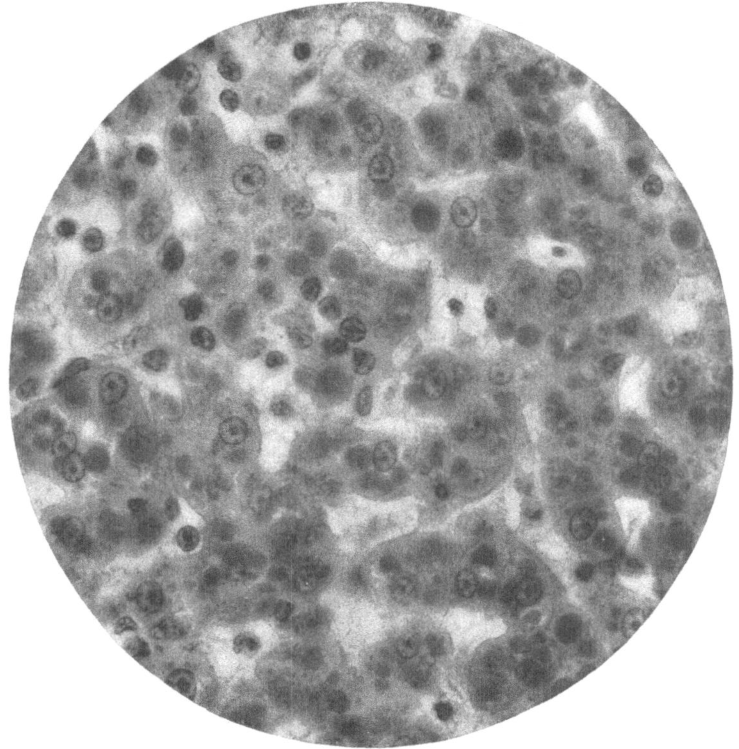

Abb. 93. Leber des Affen 241. Man vergleiche hierzu die Ausführungen im Texte. Die ganze Leber zeigte einheitlich dies Bild wohl erhaltener, aber leicht fettig infiltrierter Leberzellen, ohne Nekrose. Optik Reichert $^{1}/_{8}$. K.-Ok. 6. Lifafilter 225.

Blut des HELBIG auf Rhesus 241:

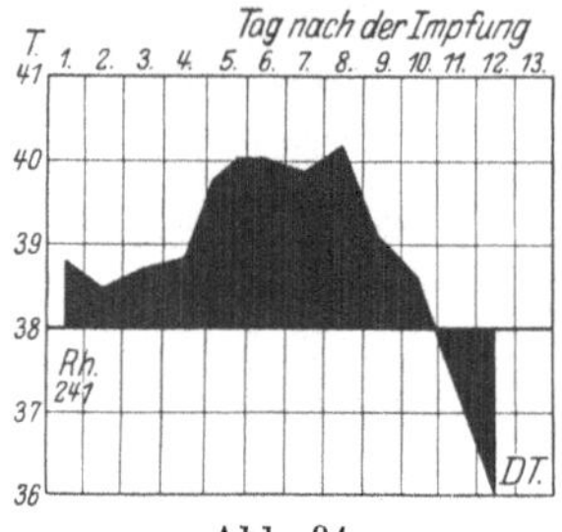

Abb. 94.

Herzblut des Rhesus 241 auf Rhesus 249:

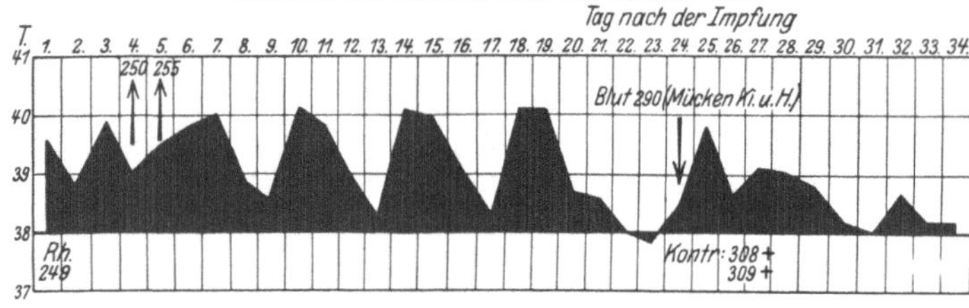

Abb. 95.

Blut des Rhesus 249 auf Rhesus 236, 250, 255 und 212:

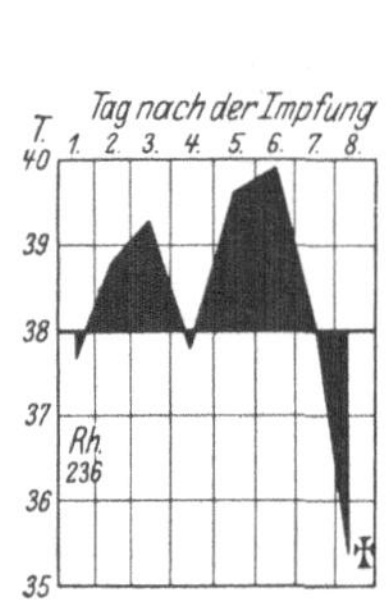

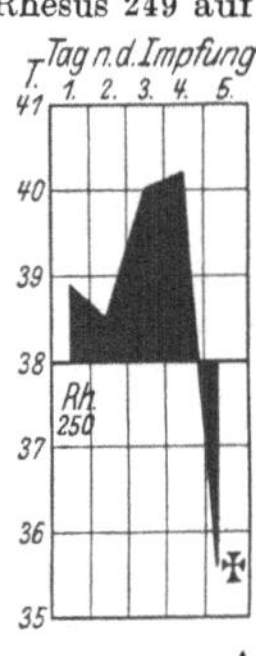

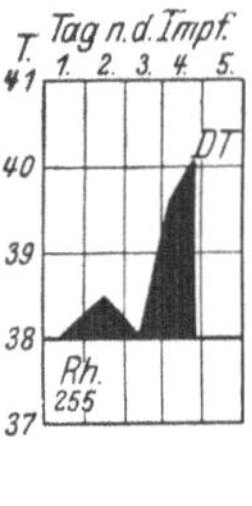

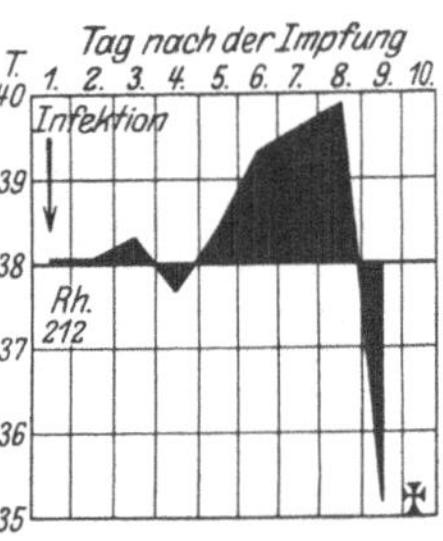

Abb. 96.

Herzblut des Rhesus 250 auf Rhesus 259:

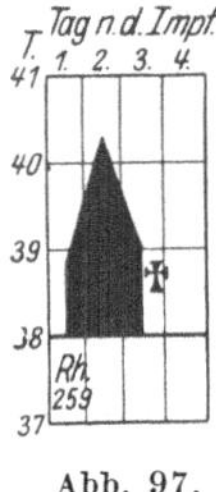

Abb. 97.

Blut des Rhesus 259 auf Rhesus 272:

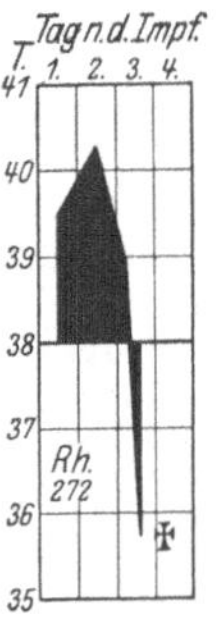

Abb. 98.

Der Zusammenhang der Tiere dieser Versuchsreihe HELBIG ergibt sich im einzelnen aus der tabellarischen Übersicht. Man beachte hier vorzüglich das sehr eigenartige, aber nicht vereinzelt dastehende Verhalten des zweiten Affen dieser Serie, des Rhesus 249. Sein regelmäßiges rekurrierendes Fieber während des hier wiedergegebenen Teiles der Beobachtungszeit steht in deutlichem Gegensatz zu der später über viele Wochen gleichmäßig normalen Temperatur ohne die mindesten Schwankungen. Es verbietet sich daher, diese Fieberrelapse auf irgendeine andere, etwa tuberkulöse, Infektion zurückzuführen. Wir haben hier den Typus einer abnormen Infektionsform vor uns, wie wir sie noch im Abschnitte XII genauer besprechen werden. Die Relapse sind mit größter Wahrscheinlichkeit auf den Gelbfieberprozeß selbst zu beziehen. Die mit dem Zeichen des Todes (†) versehenen Rhesus wiesen alle den typischen Befund des Gelbfiebers auf.

Temperatur herab. Er verfiel sichtlich, aber er wollte nicht sterben. Der Rhesus magerte stark ab. Er legte sich hin und machte nur auf stärkste Reize ein paar wankende Schritte. Immerhin wich sein Aussehen von dem eines an Gelbfieber sterbenden Affen sichtlich ab. Der ganze Zustand dauerte auch viel zu lange. Als sein Blutplasma einen Wert von p_H 6,91 erkennen ließ (wir danken für diese und andere derartige Messungen Herrn Kollegen MISLOWITZER bestens!), als also eine sehr ausgesprochene Acidose nachweisbar wurde, töteten wir den Affen aus der Besorgnis, dies aufschlußreiche Tier während der Nacht zu verlieren und dann nur noch unvollkommen seine Gewebe beurteilen zu können. Die Leber war außerordentlich vergrößert und auch deutlich verfettet, glich aber nicht im entferntesten einer Gelbfieberleber. Die gesamten anderen Organe zeigten keine auffallenden Abweichungen von der Norm. Nur ein erheblicher Fettschwund war sichtlich. Besonders wichtig wurde das histologische Studium der Leber, das aber auch keinen Anhaltspunkt dafür bot, daß das Tier durch ein Gelbfieber in des Wortes wahrer Bedeutung hingestreckt war.

Der von ihm am 1. Fiebertage durch Herzpunktion geimpfte Affe 249 (6 ccm intraperitoneal:[9] zeigte einen ganz abnormen Verlauf seiner Krankheit, die nach 2tägiger Inkubation zum Ausbruch kam. Das Fieber war ganz lang hingezogen und relabierend. In diesem Zusammenhange muß sofort betont werden, daß nicht nur die spätere Immunprüfung gegen das Mückenvirus KUCZINSKY-HOHENADEL vollkommen eindeutige Immunität dieses Tieres nachwies, sondern daß auch die auffallenden Zacken nach dieser Immunprüfung ganz aufhörten. Sie können also um so weniger in irgendeiner mitlaufenden Krankheit ihre Begründung finden, als das sehr gesunde und kräftige Tier noch lebt.

Schon der nächste, also dritte Rhesus der Reihe „Helbig" zeigte nun aber ganz schnellen und typischen Verlauf des Gelbfiebers, um das es sich trotz aller Absonderlichkeiten gehandelt haben muß. Dies geht aus dem weiteren Verlauf dieser Versuchsreihe klar hervor. Wir geben die entsprechenden Versuche hier kurz wieder. Jetzt wurde auch die Histologie in Übereinstimmung mit dem autoptischen Befunde ganz kennzeichnend.

Worin liegen diese äußerst wichtigen Abweichungen begründet und lassen sie sich durch andere Erfahrung stützen? Um zunächst die Wichtigkeit zu begründen, so liegt es auf der Hand, daß vielleicht ähnliche abnorme Impfergebnisse — aber ohne die aufklärende geduldige Passagierung — oft genug in den Tropen beobachtet worden sind und weiterhin beobachtet werden können, so oft man *Spätentnahmen* des Blutes gelbfieberverdächtiger Kranker zum aufklärenden Tierversuch anwenden muß.

Aus dem Studium der partiell immunisierten Rhesus ergibt sich mit völliger Klarheit und übereinstimmend mit den hier angestellten Beobachtungen, daß die Einverleibung erheblicher Virusmengen zusammen mit erheblichen Mengen von Antikörpern Verlaufsformen nach Art der geschilderten verschulden.

Der erste Rhesus 241 erhielt die Antikörper des Blutes von H. selbst mit auf den Weg. Der zweite Rhesus 249 hatte von der großen Blutübertragung (6 ccm!) zwar sehr große Mengen Virus, aber zweifelsfrei auch wieder Schutzstoffe des ersten Affen mit übertragen bekommen. Es wäre wahrscheinlich für den Ablauf und insbesondere für einen *tödlichen* Ablauf dieses zweiten Affen günstiger gewesen, wenn wir vielleicht nur 0,1 ccm statt 6 übertragen hätten. Wenigstens sprechen hierfür neuere Tierversuche, die wir noch kürzlich zur Aufklärung dieser Frage angestellt haben.

Erst durch die geduldige weitere Passagierung des Virus gelang es uns, diese Schutzwirkung zurückzudrängen und das Gelbfieber typisch zur Erscheinung zu bringen.

Besondere Beachtung verdient der Umstand, daß der erste Affe 241 in tiefsten körperlichen Verfall geriet und doch drei bis vier Tage nach dem eigentlichen Ende seiner fieberhaften Erkrankung starb, daß diese Erkrankung nachweislich der zahlreichen und einwandfreien Tierpassagen Gelbfieber war, *und daß dennoch die Leber dieses Tieres selbst bei wohlwollendster Betrachtung nicht die Diagnose Gelbfieber gestattet.* Es ist dies ein ganz anormales Verhalten, aber dennoch für die Praxis der Feststellungen äußerst wichtig als eine Möglichkeit schwerwiegender Irrtümer.

Dies erste Tier ist also mit anderen Worten an einem Gelbfieber erkrankt, das dadurch stark gemildert und gewandelt worden ist, daß die Infektion des Affen mit dem spät entnommenen Blute des schon durch Schutzimpfung stark gefestigten Patienten H. erfolgte. Dieser Rhesus ist nicht dem Leberzusammenbruch erlegen, sondern er ist einfach, wenn dieser Ausdruck gestattet ist, dem Umstande erlegen, daß er infolge ungenügender Ernährung und durch die allgemeinen und besonderen Wirkungen des Infektionsvorganges entkräftet wurde. Seine starke Acidose muß demnach als ein völliges Versagen der Körperfunktion, als ein Ergebnis der muskulären Insuffizienz gewertet werden. Es werden wohl Zusammenhänge auch mit der Leber bestehen, aber der Unterschied gegen den sonst typischen Tod eines Gelbfieberaffen liegt klar, wenn wir auch keine festen Vorstellungen zu entwickeln vermögen. Wollten wir durch Schlagworte diesen Unterschied zusammenfassend hervorheben, so würden wir sagen, dieser Affe erlag einem postinfektiösen Kräfteverfall, der eigentliche Gelbfieberaffe erliegt dem infektiösen Zusammenbruch seines Stoffwechsels. Wir müssen hier und bei vielen anderen Versuchen bedenken, daß wir einen Affen nur sehr schwer „*pflegen*“ können, wenn er unserer Pflege bedarf. Er frißt, solange es eben geht, oft sehr lange. Ist er aber einmal sehr geschwächt, so stößt hier künstliche Ernährung und Medikation auf sehr viel stärkere Schwierigkeiten als dies für den Menschen glücklicherweise gilt.

Der zweite von uns beobachtete Fall einer Nachinfektion eines zuvor geimpften Mitarbeiters betraf Fräulein Klein.

Diese ganz junge Dame war in gutem Ernährungszustand, gepflegt, aber vielleicht nicht immer ganz regelmäßig lebend. Sie infizierte sich mit größter Wahrscheinlichkeit bei dem Sterilisieren von Spritzen durch Unachtsamkeit.

Ihre Immunisierung wurde, wie folgt, vorgenommen. Sie erhielt

am 21. 1. 1929 0,5 ccm Kultur 1596, SK 5, 2057, SK 2, beide organlos gewachsen, dazu 1,5 Serum Affe 180. Die Reaktion war fast Null.

Am 31. 1. 0,05 Kultur 2024, SK 3, wieder ohne Organ gewachsen, 8 Tage bebrütet.

Am 4. 2. $^1/_8 = 0{,}4$ ccm Vollkultur 1941, SK 4.

Die Kultur vom 21. 1. wurde gleichzeitig am Rhesus 227 geprüft, indem wir die gesamte, von dem an diesem Tage zu mehrfachen Impfungen verwendeten Bruchteile abgesehen, auf ihn intraperitoneal verimpften. Dieser Affe starb am 6. Tage nach der Impfung mit vomito negro an einem echten Gelbfieber! Die eine Kultur 1596 war am 8. 1. überführt, die andere am 4. 1. Es handelte sich also um relativ alte Kulturen. Dennoch erwiesen sie sich als hochvirulent. Allerdings gilt dies nur für die gewaltige Dosierung, die wir beim Affen angewendet haben. Die Dosierungen, die wir für den Menschen zur Anwendung bringen, haben sich stets als harmlos erwiesen, zumal wir die erste Einspritzung vielfach mit der eines Schutzserums verbinden. Wir wollen hierzu nur bemerken, daß wir eben diese virulent befundene Kultur schadlos drei weiteren Menschen zum Zwecke der Immunisierung zugeführt haben.

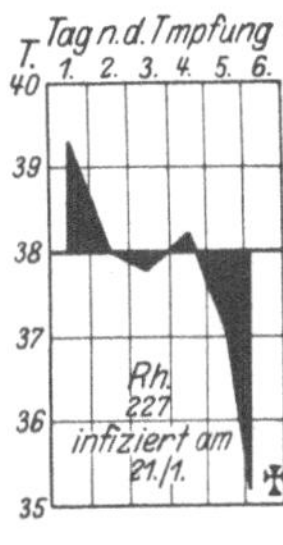

Abb. 99.

Der Rhesus 227 wurde natürlich wieder im Reihenversuch weiter untersucht. Die folgenden Tiere, 238 ff., zeigten schweres und typisches Gelbfieber, die Immunprüfung gegen den Rhesus 247 (205) ergab die Kreuzimmunität gegen das später zu besprechende Virus: männliche, mit Kultur infizierte Mücken.

Fieberkurve von Fräulein EVA KLEIN:

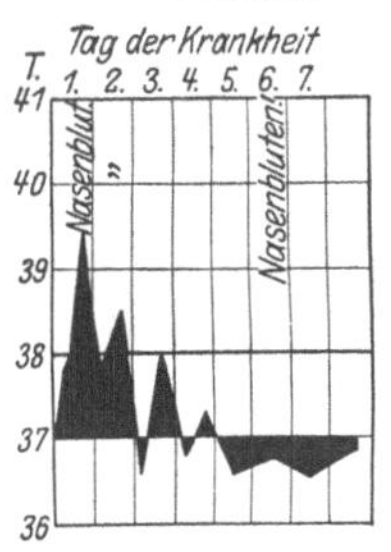

Blut von Frl. KLEIN auf den Rhesus 264:

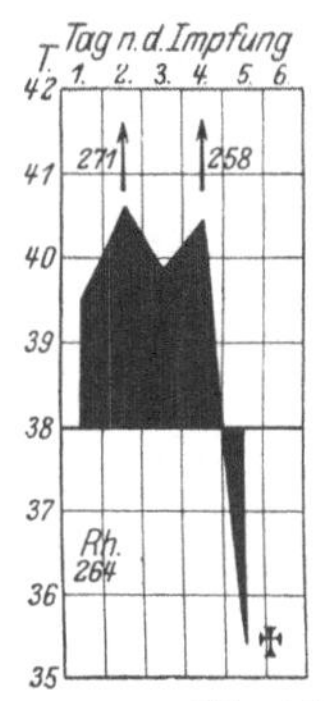

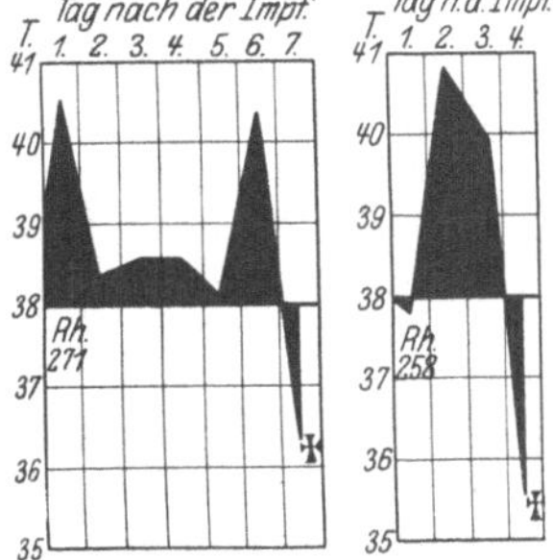

Abb. 100.

Fräulein KL. erkrankte am 12. 2. im Laboratorium mittags, indem sich die Temperatur auf 37,8 hob und weiter dann abends 39,4 erreichte, natürlich unter reichlichen Frostgefühlen. Sie klagte jedoch an diesem und den folgenden Tagen im wesentlichen nur über Schwindelgefühle. Sie besuchte mit Ausnahme eines Tages täglich unsere Arbeitsstätte, wozu sie einen Weg von einer Stunde mit der Eisenbahn und der Elektrischen zurückzulegen hatte. Am 13. 2. hatte sie nur $37{,}8^0$. Abends hob sich aber die Temperatur wieder auf $38{,}5^0$. Am Morgen des 14. war die

Temperatur schon normal. Sie klagte aber noch. Die Nacht phantasierte sie stark und bekam gegen Morgen sehr starkes Nasenbluten, eine bei ihr äußerst seltene Erscheinung. Zuvor hatten wir bei ihr eine Leukopenie von 1800 festgestellt. Am 15. war sie schon völlig wohl, bis auf ein etwas unklares „Schwindelgefühl im Kopf“. Erscheinungen seitens der Leber fehlten stets, ebenso wurde nie ein abnormer Urinbefund erhoben. Milz- und Leberschwellung fehlten dauernd.

Blutbefunde von Fräulein Eva Klein.

12. 2. 29:

Hämoglobin: 95%. Erythrocyten: 4 950 000. Leukocyten: 3500.
Differentialzählung: 2% Jugendliche, 16% Stabkernige, 66% Segmentkernige, 11% Lymphocyten, 5% Monocyten.

13. 2.:

Leukocyten: 3300.

14. 2.:

Leukocyten: 1800.

16. 2.:

Leukocyten: 5600.
Differentialzählung: 5% Jugendliche, 36% Stabkernige, 21% Segmentkernige, 28% Lymphocyten, 10% Monocyten.

22. 2.:

Differentialzählung: 1% Jugendliche, 1% Stabkernige, 59% Segmentkernige, 36% Lymphocyten, 3% Monocyten.

Tabellarische Übersicht der Folge von Affen, die mit Virus „Klein“ geimpft wurden.

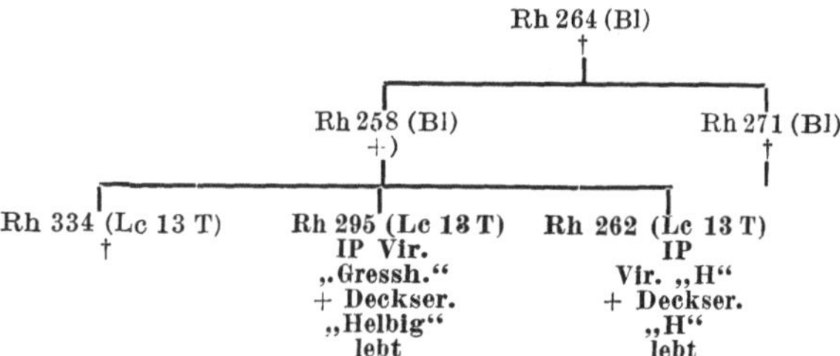

Diesmal zeigten wir uns dem neuartigen Bilde eines abortiven Gelbfiebers besser gewachsen. Das sofort erhobene Blutbild, die fehlenden Zeichen einer grippösen Erkrankung ließen uns sofort den Tierversuch anstellen. Diesmal war das Ergebnis akut und typisch schwer. Der geimpfte Rhesus 264 starb am 5. Tage unter allen Zeichen des Gelbfiebers. Weiterimpfungen und Immunprüfung ließen keinen Zweifel aufkommen.

Fast gleichzeitig erkrankte Fräulein Gresshöner, die die Blutstatus für uns erhob. Hier hat unzweifelhaft eine starke Exposition und entsprechend eine Infektion durch Blut bei der Verarbeitung stattgefunden. Wir hatten diese Gefahr ins Auge gefaßt und unmittelbar vor dem Beginn der Arbeit die Immunisierung in dringlichster Form im Einverständnis mit der Dame vorgenommen. Sie erhielt am 6./2. 2 ccm Serum Helbig.

Am 7. 2. 0,5 ccm 1 : 5 verdünnter Kultur 1596, SK 3, 27 Tage bebrütet. Weitere Injektionen konnten wir nicht mehr vornehmen.

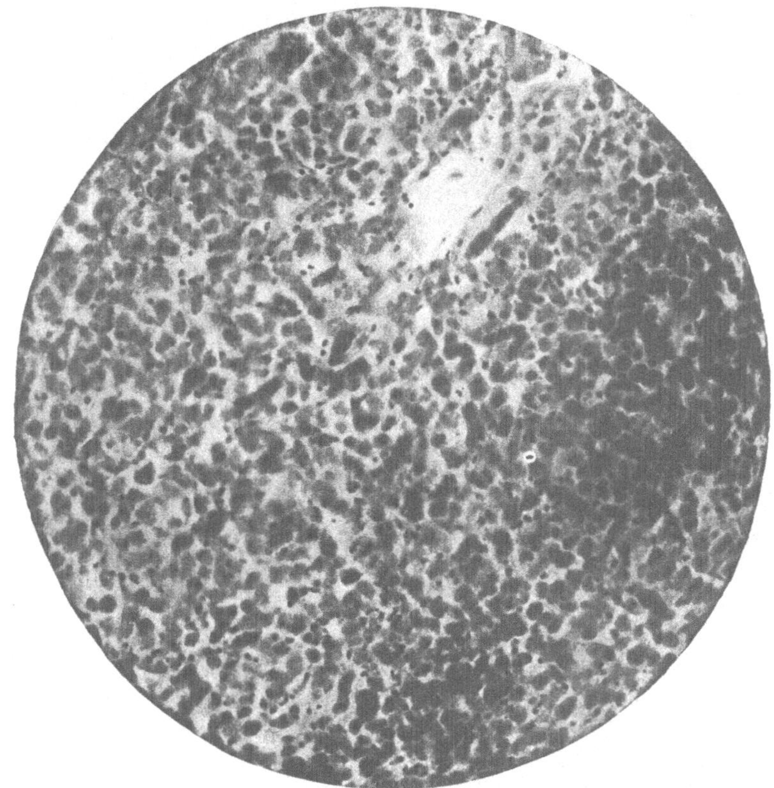

Abb. 101. Leber des Rhesus 264. Dieser Rhesus wurde unmittelbar mit 5 ccm des Blutes von Frl. Klein ip. geimpft (vgl. die Kurve!). Er starb am 5. Morgen nach der Infektion mit schwersten Veränderungen im Sinne des Gelbfiebers. Optik Reichert 8 mm K.-Ok. 6. Kondensor 1,0. Ein Übersichtsbild der Leber, bei mittlerer Vergrößerung aufgenommen, zeigt den weitgehenden Zerfall des ganzen Leberorganes sowie einen Sektor eines noch erhaltenen peripheren Fettgürtels, in dessen Bereich die Zellen noch besser erhalten erscheinen.

Fräulein Gresshöner erkrankte vom 12. zum 13. Auch hier war der Verlauf ein ganz milder. Wenn die Temperatur vielleicht etwas höher erschien, so muß in Betracht gezogen werden, daß wir Frl. Gr. sofort ins Bett legten, um sie klinisch genau zu verfolgen. Schon am 15. war die Patientin wieder wohlauf und hätte ihre Arbeit aufnehmen können, wenn wir ihr nicht eine Schonung empfohlen hätten.

Blutbefunde von Fräulein Gresshöner.

13. 2. 29:

Leukocyten: 5400.

Differentialzählung: 1% Eosinophile, 1% Jugendliche, 19% Stabkernige, 49% Segmentkernige, 21% Lymphocyten, 8% Monocyten.

Urin: o. B.

Fieberkurve von Frl. GRESSHÖNER:

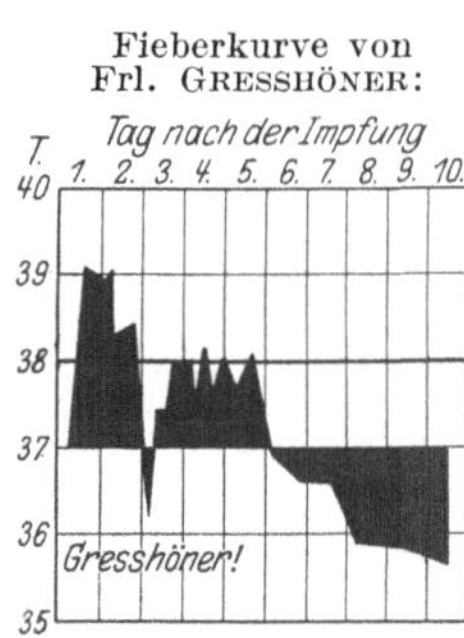

Abb. 102.

Blut von Frl. GRESSHÖNER auf Rhesus 267:

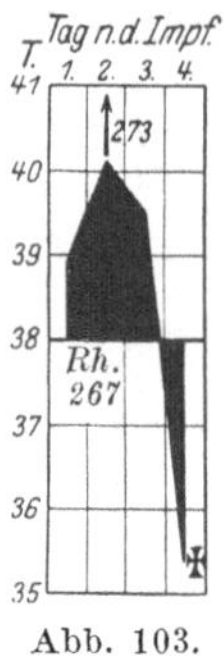

Abb. 103.

Herzblut d. Rhes. 267 auf Rhesus 273:

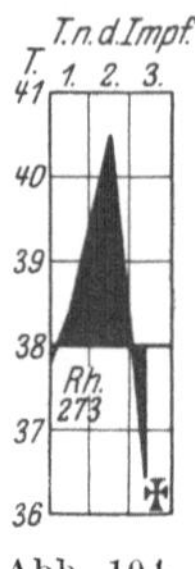

Abb. 104.

Leberemulsion des Rhesus 273 auf Rhesus 280 und 281:

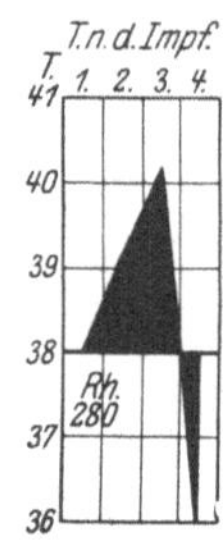

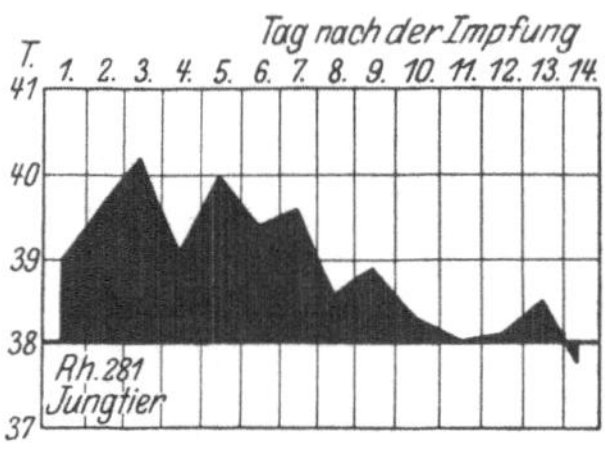

Abb. 105.

14. 2.:

Leukocyten: 3300.
Differentialzählung: 2% Jugendliche, 25% Stabkernige, 29% Segmentkernige, 37% Lymphocyten, 7% Monocyten.
Blutzucker: 33 mg.
Cholesterin: 142 mg.
Urobilinogen: schwach positiv.
Urobilin: schwach positiv.

15. 2.:

Leukocyten: 2500.
Differentialzählung: 1% Myelocyten, 2% Jugendliche, 18% Stabkernige, 48% Segmentkernige, 26% Lymphocyten, 4% Monocyten.
Urobilinogen: schwach positiv.

16. 2.:

Leukocyten: 1500.
Differentialzählung: 2% Jugendliche, 16% Stabkernige, 45% Segmentkernige, 27% Lymphocyten, 10% Monocyten.
Urobilinogen: schwach positiv.

17. 2.:

Leukocyten: 1500.
Differentialzählung: 7% Stabkernige, 35% Segmentkernige, 50% Lymphocyten, 8% Monocyten (7 Reizformen).
Urobilinogen: schwach positiv.

18. 2.:

Leukocyten: 2500.
Differentialzählung: 2% Jugendliche, 16% Stabkernige, 45% Segmentkernige, 27% Lymphocyten, 10% Monocyten.

19. 2.:
Leukocyten: 5600.
Differentialzählung: 3% Eosinophile, 7% Stabkernige, 38% Segmentkernige, 42% Lymphocyten, 10% Monocyten.
Blutzucker: 70 mg.
20. 2.:
Leukocyten: 4000.
Differentialzählung: 2% Stabkernige, 43% Segmentkernige, 48% Lymphocyten, 7% Monocyten.

Tabellarische Übersicht der Folge von Affen, die mit Virus „GRESSHÖNER" geimpft wurden.

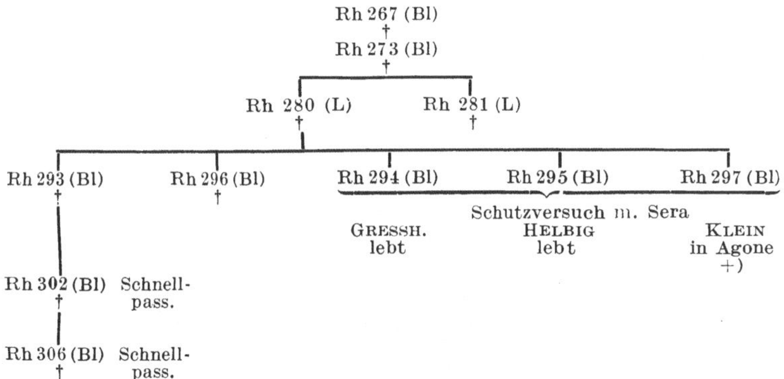

Hier konnten wir auch ganz zu Anfang der Krankheit, am 13. früh, den ersten Tierversuch anstellen. Er führte zu einem schwersten Gelbfieberanfall des Affen 267, der am 4. Morgen nach der Impfung bereits tot war. Die Reihe der infizierten Tiere gibt unsere Tabelle wieder. Wir verweisen nur darauf, daß wir in den verschiedenen Versuchsreihen die Schutzkraft der verschiedenen Patientensera auf die verschiedenen Virus geprüft und untereinander als gleichgerichtet, wenn auch nicht gleich stark kennen gelernt haben. Wir gehen hierauf aber später im einzelnen ein. Hier soll nur die grundsätzliche Verwertung dieser Erfahrung stattfinden, da wir naturgemäß eigentliche Kreuzimmunisierungen nur in beschränktem Umfange anstellen konnten. Alle wichtigen Einzelheiten gehen aus den Übersichten hervor.

Schon der Fall des Fräulein GRESSHÖNER zeigt uns aber, was wir später am Affen wiederholt erfahren werden, daß nämlich ein Schutzserum durchaus keinen absoluten Schutz gegen gleichzeitige oder folgende Infektion gewähren *muß*. *Die Abdeckung des Infektes durch ein „Deckserum" erweist sich vielmehr als ein quantitativ abstufbarer Vorgang, dem keine absolute Gültigkeit oder Ungültigkeit zugeschrieben werden darf.* Im Falle von Affenversuchen könnte man hierzu höchstens durch eine ungenügende klinische Beobachtung verleitet werden. Beim Menschen schließt sich durch die leichte Ausdrückbarkeit ein derartiges Mißverständnis leichter aus.

Gleichzeitig beweist uns — leider! — diese Beobachtung zweierlei. Bereits 6—7 Tage nach der Einverleibung eines artgleichen und als gut wirksam geprüften Rekonvaleszentenserums kann ein Mensch erkranken. Wenn wir aber weiter immerhin Grund zu der Annahme haben, daß dieser Schutz im allgemeinen für mindestens eine Woche ausreicht, so ermessen wir hieraus wieder, und zwar in sehr eindringlicher Form, wie überaus gefährlich und massiv die Laboratoriumsinfektionen sind.

Der vierte abortive Infekt eines schutzgeimpften Menschen betraf unseren Laboranten Herrn HARTMANN. Er war in gutem Ernährungszustand, ein lebhafter, vielleicht etwas zu sehr jede Gefahr verachtender lebendiger, interessierter Mitarbeiter, der Herrn HELBIG gerade vertrat. Hier setzte die Krankheit zunächst heftiger, wenn auch keineswegs bedrohlich ein. Zu Organsymptomen kam es auch hier so gut wie gar nicht. Der Ablauf war ganz schnell. Der fieberhafte Zustand ging unmittelbar in sehr schnelle Genesung mit prachtvollem Appetit über.

Fieberkurve von Herrn HARTMANN:

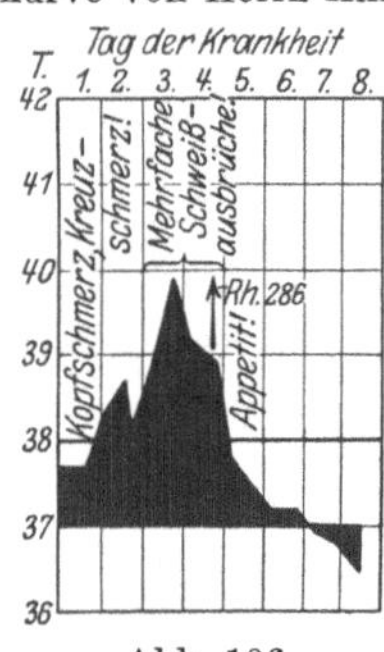

Abb. 106.

Auch Herr HARTMANN war gleich Fräulein GRESSHÖNER unmittelbar mit bzw. vor dem Antritt der gefährlichen Arbeit der Immunisierung unterzogen worden. Er erhielt am 31. 1. Serum 180 und 0,5 ccm Kultur 2024, SK 3, organlos gewachsen, 21 Tage bebrütet. Am 4. 2. $^1/_8$. Kultur = 0,4 ccm Vollkultur 1941, SK 4, mit Organ gewachsen. Am 7. 2. 1 ccm einer Verdünnung 1 : 5 Kultur 1596, SK 3, vom 10. 1. Am 9. zeigte sich unter leichtem Fieber 38,5 eine örtliche und allgemeine Reaktion. Das Blut war im Affenversuch nicht virulent! Es bestand eine Leukocytose von 13 000 L. Diese Reaktion klang in einem Tage ab. Leider bestand bei H. nun eine zweifelsfreie Erkältung, die den Ausbruch der Erkrankung verschleiert. Diese hat allem Anscheine nach in der Nacht vom 16. zum 17. Februar mit Kreuzschmerzen begonnen. Es folgt ein zweitägiges Fieber.

HARTMANN.

Am 18. 2. 29:
Hämoglobin: 110%. Erythrocyten: 5 620 000. Leukocyten: 3200.
Differentialzählung: 5% Jugendliche, 30% Stabkernige, 36% Segmentkernige, 12% Lymphocyten, 17% Monocyten.
Blutzucker: 55 mg.
Urobilinogen: schwach positiv.

19. 2.:
Differentialzählung: 2% Jugendliche, 30% Stabkernige, 34% Segmentkernige, 15% Lymphocyten, 19% Monocyten.
Blutzucker: 96 mg.

20. 2.: Hämoglobin: 105%. Erythrocyten: 7 970 000. Leukocyten: 3600. Differentialzählung: 1% Basophile, 2% Myelocyten, 3% Jugendliche, 22% Stabkernige, 28% Segmentkernige, 27% Lymphocyten, 7% Monocyten.

21. 2.: Hämoglobin: 111%. Erythrocyten: 6 560 000. Leukocyten: 3800. Differentialzählung: 1% Basophile, 3% Eosinophile, 10% Jugendliche, 16% Stabkernige, 16% Segmentkernige, 33% Lymphocyten, 21% Monocyten.

Kurven zur Versuchsreihe „HARTMANN".

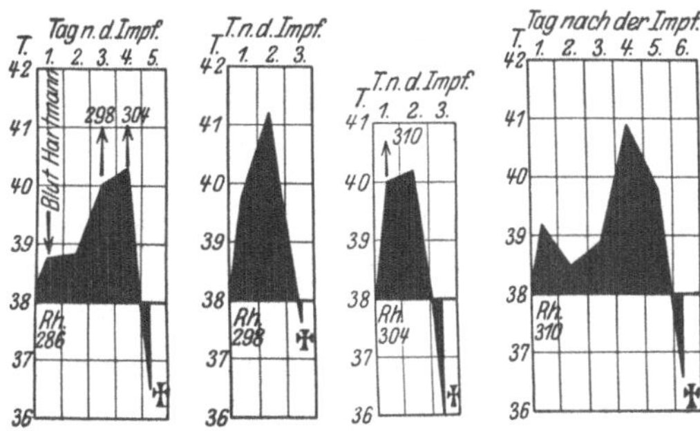

Abb. 107.

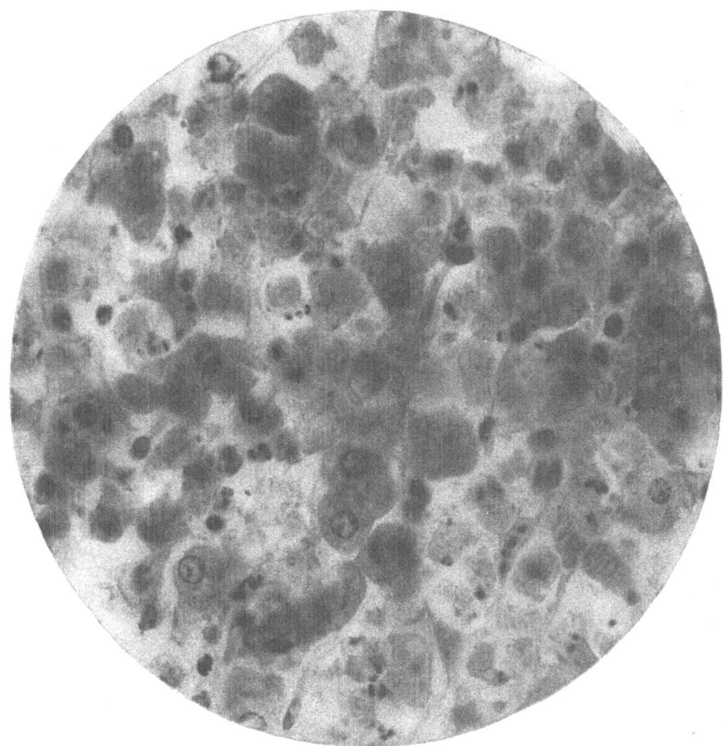

Abb. 108. Leber des Rhesus 298. Versuchsreihe „HARTMANN". Tod am 3. Tage nach der Impfung mit Blut (3 ccm ip.). Optik Reichert 1/8. K.-Ok. 6. Schwere verfettete, cremegelbe Leber. Histologisch das Bild der „Necrose salpicada" ROCHA-LIMAS, der herdförmig, zerstreut gruppierten kleinen Zerfallsherde des Lebergewebes.

22. 2.:
1% Basophile, 1% Eosinophile, 2% Jugendliche, 13% Stabkernige, 18% Segmentkernige, 53% Lymphocyten, 12% Monocyten.

23. 2.:
1% Eosinophile, 8% Stabkernige, 28% Segmentkernige, 49% Lymphocyten, 14% Monocyten.

Der Ablauf der Tierversuche wiederholt schematisch die Erfahrungen der letzten Versuchsreihen. Wir geben sie hier summarisch wieder.

Tabellarische Übersicht der Folge von Affen, die mit Virus „HARTMANN“ geimpft wurden.

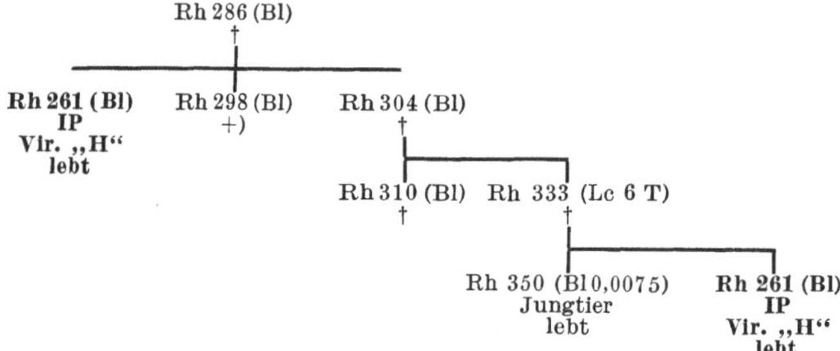

Für Herrn HELBIG und Fräulein KLEIN ist es auf Grund unserer Erfahrungen durchaus ausgeschlossen, daß die anfängliche Darreichung von Affenserum noch bei der Infektion selbst mildernd gewirkt haben kann. Auch das Intervall von 17 Tagen bei HARTMANN ist unseren Erfahrungen mit Affenserum sogar beim Affen selbst gemäß zu groß, als daß eine Schutzwirkung noch anzunehmen wäre. Dagegen ist eine solche bei Fräulein GRESSHÖNER im Rahmen der Möglichkeit. Wir möchten ausdrücklich darauf hinweisen, daß wir mit dem *hochgetriebenen* Affen-Rekonvaleszentenserum 51 mehrfach die Dauer des Serumschutzes am Rhesus bestimmt haben. In einem Falle (93) war er nach 14 Tagen, im anderen (103) nach 9 Tagen bereits einem kräftigen Virus gegenüber völlig erloschen (Serummenge etwa 2,5 ccm). In anderen Fällen, z. B. bei dem parallel geimpften Rhesus 94, bestand zu dieser Zeit noch vollkommener Schutz. Gerade die Erkrankungen von HELBIG und KLEIN, die sicher in ihrer Eigenart auf die vaccinatorische Vorbehandlung zurückgeführt werden dürfen, sind die ambulantesten, die abortivsten, die am meisten gemilderten und veränderten. Dahingegen nähert sich die Erkrankung von Fräulein GRESSHÖNER, wenn sie auch sehr leicht und von Anfang an unbedenklich verlief, am ehesten noch einem echten Gelbfieber. Die Erkrankung von HARTMANN ist gleichfalls abortiv, kurz fieberhaft und vorzüglich dadurch ausgezeichnet, daß Organzeichen trotz des verhältnismäßig hohen Fiebers fehlen und daß mit seinem schnellen Abklingen unmittelbar Appetit und Gesundheitsgefühl zurückkehren.

Eigentlich nach Abschluß der in diesem Buche verwerteten Versuche und Erfahrungen erkrankte in unserem Laboratorium noch ein Mitglied, Frau v. D. OSTEN. Sie erkrankte schwer. Zwei Tage lang bestand vomito negro, das sogar bei Fräulein HOHENADEL nur einmal und in geringer Menge von Dr. BRUCH beobachtet worden war. Aber der Verlauf war wohl doch nicht ganz der, wie wir ihn bei erwachsenen, der Krankheit ganz ungerüstet gegenüberstehenden nordeuropäischen Individuen sehen. Er erinnert auffallend an die lang hingezogenen Fieber jugendlicher Affen oder solcher, die irgendwie Schutzstoffe vermittelt erhielten, die jedoch nicht ausreichten, eine Infektion zu unterdrücken. Man müßte über weit größere Kenntnis menschlicher Erkrankungen unter Angehörigen nicht endemisch verseuchter Länder verfügen, um hier ein

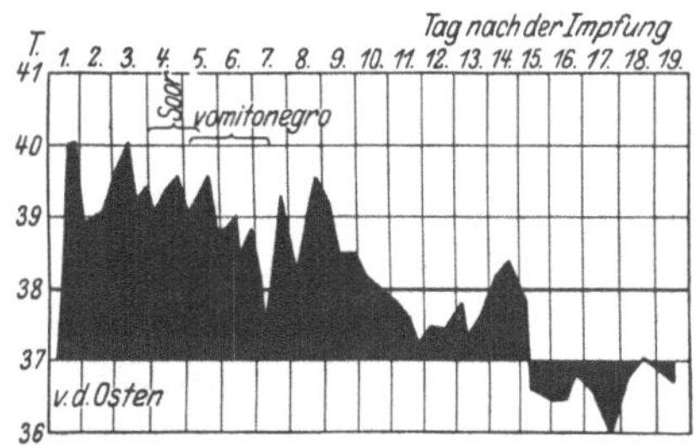

Abb. 109. Fieberkurve der Frau V. D. OSTEN.
(Vgl. hierzu die Kurven der Affen 388, 392, 393, 397, 413, 415, 416 in Abschnitt IV.)

zuverlässiges Urteil zu fällen. Wir gewinnen lediglich aus den Erfahrungen des Laboratoriums den Eindruck, daß die schwerste Erkrankungsform eine kurze ist, die über den Leberzusammenbruch zum Tode führt. Ebenso ist die ganz leichte Erkrankung ganz kurz, nur daß hier eben die schwere Stoffwechselstörung verhindert wird. Längere fieberhafte Erkrankungsformen zeigen, daß der Infektionsvorgang sich im Kranken, wenn dieser ungenaue, aber vielleicht sachlich treffende Ausdruck erlaubt ist, *verdünnt*. Die Infektion wird etwas hinausgezogen. Die Stoffwechselschädigung wird erst später gefährlich. Der Zusammenbruch erfolgt nach längerem Fieber. Da der Affenversuch lehrt, daß schon 40—60 Stunden nach der Viruszufuhr ein ganz unverkennbarer Zusammenbruch der Leber stattfinden kann, so beweist wohl eine Katastrophe nach 6- oder 7 tägiger Krankheit immerhin Widerstände, mögen diese erworben sein wie sie wollen. Da wir die Gefahr der Krankheit in einem rein quantitativ erfaßbaren Vorgang, der glykopriven Erschöpfung der Körperreserve durch den Stoffwechselvorgang der Infektion erblicken, so bedeutet also hier der Faktor Zeit in gewissen Grenzen zugleich einen Maßstab der Infektionsgröße.

Dieser glücklich ausgegangene, aber doch sehr bedauernswerte Fall einer schweren Laboratoriumsinfektion ist in mehreren Beziehungen bemerkenswert geworden.

Frau V. D. OSTEN war im Dezember schutzgeimpft worden. Sie hatte eine auffallend geringe Reaktion gezeigt, zumeist überhaupt nichts gespürt. Prüft man diese Schutzimpfung, die noch zu den ersten gehört, die wir am Menschen vorgenommen haben, so fällt sie durch ihre absolut genommen sehr geringe Dosierung und ihre verzettelten Mengen auf.

Blutstatus der Frau v. d. Osten.

Tag der Krankheit	Hämoglobin	Erythro-cyten	Leukocyten	Neutrophile: Jugend-liche	Neutrophile: Stab-kernige	Neutrophile: Segment-kernige	Lympho-cyten	Monocyten	Blutzucker mg %
(12 Stunden nach Beginn der Krankheit!)	—	—	—	—	—	—	—	—	—
1.	75	5700000	9400	3	30	57	5/1	4	48
2.	81	5825000	4200	3	23	58	10/3	3	88
3.	80	4925000	1700	2	39	36	20/1	2	111
4.	82	4920000	1500	4	28	26	18/14	10	140
5.	90	5375000	3300	6	14	38	24/8	10	150
7.	86	5400000	3500	4	12	45	21/00	18	113
11.	92	5045000	3000	—	11	40	26/6	15	94

27. 11.: Deckserum+Kultur 312, Subkultur 9 „mit Organ", 0,1 ccm. 5. 12.: Kultur 312, Subkultur 10, 1:10 verdünnt, Quaddel. 13. 12.: Kultur 312, Subkultur 17, 1:5 verdünnt, 1,0 ccm Subkultur. 20. 12.: 312, Subkultur 15, 0,2 ccm unverdünnt. Alle Kulturen „mit Organ". 31. 1.: 0,05 ccm Kultur 2024, Subkultur 3, 21 Tage bebrütet.

Von dem Standpunkte unserer heutigen Kenntnisse müssen wir diese Immunisierung als ungenügend ansprechen. Es sind höhere Dosierungen erforderlich. Die angewandten Kulturen hätten besser zusammengedrängt dargereicht werden müssen. Zum Abschluß wäre eine kräftige Menge einer organlos gewachsenen Kultur angebracht gewesen. Diese Fehler ließen sich kaum vermeiden, da gerade anfangs die Verträglichkeit lebender Kulturen nicht gewiß war und der Kräftezustand der Frau v. d. Osten ein sehr mäßiger genannt werden muß. Ein Beispiel einer neueren Immunisierung gewährt im Gegensatz zu diesem Vorgehen die Impfung des Herrn Dr. Mac Clure. Er erhielt am 31. 1. Deckserum + 0,5 ccm Kultur 2024, Subkultur 3. Am 4. 2. $^1/_8$ Kultur 1941, Subkultur 4. Am 7. 2. Kultur 1596, Subkultur 3, 28 Tage bebrütet, 1 ccm 1:5 verdünnt. 14. 2.: Kultur 1871, Subkultur 2 „ohne Organ", 0,18 ccm Vollkultur. Das mit dem größeren Teil der Kultur geimpfte Tier „Rhesus 270" starb unmittelbar infolge dieser kulturellen Infektion an Gelbfieber! Von diesem Rhesus 270 aus wurde eine weitere Infektionsreihe zur Sicherstellung des Infektes angelegt. *Man beachte die Bedeutung solcher Versuche, die wir mehrfach angestellt haben, für die Widerlegung der* häufigen *Einwände, die gegen die Kultur gerne erhoben werden, als ob sich innerhalb der bakteriellen Kultur auch noch Virus befände*! Bei Herrn Dr. Mac Clure trat eine sehr heftige örtliche Schwellung auf. Die Temperatur stieg auf 37,8° C. Es bestand leichtes Oppressionsgefühl und Übelkeit bei mangelndem Appetit. Nach 48 Stunden war jedoch diese Reaktion völlig abgeklungen. Das Blut enthielt kein Virus, wie Impfung eines Rhesus zeigte.

Vergleichen wir also diese beiden Impfungen, so erkennen wir wieviel höhere Mengen gut vertragen werden, als wir sie bei Frau v. d. Osten anwandten. Wir würden heute auf Grund breiterer Erfahrungen sogar die Impfung dieses Stiles noch wesentlich mehr zusammendrängen.

Weiter war es ungemein interessant, daß die Tätigkeit der Frau v. d. Osten während der fraglichen Zeit nur etwa drei Tage sich aushilfsweise und in bescheidenstem Umfange auf Gelbfieberarbeit beschränkt hatte. Sie kannte alle Gefahren und Handhabungen auf das genaueste. Sie hatte die Infektionen erlebt und war durch Wort und Beispiel gewarnt. Sie leistete den Untersuchern in der fraglichen Zeit höchstens für etwa 10 Minuten Hilfe, die in der Sterilisierung und Reinigung der Spritzen und Instrumente bestand. Zwischen dem 25. 3. und 3. 4. arbeiteten wir mit sehr wenigen Tieren, da unsere Untersuchungen praktisch abgeschlossen waren. Wir studierten lediglich die Kulturinfektionsreihe „2832“, daneben wurde nur ein Tier einer Kulturmückeninfektion verarbeitet. Also kommen nur diese 9 Rhesus als Infektionsquelle in Betracht. Wie aber die Infektion wirklich erfolgt ist, bleibt leider ebenso unklar, wie etwa die Virusmenge, die hier unversehends einverleibt wurde. Jedenfalls war Virus und Menge groß, der Impfschutz aber zu klein. Hierbei kommt der ungemein ungünstige Kräftezustand unserer Mitarbeiterin vor Ausbruch der Krankheit wohl auch mit in Betracht.

Wir brauchen hier wohl nicht noch einmal besonders darauf hinzuweisen, daß die dargelegten Beobachtungen von Laboratoriumsinfekten bei schutzgeimpften Mitarbeitern keinen Schluß darauf zulassen, was man kulturell-immunisatorisch erreichen oder nicht erreichen kann. Sie erweisen aber genug. Sie lehren uns ebensowohl die *Unschädlichkeit* wie die *grundsätzliche Wirksamkeit* der Kulturformen des Virus als *lebendes Vaccin* erkennen. Sie stellen eine erste Ergänzung unserer Vorversuche an Affen dar. Sie zeigen also *den Weg, nicht das Ziel* einer Schutzimpfung gegen Gelbfieber mit abgearteten und dadurch in ihrer Gefährlichkeit bedeutend und entscheidend gemilderten Keimen im Sinne Jenners und Pasteurs. Diese Erfahrungen geben uns aber den Mut und die *Berechtigung,* diese Versuche auszubauen und an einem größeren Materiale zu einer *schnellen, wirksamen und ungefährlichen Schutzimpfung* auszubauen. Der Abschnitt über die „Abnormen Verlaufsformen des Gelbfiebers“ wird hierzu noch eine gewisse Ergänzung bringen.

Wir weisen nur kurz darauf hin, daß schutzgeimpfte Personen, die dennoch irgendwie erkranken, vielfach eine sehr erhebliche *Monocytose* aufweisen. Die Blutkurven von Helbig und Hartmann geben hierfür genaue Unterlagen. Wir sehen ein ähnliches, wenn auch nicht ganz so ausgeprägtes Verhalten auch bei Menschen mit natürlich hoher Resistenz *ohne vorangegangene Schutzimpfung.* Die natürliche Heilung ungemilderter schwerer Infekte läßt meist eine so deutliche Monocytose vermissen. Immerhin liegen hier noch viel zu wenig fortlaufende Untersuchungen vor. Wir geben später noch ein Beispiel unserer eigenen Beobachtung wieder.

Wir haben bei leicht erkrankenden resistenteren Affenarten entsprechende Beobachtungen gemacht (Nachwort).

Tabellarische Übersicht der Folge von Affen, die mit Virus „v. d. Osten" geimpft wurden[1].

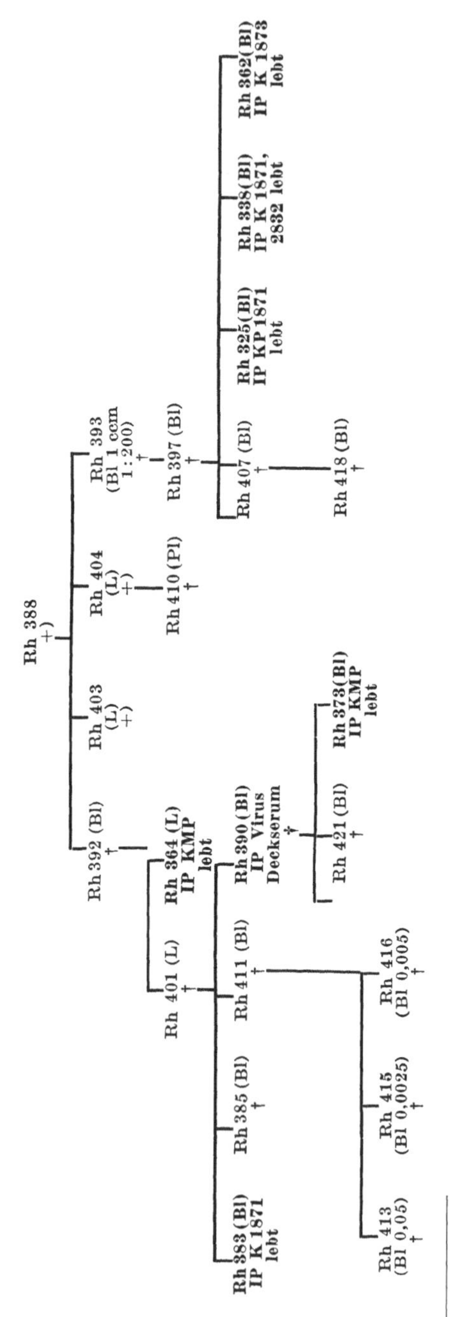

[1] Dies Virus wurde erfolgreich nach Rio de Janeiro überführt und weiter in zahlreichen Affen erhalten. Es ergab Kreuzimmunität gegen unsere südamerikanischen Virus (s. Nachwort XVII).

Wahrscheinlich ist uns diese Reaktionsform nicht nur ein Hinweis auf die Reaktionslage, sondern zugleich ein solcher auf die zellige Reaktionsart. Es ist zwar noch nicht einwandfrei zu erweisen, aber wahrscheinlich, daß der Abbau des Virus in und durch Gefäßwandzellen durch diese Überproduktion und massenhafte Abstoßung von Gefäßwandzellen und Abkömmlingen solcher angedeutet wird.

Wenn wirklich das Virus als proteolytischer Blutparasit angesprochen werden kann, so besitzt diese Reaktion allgemein-pathologisch heute sehr eingehend begründete Parallelen sowohl in der Gruppe der pathogenen Kokken wie in der Proteusgruppe. Wir verweisen hierzu auf unsere frühere zusammenfassende Besprechung. (Die Erreger des Fleck- und Felsenfiebers.)

Hämatologisch sehr bemerkenswert scheint uns die vielfach zu stärkster Basophilie des Protoplasmas führende Entwicklung dieser im Blute kreisenden Monocyten und „Übergangszellen" (Verdauungsreaktion?). Solche basophilen Großzellen zeigen keinerlei Einschlüsse im Protoplasma. Dagegen finden sich mikrogranuläre und kurzstäbchenförmige Einschlüsse am Ende des Fiebers bzw. im Anstieg solcher Monocytosen in manchen typischen Monocyten. Sie entsprechen nicht der staubfeinen normalen Granulation der Monocyten. In einem derartigen Falle erwies sich das Blut zugleich noch als virulent. Wir möchten es aber nicht wagen, aus solchen noch spärlichen Beobachtungen weitere Schlüsse zu ziehen. Es ist aber aussichtsvoll, an einem größeren Krankenmateriale entsprechende Fälle ausfindig zu machen und sehr eingehend zu untersuchen.

X. Der Nachweis des Virus im Blute[1]. — Möglichkeiten einer Frühdiagnose des Gelbfiebers durch Blutuntersuchung.

Bei dem genauen Studium des Blutes der Frau v. d. Osten machten wir wiederum eine Beobachtung, die wir schon mehrfach angestellt hatten, ohne ihr jedoch jemals vorher in so eindrucksvoller Form begegnet zu sein. Am ersten, mehr noch am zweiten Krankheitstage fanden sich im Blutausstriche, nach Methylalkoholfixierung und 15—25 Minuten dauernder Giemsafärbung feinste, scharf umschriebene Körnchen, die teils im Plasma lagen, teils sich der Oberfläche von Erythrocyten deutlich anlagerten. Sie sind keineswegs mit Bestandteilen von Erythrocyten zu verwechseln oder verwechselt. Sie sind keine „Randkörnchen".

[1] Unsere Untersuchungen über Gelbfieber nahmen ihren Ausgang von dem kulturellen Studium der Bartonelleninfektion. Hierüber konnten wir nur kurz zu Anfang des Jahres 1928 — vor meiner Abreise nach Afrika — in der Berliner pathologischen Gesellschaft berichten. Wir werden etwas später eine ausführlichere Behandlung dieser als Modell wichtigen Frage folgen lassen. Hier möchten wir nur darauf hinweisen, daß wir uns immer wieder davon überzeugen konnten, daß das leicht sichtbar zu machende Virus in diesem Falle den Erythrocyten *angelagert* bzw. auch zum Teil frei im Blutplasma gefunden wird. Formal bieten sich auch hinsichtlich der Virus- wie der Kulturform mannigfache Parallelen, auf die wir hier nur hinweisen, aber nicht eingehen können. Daher vermeiden wir hier auch ein Eingehen auf das ausgedehnte Schrifttum dieses Gebietes.

Der Befund ist — allerbeste Optik und Beleuchtung bei hoher Apertur vorausgesetzt — für jeden Untersucher eindrucksvoll und kaum zu verkennen. (Wir benutzen, wie eingangs betont Apochromatoptik der Firma Reichert-Wien, und zwar für den vorliegenden Fall die Immersion 2 mm num. Apertur 1,4 unter Verwendung eines zentrierbaren Immersionskondensors mit Cedernholzöl als Zwischenschicht. Die lineare Vergrößerung von etwa 900 reicht völlig zur Betrachtung und Abbildung aus. Jedoch sind unvollkommenere optische Bedingungen durchaus abzulehnen.

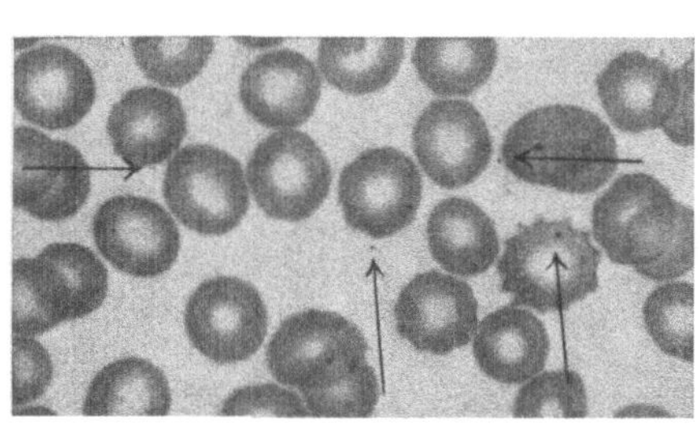

Abb. 110.

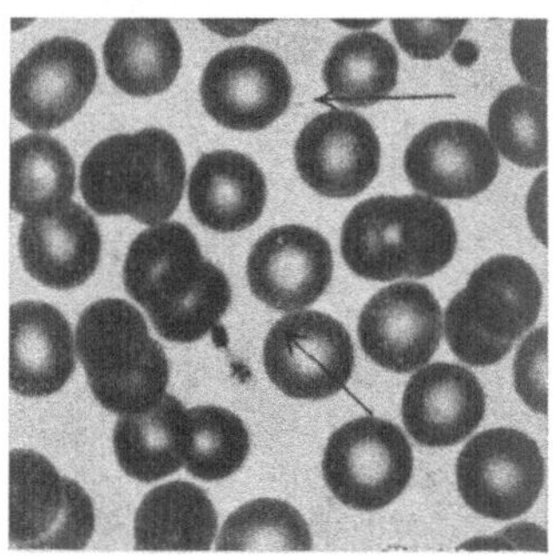

Abb. 111.

Abb. 110 und 111. Blutausstriche v. D. OSTEN vom 2. Krankheitstage. Scharf umschriebene, granuläre Gebilde im Plasma, zum Teil den Erythrocyten anliegend. Es sind Stellen gewählt, wo kein Zweifel darüber bestehen kann, daß es sich nicht um *Inhaltsbestandteile* der roten Blutkörperchen handeln kann. Zuweilen erscheinen diese an den ersten 2 Tagen der Krankheit verhältnismäßig leicht auffindbaren Bildungen den Erythrocyten innig angeschmiegt, so daß bei entsprechender Lagerung die Entscheidung, ob an oder im Erythrocyten, vielfach nicht getroffen werden kann.

Dieser Befund traf uns nicht unvorbereitet. Wir hatten ähnliche bereits Monate vorher an Affen verzeichnet. Diese hatten uns dazu gebracht, den Versuch einer Anreicherung des Virus aus dem Blute zu wagen. Schon in unserer ersten Mitteilung über die Ätiologie des Gelbfiebers haben wir auf Versuche hingewiesen, durch starke Ausschleuderung des Heparinplasmas das Virus im Bodensatz zu konzentrieren. Es gelingt sicherlich, im Bodensatz eines derart nach dem Vorbilde SCHÜFFNERs dreimal fraktioniert zentrifugierten Plasmas eine nach Verlauf des Tierversuches höhere Virulenz zuweilen zu erreichen, als sie das überstehende klare Plasma aufweist. Selbst wenn die Unterschiede im Ergebnis der Tierversuche keine sehr erheblichen sind, so durfte man doch erwarten, daß bei der sehr hohen Virulenz der behandelten Blutproben die zahlenmäßige Anreicherung am Boden eine bedeutende sein konnte. In diesem Zusammenhange darf man ja nicht außer acht lassen, daß auch erst bei sehr starken Verdünnungen von Blut der Infektionserfolg leichte Änderungen erfährt. Diese Bodensätze werden hier zweckmäßig so gewonnen, daß das Citrat- oder Hirudin- oder Heparinplasma erstmalig trüb durch leichtes Ausschleudern gewonnen und abgehoben wird. Dann wird dieser schon zellärmere Teil ein wenig mehr zentrifugiert, um die Mehrzahl der noch suspendierten Zellen zu beseitigen. Schließlich wird die abgehobene, noch leicht getrübte Plasmamenge 20—30 Minuten bei hoher Tourenzahl ausgeschleudert. Dann

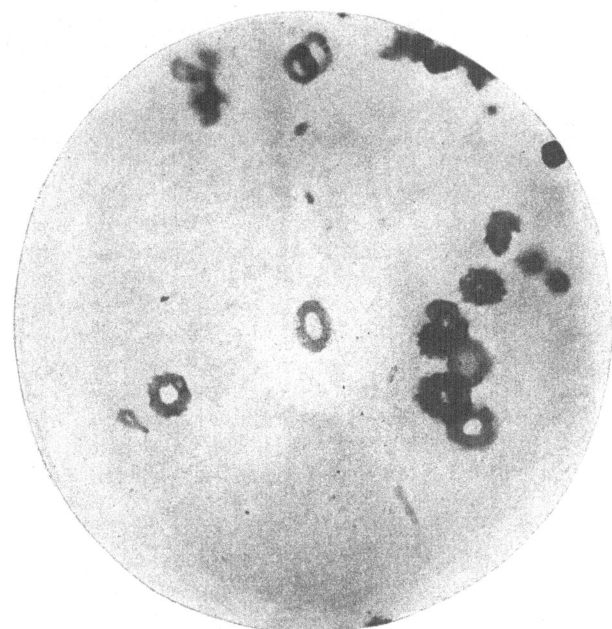

Abb. 112.

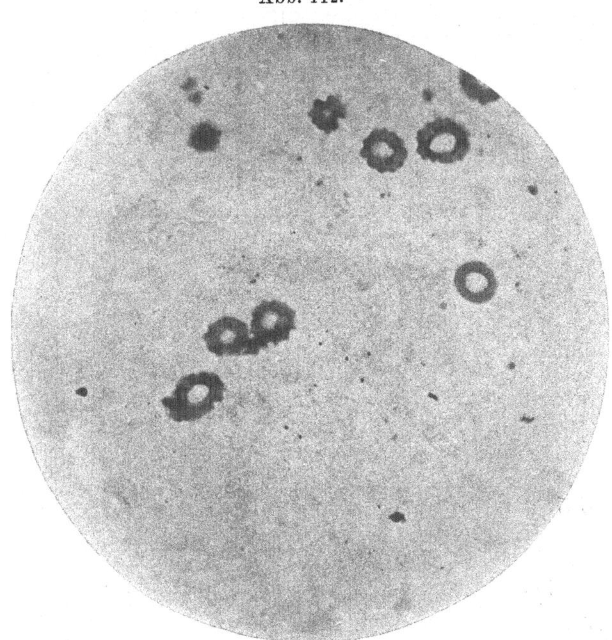

Abb. 113.

Abb. 112 und 113. Fraktioniert zentrifugiertes Plasma des Rhesus 404. Virus: v. D. OSTEN. Fieber unmittelbar 24 Stunden nach der intraperitonealen Infektion. Blutentnahme am folgenden — zweiten — Tage.

Man beachte die sehr scharf umschriebenen Granula, die bei der benutzten Giemsafärbung scharf umschrieben in einem bläulichen bis blauvioletten Ton erscheinen bzw. bei Filterung tintig schwarz wirken. Man vergleiche hiermit die Abbildung der Kultur des B. hepatodystrophicans, in Gemeinschaft mit menschlichem Blute präpariert. Man findet dann teilweise völlige Übereinstimmung, soweit dort nämlich granuläre Formen der Kultur vorliegen. Insbesondere sind die Größenverhältnisse entsprechende.

finden sich am Boden spitzer Zentrifugenglaser die restlichen Zellen zusammengepreßt, trichterförmig darüber ein feiner, nur wenige Zellen enthaltender Seitenbelag. Besonders in ihm sieht man nun die beschriebenen mikrogranulären Gebilde angereichert. Dies Material erweist sich als sehr virulent. Jedoch läßt sich unter Anwendung von verhältnismäßig geringen Umdrehungszahlen der Zentrifuge (3000—4000) Touren das Virus aus der obenstehenden Flüssigkeit *nicht* entfernen.

Als wir erstmalig diesen Befund verzeichneten, legten wir ihm kaum besondere Bedeutung bei, obwohl wir es für sehr wahrscheinlich erachteten, daß er der Blutform des Virus entsprechen konnte. Erst sehr viel später griffen wir diese frühen Versuche wieder auf, als wir zwei äußerst ähnliche Beobachtungen gemacht hatten. Die eine betrifft die organlos gewachsene Kultur des B. hepatodystrophicans, die vielfach (vgl. etwa die Abb. 16, S. 29 oder Abb. 19, S. 30 dieses Buches!) durchaus ununterscheidbare mikrogranuläre Formen als Träger unzweifelhaft bakteriellen Wachstums zeigt. Die zweite betrifft die Form, unter der sich das Virus höchstwahrscheinlich in der Mücke darstellt. Auch sie ist größtenteils mikrogranulär. Dies führte uns dazu, erneut Ausschleuderungen dieser Art an schwer infizierten, frisch erkrankten Tieren vorzunehmen. Das Ergebnis war das gleiche wie früher und ist wohl durch die beigegebenen Photogramme hinreichend erläutert. Sie entstammen einem Affen der Reihe, die wir von dem Blute der Frau v. d. Osten aus infiziert haben.

Die Bedeutung solcher Befunde ist eine rein theoretische. Wenn man sich klar macht, daß einmaliges Saugen der Mücke zu ihrer Infektion völlig hinreicht, daß noch ein- bis dreitausendstel Kubikzentimeter Blut oft so infektiös sind, daß kein wesentlicher Unterschied gegenüber Verimpfung von 1 ccm auffindbar ist, dann kann man sich leicht klar machen, daß das Virus, wenn es überhaupt durch Zentrifugieren anreicherbar ist, zu Konzentrationen gebracht werden kann, die ein müheloses Auffinden gewähren *müssen,* wenn dies Virus überhaupt in der Blutform sichtbar ist. Dies war schon einigermaßen wahrscheinlich, wenn auch das Kulturbild nicht sehr ermutigend in der Richtung wirkte, daß man das Sichtbare auch erkennen, identifizieren könnte. Wir müssen immer wiederholen, daß die kleinste Form selbst besten optischen Hilfsmitteln gegenüber mit abnehmender Größe zunehmend ihre formale Eigenart, also Erkennbarkeit einbüßt. Sinkt sein Bakterienleib zur Größe eines Mikrogranulums, so wird er anderen Gebilden dieser Art gegenüber rein gestaltlich = optisch ununterscheidbar. Wir können also uns nur derart helfen, daß wir andere Gebilde dieser Art nach den Verhältnissen der optischen, auch färberischen Beschaffenheit sowie der Menge nach ausschließen. Weisen wir zugleich nach, daß das betreffende Bacterium auch dort, wo wir es sicherlich zu identifizieren vermögen (wie in der Kultur), oder wo es ähnlich wie im Blute vegetiert (wie in der Stegomyia) die gleiche mikrogranuläre Form annimmt, so haben wir unseren Befunden eine so erhebliche Stütze gewährt, daß wir ihre Mitteilung wagen dürfen. Wir möchten dies um so mehr tun, als vielfache Zuschriften beteiligter Forscher immer wieder das Interesse zeigten, das gerade dieser Frage entgegengebracht wird.

Es ist auch wohl zutreffend, daß sie insofern eine gewisse Bedeutung besitzt, als eine geradezu sakrale Scheu vor den „Viruskrankheiten" sich wie ein Tabu einfachen Untersuchungen in den Weg stellt. Wir sind nicht imstande zu sagen, ob SEIDELIN auch solche Körperchen gesehen hat. Die Mehrzahl seiner Befunde sind wohl kaum in unserem Sinne verwertbar, wie auch aus der früheren Kritik durch V. SCHILLING hervorgeht. Wichtig scheint uns vielmehr ein naheliegender praktischer Schluß aus diesen Beobachtungen. Wir haben gelegentlich betont, daß das Virus besonders beim Affen aus dem Blute in der Leber angereichert wird. Wir haben auf die Verlegung des Capillarkreislaufes solcher verfallender Tiere hingewiesen. Es ist dort ein ganz großes absorbierendes Filter gegeben. Es erscheint nahezu völlig ausgeschlossen, bei der allem Anschein nach fehlenden spezifischen Färbbarkeit dieser mikrogranulären Gebilde diese innerhalb der Leber mikroskopisch nachzuweisen. Selbst die Kulturformen des B. hepatodystrophicans gestatten es nicht, durch Erzeugung von Fluorescenzstrahlung eine Sichtbarmachung im ultravioletten Lichte zu erreichen. Versuche am Blutvirus und insbesondere in der Leber erschienen daher leider gleichfalls ziemlich aussichtslos. (Wir sind in dieser Richtung Herrn Professor HAUSER in Rathenow zu besonderem Danke verpflichtet!)

Es ist nötig, bei solchen mikroskopischen Studien mit großer Sorgfalt vorzugehen. Man muß auf die *Fehlerquellen* genau achten und muß sie kennen. Farbniederschläge sowie atmosphärischer Staub, dann die viel erörterten „Randkörnchen", schließlich Jollykörper kommen hier in Frage.

VICTOR SCHILLING hat gerade im Zusammenhange des Gelbfiebers die Frage der Randkörnchen eingehend besprochen (Angewandte Blutlehre für die Tropenkrankheiten. Handb. f. Tropenkrankh. v. MENSE 1924. 3. Aufl.). Dennoch glauben wir, daß es zu weit geht, wenn man nun die ganze Untersuchung des Blutes auf Virusträger einstellen wollte, weil es zweifellos auch Randkörnchen gibt.

Wir wollen dabei keineswegs die bestehenden Schwierigkeiten verkennen oder verleugnen. Die akut hyperplastisch-erythropoetische Blutreaktion schafft zweifellos die erwähnten Fehlerquellen bis zu einem gewissen, wenn auch schwankenden und nicht immer sehr bedeutenden Grade.

Wir betrachten aber hier vorzüglich das Blut der ersten 30 Stunden der menschlichen Krankheit. Die als Viruskörper angesprochenen Gebilde sind meist nicht sehr zahlreich, aber doch bei sorgsamer Mikroskopie leicht auffindbar. Sie sind zumeist etwas gröber, aber ebenso scharf umrissen wie die „Randkörnchen", dagegen kleiner als Jollykörper, die beide gerade im Anfange der Krankheit, wo wir Differentialdiagnostik treiben, zurücktreten. Ebenso erscheinen diese Körperchen, wenn auch noch etwas schwieriger nachzuweisen, im peripheren Blute der infizierten Rhesus.

Auf jeden Fall bleibt es sehr beachtenswert und wahrscheinlich im Rahmen anderer Beobachtungen am Blute verwertbar, daß sich diese Gebilde anfänglich schon wenige Stunden nach dem ersten Fieberanstieg unschwer nachweisen lassen. Es braucht wohl nicht erneut betont zu werden, daß mikrogranulären Gebilden keine formale „Spezifität“ zukommen kann. Man kann nicht aus einem Gebilde eine Feststellung ableiten. Man ist vielmehr gezwungen, eine ausgedehnte Untersuchung vorzunehmen und auf sie den endgültigen Schluß aufzubauen. Er wird vorläufig im Zusammenhange der gesamten Blutbefunde verwertet werden. Erst ein sehr ausgedehntes und ganz ruhiges Studium im Rahmen einer Epidemie wird die endgültige Entscheidung zu bringen vermögen, *die wir heute selbst noch nicht zu treffen wagen.*

Es gehört vielleicht ein besonderer Mut dazu, heute wieder an die Untersuchungen SEIDELINs anzuknüpfen, nachdem sie so harte und teilweise sicher berechtigte Kritik erfahren haben. Wir selbst wurden auf diese Arbeit geführt, weil unzweifelhaft — für den Arbeiter im Laboratorium wie für den Hygieniker und Arzt — das dringende Bedürfnis besteht, durch früheste Blutuntersuchung eine Diagnose zu objektivieren, die aus subjektiven Eindrücken heraus nie völlig sicher, oft falsch gestellt wird. Bei diesen Untersuchungen, die zuerst chemisch und cellular gerichtet waren, stießen wir auf diese Frage eines mikroskopierbaren „Virus“. Selbst wenn wir nicht das unvergängliche Opus posthume NOGUCHIs, die Zucht des Trachombacillus besäßen, wären wir der Überzeugung, daß sich ein Virus, das solche Kulturen gibt, wie das des Gelbfiebers, mikroskopisch nachweisen lassen muß. Es ist ja kein gelöster Stoff, kein Contagium fluidum. Bedenken bestünden höchstens in der Dichte, in der dies Virus im Blute kreist. Es ist natürlich nicht möglich, einen winzigen Körper nachzuweisen, wenn er etwa einmal auf eine Million Erythrocyten vorkommt. So ungefähr lauten ja die Vorstellungen des Schrifttums. Auch wir betrachteten sie lange Zeit als ganz einwandfrei.

Je intensiver wir aber die Untersuchung des Blutes betrieben haben, je mehr Kontrollen wir gesehen haben und je häufiger wir verschiedene Krankheitsstadien prüfen konnten, desto mehr hat sich uns tatsächlich die Meinung befestigt, daß man dies „*Virus*“ trotz allem im Blute mikroskopisch wahrzunehmen vermag.

Dies gilt in erster Linie also für den Menschen während etwa der ersten 36 Stunden der Krankheit, vielleicht auch noch länger. Es ist viel schwieriger, aber zuweilen doch auch leicht beim Rhesus feststellbar und dürfte, wie unsere Untersuchungen in Rio lehrten, auch für die südamerikanischen Affen, vielleicht sogar in besonders günstigem Maße, zutreffen.

Wenn man dies Virus aber *sehen* kann, so muß es in einer *Dichte im Blute* vorhanden sein, die bei weitem die herrschenden Vorstellungen übertrifft.

Wir haben schon in früheren Abschnitten darauf hingewiesen, daß eine Verdünnung 1: 1000 des verimpften virushaltigen Blutes Inkubation und Krankheitsablauf beim Rhesus kaum beeinflußt. Es finden sich hierfür eine Reihe kurvenmäßiger Nachweise in diesem Buche.

Andererseits fiel uns immer wieder auf, wie lang die Inkubation zuweilen ist, wenn ein Affe nur von einer Stegomyia gestochen wird. Wir finden hierfür als einfachste und daher zunächst wahrscheinlichste Erklärung, daß nur eine ganz minimale Virusmenge einverleibt wird.

Ist diese Erklärung zutreffend, so müßte sich bei weitgehender Blutverdünnung ein ähnliches Reaktionsbild darstellen.

Wir haben solche Versuche immer wieder ausgeführt und zur Überprüfung unserer früheren Experimente noch drei Versuchsreihen an verschiedenen Virus in Brasilien ausgeführt, deren Ergebnisse wir hier nachträglich einfügen wollen, weil sich aus ihnen in stets gleichmäßiger Wiederholung ergibt, *daß sogar beim Rhesus die Größenordnung des Virus im Blute am* 1. *und* 2. *Tage des Fiebers der der Leukocyten entspricht.* Dies festzustellen, bedarf es allerdings wieder der Berücksichtigung der großen Empfindlichkeit der einzelnen ja im Blute frei flottierenden Virusträger bzw. *Viruskörperchen.* Man darf sie also keinen rohen Handhabungen mit keineswegs „physiologischen" Kochsalzlösungen unterwerfen und muß die ganze Handlung der Verdünnung bis zur Einverleibung in das Testtier auf ein Mindestmaß verkürzen.

Hierzu nehmen wir drei Stehkolben von 300 ccm Fassungsvermögen. In jeden füllen wir 100 ccm einer $10^{0}/_{0}$igen Asciteslösung in Ringerscher Lösung, wobei besonders der hohe Ascitesgehalt als Schutzmaßnahme wichtig ist. Pipetten und Spritzen werden sorgsam vorbereitet. Der auf Virusgehalt zu prüfende wie die zu impfenden Affen sind griffbereit. Jetzt wird unter Zusatz von 0,1 ccm Citratlösung mit einer genauen Spritze 1 ccm Herzblut entnommen. Dies wird in den ersten Kolben gespritzt. Die Mischung erfolgt vollkommen und schnell durch ausgiebiges Schwenken. Die 1 ccm-Pipette überträgt genau 1 ccm aus diesem Kolben auf den zweiten. Hier wiederholt sich dasselbe Spiel. Schließlich entnimmt man mit langer Kanüle und genauer Rekordspritze aus dem dritten Kolben die Flüssigkeit zur Impfung. Der ganze Vorgang beansprucht etwa $4^{1}/_{2}$ Minuten. Die Möglichkeit einer unmittelbaren Übertragung von Blut in den dritten Kolben oder gar in die impfende Spritze fehlt völlig. Die Fehler der Berechnung sind leicht zu übersehen und kaum größer als $5^{0}/_{0}$. Die Handhabung hat den großen Vorzug, daß sie die Verdünnung schnell und in einem durch den Eiweißgehalt viel ungefährlicheren Medium vollzieht. Dabei ist die Mischung in den weitbauchigen Kolben eine praktisch ideale.

Der *erste Versuch* wurde mit dem Blute eines Affen unternommen, der frisch von Dr. Gomez de Faria durch eine Stegomyia infiziert worden war. Er erkrankte nach 7tägiger Infektion hochfieberhaft. $^{1}/_{1000000}$ ccm, sowie die 2- und 4fache Menge wurden je einem Rhesus einverleibt (intraperitoneal mit weiter, langer und stumpfer Kanüle. Das Ergebnis war

eine 3tägige Inkubation bei dem Rhesus, der 1 ccm der Verdünnung erhielt,

eine 4tägige bei 2 ccm,

eine 7tägige bei 4 ccm.

Die Temperaturkurven waren demgemäß

Rhesus 93: 39,3 – 38,5 – 39,3 — 40,5 — 39 — Tod!

Rhesus 92: 39,5 – 38,6 – 39,3 – 39,5 – 40,3 – 39,3 – Tod!

Rhesus 94: 39,5 — 38,4 – 38,6 – 39,0 – 39,4 – 39,3 – 39,2 – 40,0 – 40,2 und 40,2.

Rhesus 94 war ein ganz junges und daher resistenteres Versuchstier.

Bei einem *zweiten Versuche* dient als Ausgang ein Affe, der mit menschlichem südamerikanischem Virus infiziert war. In diesem Falle wurden die Rhesus 106/7 mit je 2 ccm einer Verdünnung 1 : 1000000 ip. gespritzt. Beide erkrankten ganz übereinstimmend mit dreitägiger Inkubation:

106: 39,3—39,6—39,0—39,6—40,2 — Tod!

107: 39,8—39,0—39,4—39,5—40,6—37,2 — Tod!

Alle diese Affen wiesen einen ganz einwandfreien makroskopischen wie mikroskopischen Befund auf. Fast alle hatten schwerste Magenblutungen, zum Teil mit frischen akuten hämorrhagischen Erosionen. Ihr Virus ließ ich in durchaus typischer Weise auf andere Affen verimpfen.

Ein *dritter Versuch* mit einem anderen südamerikanischen Virus hatte durchaus den gleichen Verlauf. Auch hier dient als Ausgangstier ein durch Blutpassage schwer infizierter Rhesus.

Der Verlauf war hier der folgende:

Rhesus 109: 39,2—39,2—38—39,3—39,8 — Tod!

Rhesus 108: 40,1—40,2—40,5—39,3—38,8—38,0—40,7—36,6 — Tod!

Das anfängliche Fieber des Rhesus 108 ist nicht mit Infektion identisch, vielmehr beginnt diese nach den Ergebnissen unserer Untersuchungen am 7. Tage nach der Impfung von 2 Millionstel Kubikzentimeter, während die Inkubation des Affen 109 nur 4 Tage betrug.

Immerhin erkennt man am 1. wie am 3. Versuche sehr deutlich, daß bereits erhebliche Unterschiede in der Inkubation der einzelnen Versuchsaffen auftreten. *Zugleich ist es unzweifelhaft, daß sich die Inkubation nunmehr bei diesen stärksten Verdünnungen doch sehr deutlich und erheblich verlängert!* Wir nähern uns hier also schon einer natürlichen Verdünnung der Art, daß in den einzelnen Proben bereits nach Ausweis der Inkubation (die uns als Maßstab dient) ungleiche Virusmengen vorhanden sind. Die Inkubation betrachten wir aus Gründen, die wir in anderem Zusammenhange erörtert haben, als die Zeit, die die eingebrachte Keimmenge nötig hat, um derart anzuwachsen, daß die von ihr hervorgerufenen Stoffwechselstörungen die Duldungsgrenze, die Ausgleichmöglichkeit des Körpers überschreiten. Sie ließ sich durch unsere systematischen frühen Blutübertragungen auf wenige Stunden herabdrücken. Sie wächst bei den stärksten Verdünnungen solchen Blutes bis zu Werten an, wie wir sie nach dem Stiche einer infizierten Mücke nicht allzu selten beobachtet haben. Wir glauben, daß sich hieraus mit großer Schärfe zwei Schlüsse ableiten lassen:

1. die Inkubation hängt ceteris paribus (also bei Einverleibung direkt resorbierbaren und von Schutzstoffen freien Blutes) von der Virusmenge ab;

2. die verlängerte Inkubation vieler durch Stich einzelner Mücken hervorgerufener Infekte hängt davon ab, daß in solchen Fällen Virusmengen übertragen werden, die nur als *ungemein klein* bezeichnet werden können. *Der Stich einer Mücke überträgt sehr oft eine Virusmenge, die nur etwa derjenigen entspricht, die in ungefähr einem Millionstel Kubikzentimeter Krankenblut enthalten ist.* Hierzu ist zweifellos zu beachten, daß wahrscheinlich der Virusgehalt des menschlichen Blutes der ersten

30 Krankheitsstunden eher noch größer ist. Titrationen wären unter Innehaltung der beschriebenen vorsichtigen Technik dringend erforderlich.

Man bedenke die Bedeutung dieser Feststellung für die Anstellung und Bewertung unserer Immunversuche, sowie für die Bewertung der Laboratoriumsinfekte, die ja in ihrer Viruseinverleibung dem Stiche sehr vieler und schwer infizierter Mücken gleichkommen.

In allen diesen drei Versuchsreihen ist also die Größenordnung des im Herzblute im Augenblicke der Entnahme vorhandenen Virus dahin bestimmt, daß jedenfalls mehr als 1 000 000 Keime im Kubikzentimeter nachweisbar sind: d. h. mit anderen Worten, da eine ganz genaue Titerbestimmung nicht vollzogen wurde, daß etwa die Virusmenge der Leukocytenzahl der Größenordnung nach entsprechen dürfte, falls sie nicht zuweilen noch größer ist! Wir hoffen, daß wir an größeren Reihen amerikanischer Affen diese wichtige, aber leider ja sehr kostspielige Titerbestimmung bis zu den genauen Grenzwerten durchführen können.

Wir halten es nicht für ausgeschlossen, daß auch die Wertbestimmungen, die HINDLE an Leberemulsionen vorgenommen hat, absolut zu niedrig sind, weil die Methode der Aufschließung des Organes mit hypertonischen Kochsalzlösungen und die nachträgliche Verdünnung mit destilliertem Wasser vielleicht für die Bestimmung des *ursprünglich* vorhandenen Virus zu roh ist, wenn sie auch für die Wertbestimmung der endgültigen Emulsion sicherlich genau und wichtig ist.

Sehr wahrscheinlich ist auch die Verdünnungsart maßgeblich für die niedrigen Viruswerte im Blute, die HINDLE berichtet: 1000—10000 tödliche Dosen in einem Kubikzentimeter. Es ist aber auch möglich, daß der Zeitpunkt der Untersuchung bestimmend mitwirkt. Wir haben auf Grund unserer mikroskopischen Befunde die Auswertung im Anfange der fieberhaften Erkrankung vorgenommen.

Wir besitzen leider keine Titration des Virus beim Menschen. Aus unseren zahlreichen Virusübertragungen geht jedoch mit Sicherheit hervor, daß der Virusgehalt in ziemlich erheblichen Grenzen zu schwanken vermag. Viele Fälle enthalten aller Wahrscheinlichkeit nach am ersten Tage eine sehr große Visusmenge, denn wir verzeichneten bei den hier besprochenen Gelbfiebererkrankungen von HARTMANN, GRESSHÖNER, KLEIN, V. DER OSTEN, ganz wie nach Verimpfung von hochvirulentem Affenblut auf Affen, eine fast inkubationslose Erkrankung der infizierten Rhesus. Hierzu ist zu bemerken, daß im allgemeinen die Inkubation unserer Erfahrung nach vergrößert wird, wenn mit der Infektion ein Wirtswechsel verbunden ist.

Die große Empfindlichkeit des Blutvirus folgern wir aus dem Umstande, daß sich unsere Kulturen unendlich viel leichter nach der angegebenen Methode der halbstarren physiologischen Medien aus dem Herzen gewinnen lassen als unter Verwendung von Blut oder Blutplasma. Wir haben zwar auch in einigen Fällen aus Blut bzw. Plasma Kulturen gewonnen, aber die Ausbeute ist prozentual kaum nennenswert. Das Virus stirbt vielmehr bei der „nackten“ Einverleibung in den neuen Nährboden infolge des plötzlichen Milieuwechsels schneller ab als sich seine Adaptation an ihn vollziehen kann. Wir haben daher schon darauf hingewiesen, daß der halbstarre Nährboden vorzüglich für die

Kultivierung aus dem infizierten steril entnommenen Organstück heraus in Betracht kommt.

Wir haben auch keine sehr ermutigenden Ergebnisse gehabt, als wir nicht flüssiges Blut, sondern kleine Klumpen geronnenen Blutes zu kultivieren bestrebt waren.

Es ist äußerst bedauerlich, daß man mit den SEIDELINschen Untersuchungen, auf Grund ihrer zweifellosen Irrtümer, zugleich die ganze Forschungsrichtung begraben und verfemt hat. Man hat sich weder zu ätiologischen, noch zu diagnostischen Untersuchungen in dieser Richtung entschlossen, *wie ja überhaupt unter der Belastung der Vorgeschichte der Gelbfieberforschung jeder, auch der ernsteste Versuch neuer Art, einer Aufnahme begegnet, die nicht allein vollkommener Resignation entspricht, sondern eine solche sogar verlangt und aufnötigt, indem sie das Ignorabimus zum Postulate jedes ernst zu nehmenden Forschers erhebt.*

Demgegenüber möchten wir aus den in diesem Buche dargelegten Untersuchungen durchaus den Schluß ziehen, daß solche Arbeit weder theoretisch noch praktisch wertlos ist. Im Gegenteil gestattet uns eine *kunstgerechte* Blutuntersuchung, die sich nicht auf Teilfeststellungen beschränkt und, einheitlich von methodisch geschulten Untersuchern durchgeführt wird, zweifellos eine sehr *sichere* **Frühdiagnose** *des Gelbfiebers.*

Auf diese wollen wir hier den Nachdruck legen, weil naturgemäß die Frage, ob „Viruskörperchen" sichtbar und nachweisbar sind oder nicht, zwar für unsere Vorstellungen wichtig, aber für die großen Aufgaben der Gelbfieberbekämpfung ziemlich belanglos ist.

Diagnostische Schwierigkeiten bestehen eigentlich nur am Anfange des Gelbfiebers und insbesondere bei leichteren Fällen, die nicht sofort den klinischen Verdacht wecken. Jedenfalls besteht gerade in den ersten 48 Stunden, auch aus hygienischen Bedürfnissen, das größte Erfordernis nach einem brauchbaren Diagnosticum. Selbst wenn wir eine wirklich brauchbare Agglutination bekämen, müßte sie aller Erfahrung zufolge, zu so frühem Zeitpunkte versagen. Wir sind hier auf klinische bzw. Laboratoriumsmethoden angewiesen. Selbst eine unendlich verbesserte Kulturtechnik könnte kaum das Bedürfnis der größten Schnelligkeit hinreichend befriedigen.

Die verschiedenen Veränderungen im und am Blute gestatten uns aber, mit sehr großer Wahrscheinlichkeit die Diagnose „Gelbfieber" schon wenige Stunden nach Ausbruch des Fiebers zu stellen. Wir wollen hier, unter Hinweis auf die zahlreichen protokollarischen Belege dieses Buches, nur die grundsätzlichen Veränderungen kurz zusammenstellen.

1. Nach flüchtiger Leukocytose, oft kaum ausgesprochenen Charakters, kommt es zu einer zunehmenden Leukopenie. Sehr zeitig treten jugendliche, insbesondere stabkernige neutrophile Leukocyten im Blute auf. Schon am 2. Tage findet man nicht selten in Verbindung hiermit Fetttröpfchen („Vakuolen"), sowie meist als „toxisch" bezeichnete Veränderungen an den Granulationen, sowie am Kerne Fetzungen und Klumpungen.

2. Die *Lymphocytenzahl* ist frühzeitig niedrig *und senkt sich weiter mit zunehmender Schwere der Krankheit bis zu niedrigsten Werten.*

3. Nur leichteste Fälle zeigen schon recht früh, vom 4. Tage der Krankheit an, wieder ziemlich hohe Lymphocytenwerte. Ein Kranker unserer Beobachtung ergab am 5. Tage folgende Blutformel:

Jugendliche 1; Stabkernige 2; Segmentkernige 44 (nur 2 fetthaltige auf 100!); Lymphocyten 28; Monocyten 22.

Die *Lymphocyten* spiegeln zuweilen ungefähr die Reaktionslage dieser Kranken wieder und sind daher *in gewissen Grenzen diagnostisch verwertbar.*

4. Die Monocyten kennzeichnen bei Gelbfieberkranken einen hohen Resistenzgrad. Widerstandsfähige Menschen können schon mit erhöhten Werten in die Krankheit eintreten. Auf jeden Fall kommt es zu einer kürzeren oder längeren Senkung dieser hochnormalen oder von Anfang an niedrigen Monocytenwerte. Aber im Falle wirklich hoher Resistenz, ganz gleich aus welcher Ursache, angeboren oder erworben, steigen die Monocytenwerte schnell wieder an und erreichen die höchsten wohl beaobachteten Werte. Aber naturgemäß treten diese niemals zu einem Zeitpunkte auf, der für die Frühdiagnose in Betracht kommt. Immerhin ist es vielleicht nützlich, zur Beleuchtung dieser Reaktionsart einen Fall unserer Beobachtung anzuführen, der uns noch weiter unten beschäftigen wird, weil er — sehr leicht erkrankt — später ein Rezidiv aufwies. Er fieberte remittierend 5 Tage lang. Virus wurde bis zum 5. Tage durch den Affenversuch im Blute nachgewiesen. Dieser letztgeimpfte Affe wies dann, infolge des Gehaltes dieses Blutes an Immunstoffen, eine 12tägige Inkubation auf. Malaria fehlte sowohl anamnestisch wie während der Dauer der Erkrankung. Dieser Krankheitsfall zeigte folgende Blutreaktion:

	1. Tag	2. Tag	3. Tag	4. Tag	5. Tag
Jugendliche und Stabkernige	8	9	6	8	3
Segmentkernige	80	74	54	50	41
Lymphocyten	4	8	15	8	20
Monocyten	8	9	25	34	35
Eosinophile	—	—	—	—	—

5. Malaria ist natürlich in der üblichen Weise auszuschließen. Nur die tropische Malaria könnte diagnostisch gelegentlich in Frage kommen. Hier trifft man fast stets wesentlich höhere Lymphocytenwerte. Pigment wird in den Monocyten reiner Gelbfieberfälle vermißt. Meningitiden, die zu Verwechslungen Anlaß geben können, zeigen hohe und anwachsende Hyperleukocytosen.

6. Die Erythrocyten sind häufig schon anfangs zahlenmäßig hochnormal und zeigen, ebenso wie nicht selten der Hämoglobingehalt, ansteigende Neigung. Dies ist wieder gegenüber Malaria wichtig. Dem entspricht bei allen dem Gelbfieber zugänglichen Organismen das sehr frühzeitige und diagnostisch überaus bezeichnende Auftreten aller der

Bildungen, die regenerative erythropoetische Vorgänge kennzeichnen: beim Menschen in erster Linie basophil punktierter Erythrocyten bzw. bei den Versuchsaffen basophiler Färbung des ganzen Erythrocyten, von Jollykörpern bzw. größerer Kernreste in großer Zahl.

Die Gesamtrichtung der erythrocytären Reaktion infolge des Gelbfiebers ist eine akut hyperämische und nicht, wie bei der Malaria etwa, eine akut anämische. Die fast schlagartig einsetzende regenerative Reizung dürfte stoffwechselmäßig auf die ebenso schnell einsetzende Leberschädigung zu beziehen sein.

Diese Verhältnisse sind am ehesten natürlich, wie alle Feststellungen, *im Rahmen aller anderen Beobachtungen* zu verwerten, wenn man die Verhältnisse auf einanderfolgender Tage zu berücksichtigen imstande ist.

7. Selbst leichte menschliche Fälle zeigen frühzeitig eine charakteristische *Blutzuckersenkung*. Sie stellt im Rahmen der hier herrschenden Symptome etwas Besonderes von sehr hohem diagnostischem Werte dar. Später zeigen günstig endende Fälle charakteristisch hohe oder schwankende Werte, die aber wieder für die Frühdiagnose nicht in Betracht kommen.

8. *Viruskörperchen* sind gerade im allerersten Anfange der menschlichen Erkrankung verhältnismäßig leicht zu finden und können besonders bei leichten Fällen wertvolle Hinweise geben. Ihre Feststellung setzt aber eine tadellose Präpariertechnik voraus. Die Objektträger müssen aus bestem, nicht angegriffenem Glase sein und der Ausstrich muß mit geschliffenen Kanten ausgeführt werden, um Zertrümmerungen von Zellen zu vermeiden. Die brauchbare Giemsafärbung muß sehr sorgfältig Niederschläge vermeiden. Schnellfärbungen auf der Brücke kommen nicht in Frage. Die Beobachtung verlangt beste Mikroskope mit guter Optik, insbesondere auch ausreichender Beleuchtung (großer Abbé, am besten als Immersionskondensor, mit künstlicher gleichmäßiger Lichtquelle). Die Untersuchung verlangt einen nicht ermüdeten ruhigen Beobachter.

Man darf hier nicht sowohl *mögliche mikroskopische Befunde bei bestimmten Tieren und bestimmten Einwirkungen,* als vielmehr den Umstand berücksichtigen, *daß hier früheste Reaktionen gelbfieberkranker Organismen vorliegen.* Selbst wenn die Bedeutung dieser Befunde gar nicht auf ätiologisch-theoretischem Gebiete läge, so besäßen sie im Rahmen dieser einzigartigen, bei Infektionskrankheiten akutesten Charakters wahrhaft unvergleichlichen Blutreaktion ihren hohen praktischen, d. h. diagnostischen Wert.

Wir wollen aber damit nicht sagen, daß wir diese Mitteilung machten, um nun auf diesen immerhin doch schwierigen Befund eine Methode der Diagnosenstellung zu begründen, wie auf den Pallidanachweis oder den Befund von Malariaplasmodien. Unmöglich erscheint dies zwar nicht, falls sich unsere Arbeitsmethodik verbessern läßt, aber es ist mindestens im gegenwärtigen Augenblicke nicht möglich und auch nicht beabsichtigt. Aber gerade die Bartonelleninfektionen geben uns ein warnendes Beispiel, blutmorphologische Vergleiche nicht zu weitgehend gegen mögliche parasitäre Formelemente auszuwerten. Wenn wir nur wieder dazu gelangen *zu untersuchen,* und uns nicht mit ganz steriler

Resignation zufrieden geben, so wäre dies unseres Erachtens auf dem Gebiete der Gelbfieberforschung schon ein sehr großer Fortschritt. Wir möchten es sehr bedauern, daß berechtigte *Kritik* dazu geführt hat, die Arbeit SEIDELINs zu verwerfen, statt seine Ergebnisse zu berücksichtigen und zu berichtigen. Man hat, wie so häufig in der medizinischen Forschung, abgebrochen statt fortzusetzen.

Es erscheint allgemein pathologisch äußerst bemerkenswert, daß Frau v. D. OSTEN am dritten Tage ihrer Infektion ganz akut an einer sehr schnell aufschießenden Soorinfektion der ganzen Mundhöhle erkrankte. Sie wurde, da leichte Schmerzen auftraten, sofort mikroskopisch einwandfrei festgestellt und kulturell bestätigt. Die Darreichung eines Vitaminpräparates (Allentina von R. Schering-Berlin) heilte binnen 24 Stunden die örtliche Erkrankung trotz weiter bestehenden Gelbfiebers in auffallender Deutlichkeit. Es blieb nur danach eine Heiserkeit für etwa eine Woche bestehen. Die Bedeutung avitaminotischer Zustände für das Aufkeimen von Soorkeimen ist nicht genauer bekannt. Die Kinderärzte kennen nur die Tatsache, daß die Soorepidemien früherer Zeiten in Wirklichkeit, wie sich FINKELSTEIN ausdrückt, ,,Epidemien septischer und gastrointestinaler Infektionen" waren und mit ihrer diätetischen Behandlung schwanden. Diese rein kasuistische Beobachtung zeigt uns im vorliegenden Falle nur an, in wie weitgehendem Maße die Reserven des Körpers verbraucht werden und wie sehr seine an sie geknüpfte Widerstandskraft gemindert wird. Verletzungen als auslösendes Moment der schnellen und sehr ausgebreiteten Infektion waren durchaus nicht nachweisbar. An Klatschpräparaten ließ sich sehr schön erkennen, daß der Pilz von zahlreichen Zentren aus hemmungslos auf dem Epithel auskeimte. Es muß also durch den Infektionsvorgang innerhalb der Mundhöhle und vielleicht im Bestande der Schleimhaut selbst ein *Mangel* aufgetreten sein, der dies Auskeimen im Gegensatz zum normalen Zustande gestattete. *Wir verweisen auf diese Beobachtung, zumal da wir auf Grund früherer Untersuchungen allen unseren Kranken neben den lebenerhaltenden Kohlenhydraten stets Vitamine im Darmeinlauf beibrachten. Hier unterblieb diese Darreichung bis zum Auftreten der Komplikation. Daß sie dann durch die Vitamine bei Fehlen jeder sonstigen Eiweißnahrung fast augenblicklich zum Stillstand und zur Rückbildung gelangte, erscheint uns allgemein, aber auch für die Pathologie des Gelbfiebers belangvoll.*

Entsprechend der großen Virusdichte des Blutes der Frau v. D. OSTEN fiel die Abimpfung auf den Rhesus außerordentlich stark aus. Wir haben das erste Tier, das sofort anfieberte und aus größter Gesundheit und Kraft fast unmittelbar beim Anfiebern einen geschädigten Eindruck machte, zur Gewinnung von Kulturen getötet. Die Weiterführung seines Blutes auf zwei weitere Rhesus (392 und 393) zeigte, daß eine Verdünnung der Impfdosis des ersten Affen auf das 800fache eine Inkubation von nur knapp einem Tage bewirkte. Man kann hieran ermessen, wie groß die absolute Virusmenge im Blute dieser Affen war. Man kann aber auch zugleich erkennen, wie unendlich viel größer diese Virusmenge noch war, als die, welche durch den Stich von 4—10 infizierten Mücken einverleibt wird, zumal wenn man das Recht zu der Annahme hätte, daß die Mücken vielleicht unmittelbar in das Blut hinein infizieren, während wir in dem beschriebenen Falle den etwas ungünstigeren intraperitonealen Weg gewählt haben.

In diesem Zusammenhange gewinnen aber einige Erfahrungen der Tierversuche ein erhebliches Interesse. Wir wissen, daß die Infektiosität des Blutes in der Regel und bei normalem Krankheitsverlauf eine zeitlich eng begrenzte ist. In der Regel und bei normalem Ablaufe beschränkt sich jedoch auch die erste Fieberperiode, sofern sie ausgesprochen ist, nur auf ebenfalls wenige Tage. Da unsere Erfahrung sich wesentlich auf Affenerkrankungen bezieht, so wollen wir auch auf diese unsere Aussagen zunächst einschränken. Hier ist vielfach das Blut bis zum Ende virulent. Es gibt aber zweifelsfreie Ausnahmen. Dann infiziert zwar das Blut nicht mehr, während Organbrei noch stärksten Virusgehalt aufweist. Wir haben dies beispielsweise bei dem ersten Affen erlebt, der von KUCZYNSKI aus infiziert wurde. Aber wir verfügen über zwei weitere gleichsinnige Erfahrungen. Sie sind also selten, aber einwandfrei. Es wäre möglich, wenn auch bisher ganz unerwiesen, daß hier auch spezifische Agglutinationen mitspielen. Demgegenüber haben wir bei den langfiebernden, unvollkommen geschützten und infizierten Rhesus festgestellt, daß bei ihnen das Virus sehr viel länger in der Zirkulation erhalten bleibt. Wir verweisen auf die betreffenden Darlegungen. Die Erwähnung der Erfahrung gehört aber in diesen Zusammenhang, weil sie unsere Ausführungen über das „Leberfilter" der Schwerkranken wesentlich ergänzt und beide Erfahrungen sich sinngemäß stützen. Die langdauernden Fieber lassen mit dem Organzusammenbruch auch die erwähnte Filterbildung und Virusadsorption vermissen. Daher kreist das Virus sehr viel länger, bis die zunehmende, schon früh erkennbare Schutzkraft des Blutes den Vermehrungsvorgang ganz unterdrückt hat. Wir verweisen auf die Erfahrung, daß wir am 4. Krankheitstage noch aus dem Blute des eigentlich dauernd fieberfreien Patienten HELBIG Virus gewinnen konnten und es durch zweckmäßige Rhesuspassage endlich so weit von anhängenden Blut-Schutzwirkungen befreien konnten, daß doch noch schwerstes und typisches Gelbfieber zutage trat.

Im Falle eines anderen leichten menschlichen Gelbfieberfalles waren wir imstande, am 1., 2. und 5. Krankheitstage Virus aus dem Blute auf den Rhesus zu übertragen. Am 5. Tage betrug allerdings die Inkubation 12 Tage, wieder ein zweifelloser Hinweis auf die Bedeutung, die dem infizierenden Blute beigemischten Immunkörpern für die Verzögerung der Impfkrankheit, für die *Inkubation*, zukommen.

Gerade dieser Leichtkranke, der ein 5 tägiges leicht remittierendes Fieber aufwies, ohne die gefährliche Temperatursenkung, ohne wesentliche Insuffizienzerscheinungen seitens der verschiedenen sonst in Mitleidenschaft gezogenen Organe (Leber, Niere) machte ein leichtes Rezidiv durch. Wie wir nachträglich hinzufügen können, sind solche von dem Nestor der Gelbfieberkenner, Professor ADOLPHO LUTZ in Rio vor etwa 40 Jahren mehrfach beobachtet worden. Er möchte sie nach mündlicher Mitteilung am ehesten auf *Reinfekte* beziehen, da die betreffenden Kranken weiter den Stichen der Stegomyia ausgesetzt blieben. In dem einzigen Falle unserer Erfahrung konnte dies durch genaueste Verhütung völlig ausgeschlossen werden. Es handelte sich um ein wirkliches Rezidiv. Es mag möglich sein, daß gelegentlich beides vorkommt, Rezidiv und Reinfekt. Wie dem auch sei, so erhellt die Tatsache gelegentlicher neuer Gelbfieberschübe nach einer leichten Gelbfiebererkrankung — und um solche handelte es sich auch bei den Erfahrungen von LUTZ —, daß man die Immunisierung selbst *nach* leichten *typischen Erkrankungen* nicht stets als eine absolute, schlechthin vollkommene antrifft, *ein gewiß sehr beachtlicher Hinweis auf natürliche Grenzen auch vaccinatorischer Schutzimpfung*. Auch Herr Dr. VOUZECK-Monrovia berichtete uns von einem einwandfrei beobachteten Falle mehrfacher, sogar schwerer Erkrankung, und die ältere Literatur ist nicht arm an weiteren Beispielen, an deren Berechtigung zu zweifeln um so weniger Anlaß ist, als diese alten Ärzte zweifellos vorzügliche Beobachter und Kenner der Krankheit waren. Hier interessiert aber besonders der Umstand, daß in unserem Falle in dem kurzen zweitägigen Rezidiv die Infektion eines Rhesus durchführbar war.

12 Stunden nach Ausbruch des Rückfalles (Temperatur 39,2^0 C) bot sich folgendes Blutbild: Eosinophile 1; Stabkernige 4, Segmentkernige 68, Lymphocyten 18, Monocyten 9. Am folgenden Tage senkte sich bereits die Temperatur auf 38^0 und wir fanden:

Eosinophile 1; Jugendliche 1; Stabkernige 4; Segmentkernige 58; Lymphocyten 16; Monocyten 20.

Wir haben im ganzen dreimal einwandfrei die gleiche Beobachtung beim Versuchsaffen erhoben.

Bei erneuten Gelbfieberschüben kann also unzweifelhaft wiederum Virus, wenn auch nur kurze Zeit, im Blute kreisend auftreten. Solche Menschen können wiederum zum Ausgangspunkte von Mückeninfekten werden. Die Überwindung dieser Rückfälle erfolgt wieder unter Auftreten einer schnell ansteigenden und ebenso schnell abfallenden *Monocytose*. Über die Verhältnisse des Blutzuckers konnten wir leider aus technischen Gründen keinen Aufschluß erhalten.

Obwohl es sich eigentlich um eine Frage handelt, die mit der menschlichen Immunität zusammenhängt, reiht sich an diese Beobachtung eines fraglosen Rückfalles mit Virus im Blute eine zweite zwanglos an, die B. HOHENADEL betrifft. Wir konnten sie nach Abschluß dieses Buches in Rio anstellen. Wir vermieden beide irgendwelche Vorsichtsmaßnahmen zum eigenen Schutze gegen erneute Ansteckung mit Gelbfiebervirus, um unsere Immunität bestimmt hochzuhalten. Wir wissen durch die sehr bemerkenswerten Erfahrungen des WEIGLschen Laboratoriums, daß beispielsweise beim Fleckfieber und den oft abnorm hohen Expositionen des Laboratoriums bereits nach kurzer Zeit Reinfekte, meist leichten, zuweilen aber auch schweren Charakters möglich sind. Wir wollten diesen Erfahrungen gemäß, die eigene Widerstandskraft tunlichst dauernd hochhalten. Dennoch hat sich B. HOHENADEL, wenn auch in ganz unterdrückter Form, ein zweites Mal infiziert. Diese Krankheit begann am 24. Juni 1929 mit Frösteln, dem um so geringere Bedeutung beigelegt wurde, als seit einer Woche etwa eine gemeine Erkältung mit Schnupfen bestand. Es fehlte aber jede Komplikation, weder von seiten der Lunge, noch von der der Nebenhöhlen der Nase ließ sich das geringste nachweisen. Am nächsten Morgen aber stieg das Fieber schon auf 39,3° Celsius. Die absolute Leukocytenzahl betrug 5000. Vom Morgen an bestand heftigster Kopfschmerz, Übelkeit mit Brechreiz und intensive Kreuzschmerzen. Es traten plötzlich wieder die vom Gelbfieber gewohnten quälenden Ructus auf. Nachts machten sich epigastrische Schmerzen bemerkbar. Aber schon am 26. trat allgemeine Besserung auf. Zwar stieg die Temperatur noch einmal auf 38° Celsius an, aber Kopfschmerzen und Rückenschmerzen verschwanden und am nächsten Tage fühlte sich der Patient wohler, wenn auch noch schwach. Die ganze Zeit über wurde die Arbeit durchgeführt. Am zweiten Morgen wurden 3000 Leukocyten gezählt. Diese leukopenische Senkung hätte sich wohl mit einer Grippe vertragen, für die allerdings alle Zeichen fehlten. Jedoch zeigte das Differentialblutbild wohl einwandfrei den Charakter der kleinen Infektion an. Es wurde gezählt am 1. Tage:

Stabkernige 10; Segmentkernige 62; Lymphocyten 14; Monocyten 13.

Am 2. Tage:

Stabkernige 11; Segmentkernige 39; Lymphocyten 41; Monocyten 17; Eosinophile 2.

Die in ihrer Verlaufsrichtung sehr bezeichnende, aber äußerst schnell ablaufende Blutreaktion ist sicherlich von besonderem Interesse, wenn man das Hämogramm des „resistenten Gelbfiebers" einmal kennt. Hier liegt ein Maximum an Beschleunigung der immerhin klar angedeuteten Reaktion vor. Ein Affe, der geimpft wurde, machte ein sehr langwieriges, aber nicht einwandfrei deutbares Fieber durch. Da aber noch nach 20 Tagen ein sehr hoher Schutz gegen ein stark überdosiertes, kräftiges Virus bestand, das drei andere Affen schnellstens tötete, eine Erscheinung, die wir nach so langer Zeit als reine Serumwirkung kaum gesehen haben, besteht immerhin die Möglichkeit einer abortiven Erkrankung dieses Affen als Ursache seiner Widerstandskraft.

XI. Der Vergleich der gemilderten Infekte und derjenigen nicht vorher geschützter Menschen im Laboratorium, insbesondere mit Rücksicht auf ihre Infektiosität für den empfänglichen Affen.

Wir haben eingangs die Möglichkeiten der Infektion im Laboratorium besprochen. Obwohl es sich ja ausnahmslos um Infektionen mit sehr geringen absoluten Mengen virulenter Stoffe handelt, so sind es doch andererseits, wie wir gesehen haben, so überaus an Virus reiche, daß der Vergleich selbst der hier wahrscheinlichen inokulierten Mengen mit den vom Moskito übertragenen zuungunsten des letzteren ausfallen dürfte.

Wenn es auch, der Natur der Sache gemäß, keine absolute Gewißheit geben kann, so beweisen doch die zwei Erkrankungen der beiden Untersucher für sich genommen übereinstimmend, daß die Infekte im Laboratorium überaus schwere und ernst zu nehmende sind. Sie ergänzen durchaus die Erfahrungen am Falle der Frau v. d. Osten.

Es ist angebracht, dies sehr in Betracht zu ziehen, da man daran denken könnte, namentlich im Hinblick auf die Literatur des Gelbfiebers, daß abortive Erkrankungen sehr häufig vorkommen und unangenehm die Eindeutigkeit unserer Erfahrungen beeinflussen könnten. Wir möchten aber vielen älteren ärztlichen Berichten in dieser Hinsicht einige Skepsis entgegenstellen. Diese hat mehrere Gründe. Zunächst kennt jeder Arzt, der hierzu Gelegenheit hatte, die vielfach noch heute große Mangelhaftigkeit einer guten Differentialdiagnose in tropischen Ländern. *Ohne Blutuntersuchung, auch chemische, sowie ohne Tierversuch, und zwar Reihentierversuch, wie wir ihn geschildert haben, und ohne sorgsame Organprüfungen wird heute kein modern geschulter Arzt die Diagnose eines abortiven Gelbfieberfalles, etwa aus dem Eindruck des Kranken, aus Nasenbluten, oder aus anderen unbestimmten Beschwerden, die Personen in der Umgebung Gelbfieberkranker zeigen, stellen dürfen oder können.*

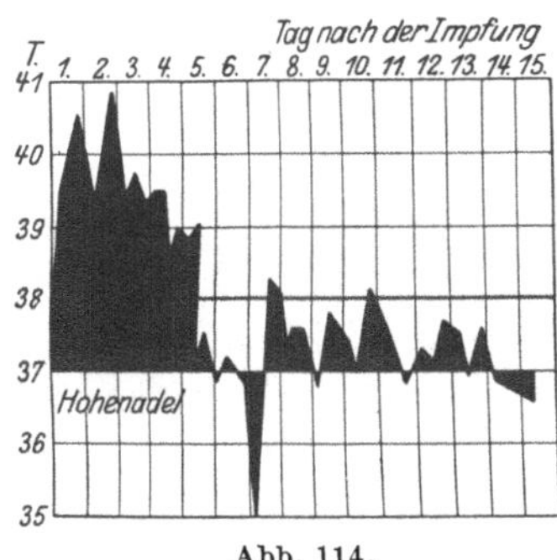

Abb. 114.

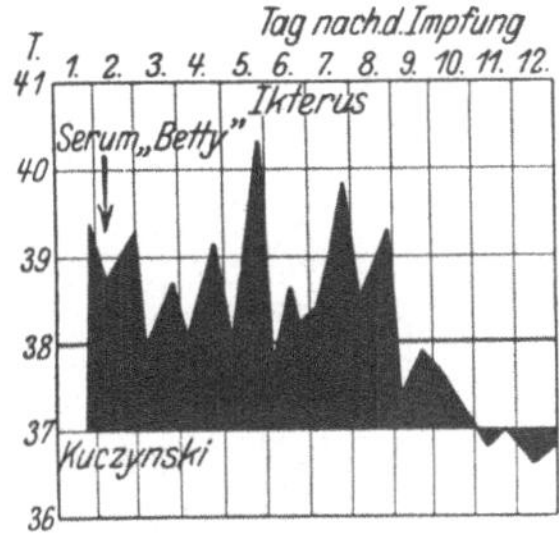

Abb. 115.

Viele abortive Erkrankungen tropischer Länder gehen zweifellos auf *unvollkommene Immunität* zurück. Diese für den *Hygieniker* besonders *wichtige und gefährliche* Erfahrungstatsache wird uns in anderem Zusammenhange noch beschäftigen.

Die Möglichkeit, daß besondere Formen der Lebenshaltung, ein Mindestmaß vorangegangener *Leberschäden* bei reicher und in gewissem Umfange glykogenmästender Ernährung, die Schwere einer folgenden Gelbfiebererkrankung mildernd beeinflussen, ergibt sich sowohl aus den vorliegenden Tiererfahrungen wie vor jeder besonderen Erfahrung aus allgemein physiologischen Kenntnissen, die hier nicht eingehender Darstellung bedürfen. Wir können uns darauf begnügen, auf die Ausführungen FISCHLERs hinzuweisen.

Wir sind gegenwärtig nicht imstande, den Geltungsbereich dieser Möglichkeiten in den Tropenländern und für die verschiedenen Typen und Bestandteile der Bevölkerungen sicher abzustecken.

Wenn wir also keineswegs die Erfahrungstatsache natürlich milder Infekte leugnen oder auch nur unterschätzen wollen, so bliebe für uns zu bedenken, daß sich unser Virus, die Quelle aller im Laboratorium beobachteten Infektionen, als äußerst bösartig erwiesen hat, und daß gerade einige der abortivsten Infekte Menschen betrafen, deren Konstitution durchaus nicht allgemein gut und kräftig genannt zu werden verdient.

Demgegenüber verzeichnen wir die Erfahrung, daß die beiden ersten Laboratoriumsinfektionen bei uns, welche beide Untersucher trafen, ausnehmend schwer und typisch verliefen. Der Infekt KUCZYNSKIs wurde wenigstens durch eine unmittelbar nach Ausbruch der Erkrankung verabfolgte Einverleibung eines hochgetriebenen Affenserums gemildert und, wie wir jetzt sagen können, typisch verändert und in die Länge gezogen. Er verlief daher ein wenig leichter als der Gelbfieberanfall von Fräulein HOHENADEL. Beide aber waren doch sehr ernste und auf Wochen hinaus erschöpfende Krankheiten.

Beide Infekte kamen durch die Mörserung infektiöser Organe zustande. Wir wiederholen die früher hiervon gegebene Darstellung.

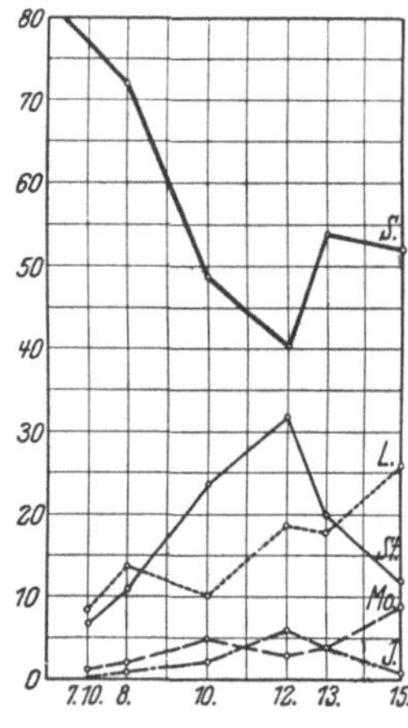

Abb. 116.
Kurve der Blutbilder von KUCZYNSKI.

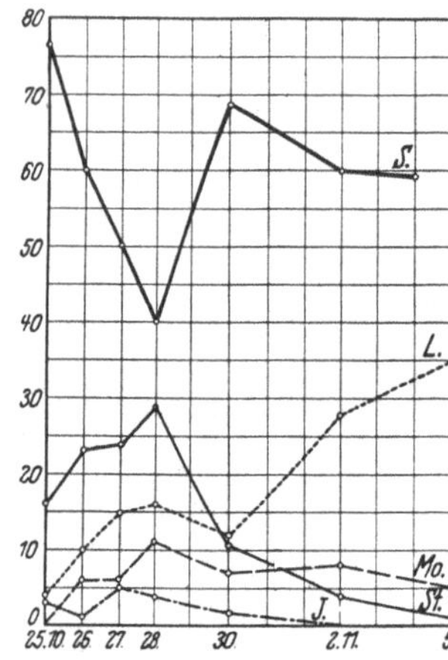

Abb. 117.
Kurve der Blutbilder von HOHENADEL.

S Segmentkernige, Mo Monocyten, L Lymphocyten, St Stabkernige, J Jugendliche. (Nach JUNGMANN: Klin. Wschr. **1929**, Nr. 1.)

Leider kam es bei der Mörserung infizierter Lebern durch Unglücksfall — Versagen des Gesichtsschutzes — zu Infektionen beider Untersucher, die kurz nacheinander erkrankten. Die Erkrankung des einen von uns (Kl.) ist mit größter Wahrscheinlichkeit auf ein Verspritzen beim Mörsern des Rhesus 58 der später behandelten experimentellen Infektionsserie zurückzuführen, da nur dies eine einzige Mal kurz nach dem Rasieren drei Spritzer auf die Wangenhaut kamen und dort eine Minute verbleiben konnten. Eine andere Exposition ist mit an Gewißheit grenzender Wahrscheinlichkeit auszuschließen; die Übertragungen dieser Zeit waren fast durchweg ungefährliche Blutübertragungen. Die Inkubation betrug hier 5 Tage. Im Falle der anderen Untersucherin erfolgte die Infektion durch winzige Spritzer, die durch den Bruch einer Schutzscheibe das Gesicht trafen und vielleicht auch, wenn auch in äußerst geringer Menge, die Bindehaut erreichten. Hier war die Inkubation 10 Tage. Der infizierende Affe war der Rhesus 71. Die verhältnismäßige Sicherheit des Urteils gründet sich darauf, daß im allgemeinen der Schutz wochenlang gut arbeitete, die Übertragungen gerade in der kritischen Zeit nur ausnahmsweise durch Mörserung von Leber vorgenommen wurden, weil die Blutübertragung bessere Ergebnisse zeitigte und ungefährlich erschien —, daß weiterhin die gefährdende Exposition als solche erkannt und vermerkt wurde, wenn sie auch im ersten Falle als ungefährlich aufgefaßt wurde.

Wir haben also eine ganze Reihe menschlicher Infekte zu verzeichnen. Auf der einen Seite die der Untersucher, an erster Stelle den Fall Hohenadel, dann den leicht gemilderten, aber schweren Fall Kuczynski.

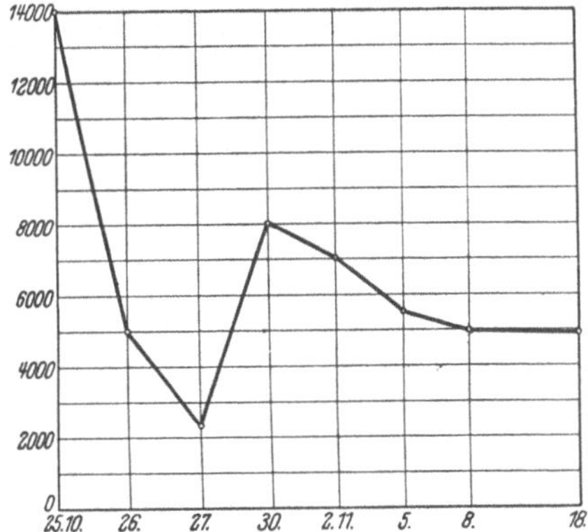

Abb. 118. Leukocytenkurve von Pat. Hohenadel. (Nach Jungmann.)

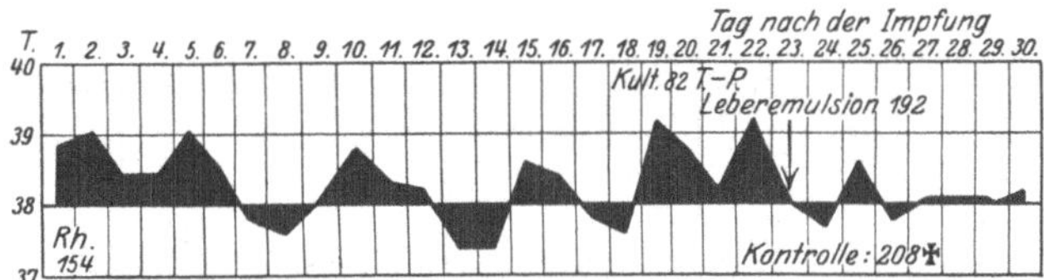

Abb. 119. Rhesus 154 gibt uns das Verhalten eines natürlich hochresistenten Rhesus wieder. 3500 g, gut genährt. Virus: Kuczynski, Blut des Affen 141, am zweiten Fiebertage entnommen. Die den Kontrollen tödliche *Nachimpfung* am 23. Tage zeigt dies Tier auch später reaktionslos immun.

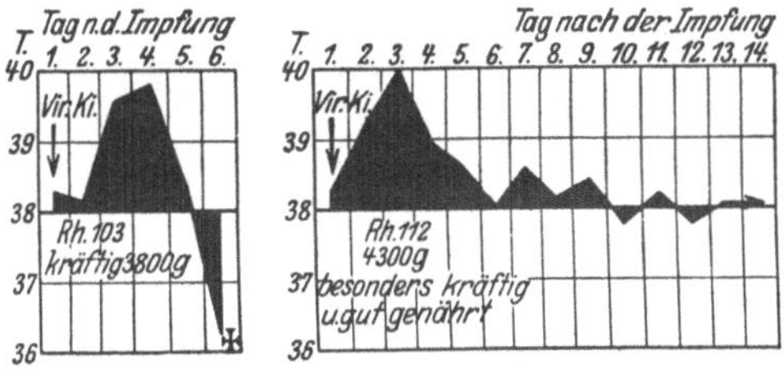

Abb. 120. Rhesus 112 gibt ein Beispiel eines sehr gut genährten, sehr kräftigen Rhesus, der aus natürlicher Widerstandskraft einen für einen anderen gesunden Rhesus (103) typisch tödlichen Infekt spielend und ohne wesentliche Beeinträchtigung von Befinden und Gewicht übersteht. Virus: Kuczynski.

Wir haben dann den schweren, aber doch wiederum lang hingezogenen Fall der Frau v. d. Osten und schließlich die abortiven bis auf die Fälle Helbig und Klein, die fast fieberlos verlaufend, leicht für eine „Grippe" hätten gehalten werden können.

Dennoch ist *das Virus* aus allen diesen verschiedenartigen Krankheitsfällen, sobald es sich im Rhesus des Laboratoriums entfalten kann,

Tabellarische Übersicht der Folge von Affen, die mit Virus „KUCZYNSKI" geimpft wurden.

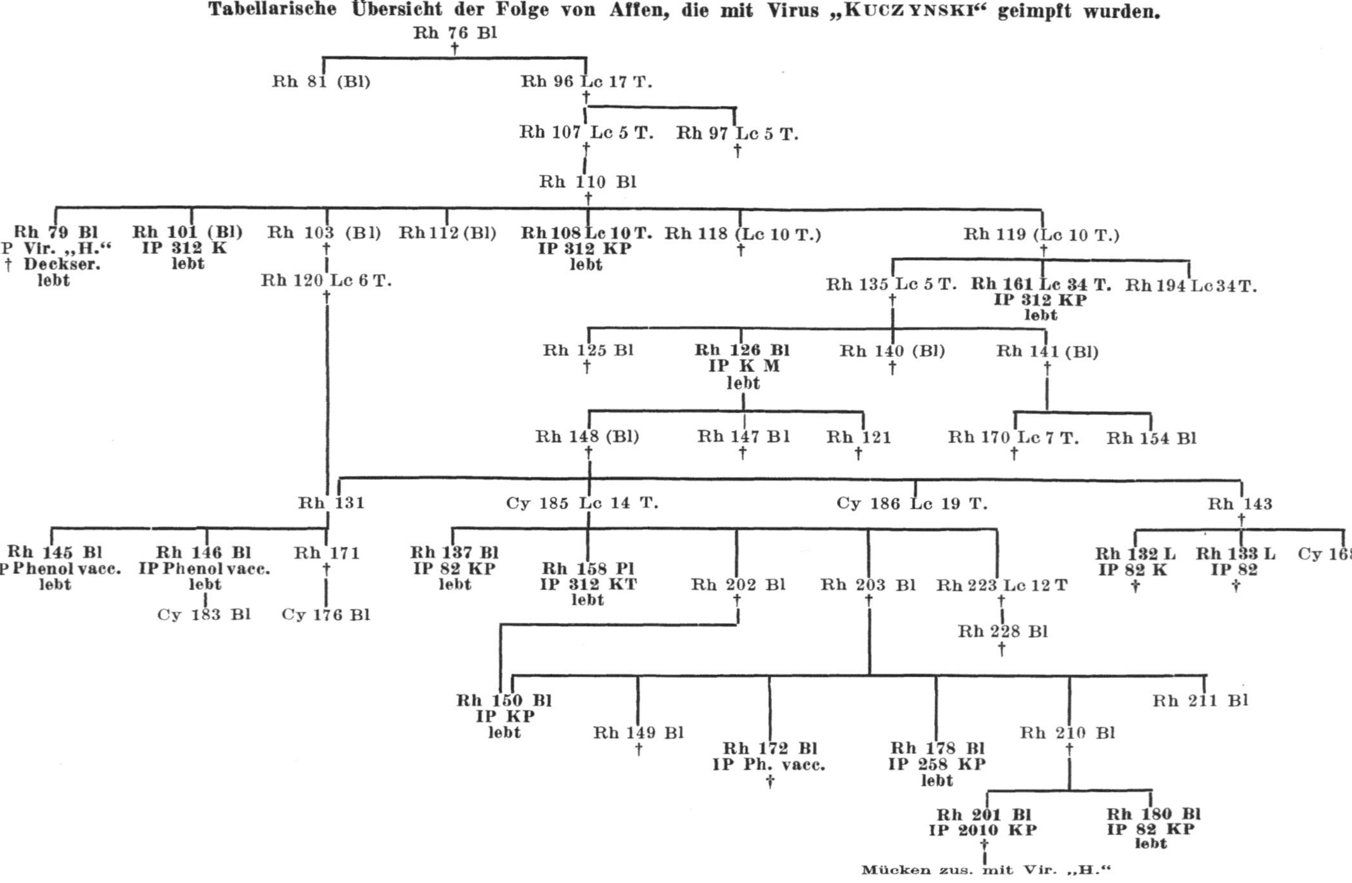

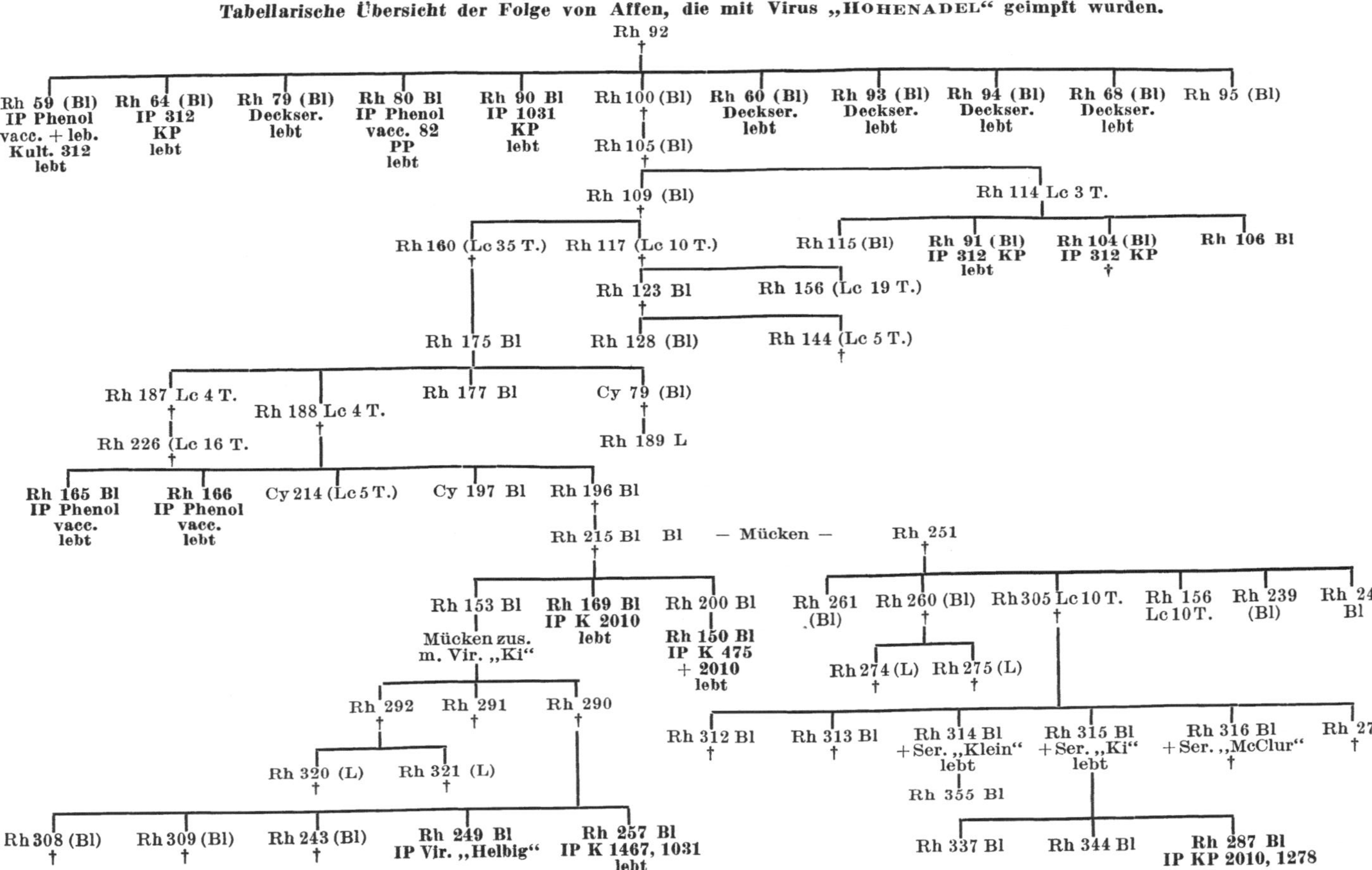
Tabellarische Übersicht der Folge von Affen, die mit Virus „HOHENADEL“ geimpft wurden.
Rh 92 †
Rh 59 (Bl) IP Phenol vacc. + leb. Kult. 312 lebt
Rh 64 (Bl) IP 312 KP lebt
Rh 79 (Bl) Deckser. lebt
Rh 80 Bl IP Phenol vacc. 82 PP lebt
Rh 90 Bl IP 1031 KP lebt
Rh 100 (Bl) †
Rh 60 (Bl) Deckser. lebt
Rh 93 (Bl) Deckser. lebt
Rh 94 (Bl) Deckser. lebt
Rh 68 (Bl) Deckser. lebt
Rh 95 (Bl)
Rh 105 (Bl) †
Rh 109 (Bl) †
Rh 114 Lc 3 T.
Rh 160 (Lc 35 T.) †
Rh 117 (Lc 10 T.) †
Rh 115 (Bl)
Rh 91 (Bl) IP 312 KP lebt
Rh 104 (Bl) IP 312 KP †
Rh 106 Bl
Rh 123 Bl †
Rh 156 (Lc 19 T.)
Rh 175 Bl
Rh 128 (Bl)
Rh 144 (Lc 5 T.) †
Rh 187 Lc 4 T. †
Rh 188 Lc 4 T. †
Rh 177 Bl
Cy 79 (Bl) †
Rh 226 (Lc 16 T. †
Rh 189 L
Rh 165 Bl IP Phenol vacc. lebt
Rh 166 IP Phenol vacc. lebt
Cy 214 (Lc 5 T.)
Cy 197 Bl
Rh 196 Bl †
Rh 215 Bl †
Bl — Mücken —
Rh 251 †
Rh 153 Bl
Mücken zus. m. Vir. „Ki“
Rh 169 Bl IP K 2010 lebt
Rh 200 Bl
Rh 150 Bl IP K 475 + 2010 lebt
Rh 261 (Bl)
Rh 260 (Bl) †
Rh 305 Lc 10 T. †
Rh 156 Lc 10 T.
Rh 239 (Bl)
Rh 243 Bl
Rh 274 (L) †
Rh 275 (L) †
Rh 292 †
Rh 291 †
Rh 290 †
Rh 312 Bl †
Rh 313 Bl †
Rh 314 Bl + Ser. „Klein“ lebt
Rh 315 Bl + Ser. „Ki“ lebt
Rh 316 Bl + Ser. „McClur“ †
Rh 278 †
Rh 320 (L) †
Rh 321 (L) †
Rh 355 Bl
Rh 308 (Bl) †
Rh 309 (Bl) †
Rh 243 (Bl) †
Rh 249 Bl IP Vir. „Helbig“
Rh 257 Bl IP K 1467, 1031 lebt
Rh 337 Bl
Rh 344 Bl
Rh 287 Bl IP KP 2010, 1278

gleich wirksam, gleich gefährlich. Der leichteste Fall liefert genau den gleichen schweren und tödlichen Affeninfekt, wie er sich aus der schwersten Erkrankung etwa herleiten ließ.

Es war selbstverständlich, daß wir gerade diese frische Menschenpassagen unserer Virus, insbesondere des Virus SELLARDs, dazu benutzten, mit ihm ausgedehnte Tierversuche vorzunehmen. Die vielfache Passagierung durch Menschen, durch schwer- und leichtkranke, durch die Kultur durch die Mücke, durch Kultur über die Mücke und dann wieder auf den Rhesus oder unmittelbarer durch Kultur auf den Rhesus, all diese vielfach variierten Versuche haben uns erlaubt, ein gewissermaßen stets regeneriertes Virus zu verwenden. Wir waren von den Gefahren eines nur durch Tierpassage fortgeführten Laboratoriumsstammes glücklich befreit. Man muß hier wohl auch bedenken, daß schließlich in vielen Epidemien das Virus aus verschiedenen Menschen meistens letzten Endes auch einer und derselben Quelle entstammt.

Es wird nützlich sein, hier die Reihe von Tierversuchen in möglichst übersichtlicher Darstellung wiederzugeben, die wir im Anschluß an die Erkrankungen der beiden Untersucher vorgenommen haben. Daß sie viel ausgedehnter sind, als die kurzen Versuchsreihen im Anschluß an die beschriebenen leichteren Erkrankungen Schutzgeimpfter ist vor allem in zeitlichen Umständen begründet.

Diese Übersicht gibt auch die Immunitätsverhältnisse zwischen den verschiedenen abgeleiteten Virus bzw. zwischen ihnen und kulturell geimpften oder erfolgreich infizierten Tieren wieder. Wir verweisen hier nur kurz auf diesen Punkt unserer Darstellung. Es war natürlich nicht immer möglich, die kreuzweisen Immunisierungen in befriedigender Vollständigkeit vorzunehmen. Dazu fehlten vor allem sehr oft entsprechend die Infektion überlebende Affen. Erst mit der Verwendung unvollkommen durch Sera gewährter Immunität und dadurch gemilderter Infekte ergab sich uns — verhältnismäßig spät — ein größeres für solche Prüfungen geeignetes Tiermaterial. So muß es erlaubt sein, daß wir den Betrachter bitten, zuweilen einen Regula de tri-Schluß zuzulassen. Weisen wir für ein Virus Immunbeziehungen zu zwei weiteren nach, so dürfen wir dieselben auch für diese beiden untereinander gelten lassen. Dieser Hinweis dürfte zum Verständnis der Anordnungen und zur eigenen Schlußfolgerung genügen.

XII. Abnorme Verlaufsformen des Gelbfiebers beim Affen in ihrer Bedeutung für die menschliche Nosologie und Epidemiologie.

Die Möglichkeit, Gelbfieber von Rhesus zu Rhesus durch Blut oder Organbrei im Laboratorium leicht zu übertragen, verführt zweifellos dazu, solche Erkrankungen, die ja den menschlichen tödlichen Krankheitsfällen in vieler Hinsicht ähneln, *allein* und *ausschließlich* zum Gegenstand der Untersuchung zu machen. Wir halten aber solch Vorgehen, wie jede allzu laboratoriumsmäßige Behandlung und Erforschung einer Infektion für recht gefährlich. Wir setzen dadurch an den Anfang unserer Studien ein Schema und eine Sonderform des Verlaufes und berauben uns durchaus der Möglichkeit, diesen schematischen Ablauf als Sonderform zu erkennen. Die Kunst des Experimentators besteht in der ausgiebigen Erforschung eines Vorganges, der nicht allein auf seine wesentlichen Bestandteile und Faktoren zurückgeführt wird, sondern auch in den Modalitäten seines Ablaufes, den Variationen seiner Erscheinung erkannt und gewürdigt wird. Experimentieren heißt also bis zu einem hohen Grade auch Variieren. Gerade das Laboratorium führt häufig zu einer gewissen Welt- oder Naturfremdheit der Anordnungen und zu einer Beschränkung des Blickfeldes, die in krassem Widerspruch steht zu der unendlichen Fülle der verschiedenartigen Vorkommnisse gleicher „Ätiologie" in der freien Natur.

Gerade die typischen, schweren, oft tödlichen Infektionen bieten ja verhältnismäßig weniger Schwierigkeiten dar, als die abnormen, leichten, auch zeitlich nicht schematisch ablaufenden. Jede ärztliche Beschreibung erwähnt sie, und es besteht doch kaum ein Zweifel darüber, daß hier Unsicherheiten herrschen, die den Verhältnissen bei Grippe (Influenza) nichts nachgeben.

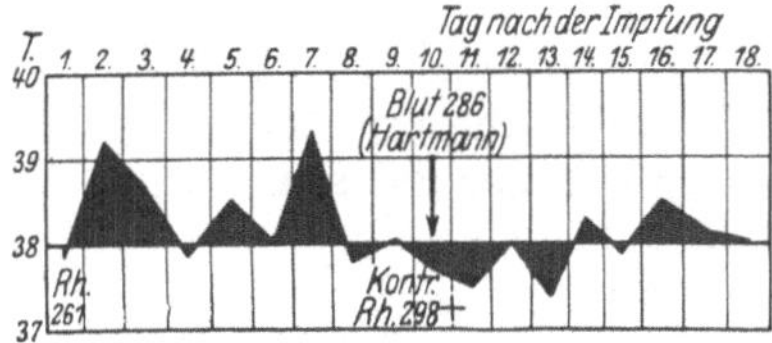

Abb. 121. Rhesus 261, der in einem Versuche dieses Abschnittes noch einmal wiederkehrt, ist ein zweites Beispiel höchster natürlicher Resistenz. Es ist eine zwiefache leichte Temperaturerhebung angedeutet, aber es fehlen alle Anzeichen ernsterer Erkrankung. Ein gleichzeitig mit der gleichen Virusmenge und einem Normalserum als Kontrolle gespritztes Tier erlaubt uns, mit voller Sicherheit anzugeben, daß dieser Rhesus eine an sich ausreichende Einverleibung von Virus erhalten hat.

Als abnorme Verlaufsformen wollen wir *nicht* gerne die nicht tödlichen Infektionen der Affen gelten lassen. Solche kommen zweifelsfrei, ganz unabhängig von dem besonderen Virus, das wir bisher studierten, natürlich vor. Sie betreffen im wesentlichen einmal die ganz jungen Tiere, dann große, aber vorzüglich genährte und mit reichen Reserven ausgestattete Rhesus. Damit ist nicht gesagt, daß in beiden Gruppen die Mortalität etwa Null ist. Sie ist sogar bei ganz jungen und gut genährten Rhesus von etwa 1400 bis etwa 1800 g bei wirklich schweren Infekten oft genug anzutreffen, aber sie ist doch beträchtlich niedriger als bei etwas älteren Tieren. Es ist hier auf Grund des vorliegenden Materiales nicht möglich, eine genaue Ziffer zu geben. Bisher hatten wir unter dieser Altersstufe, guten Ernährungszustand und gute Pflege vorausgesetzt, eine Mortalität von etwa 20%. Ebenso überstehen fast oder ganz ausgewachsene, wirklich kräftige und gut ernährte Rhesus das Gelbfieber immerhin beträchtlich öfter als die durchschnittlich im Laboratorium verwendeten mittelgroßen und mäßig genährten Tiere. Hier ist es noch schwerer, eine Ziffer zu nennen, weil naturgemäß das Angebot solcher Tiere kein regelmäßiges ist. Durch längere Haltung schwächerer Tiere derartige Exemplare zu züchten, dürfte aber in Instituten kaum möglich sein.

Wir sahen sie nur als Ergebnis liebevollster Pflege in privaten Haushaltungen. Etwa die Hälfte, vielleicht noch etwas mehr, von diesen Tieren überwinden den Infekt zwar unter Abmagerung, aber doch durch vollständige Heilung. Es ist wichtig, dies zu wissen, weil man natürlich *Immunprüfungen an solchen Tieren nicht anstellen darf,* es sei denn, man verwendet entsprechende Kontrolltiere. Will man dagegen durch den Tod der Kontrollen die Beweisführung eleganter gestalten, so darf man derartig konstitutionell widerstandsfähigere Tiere zu Immunprüfungen überhaupt nicht heranziehen. *Jedenfalls ist Gelbfieber am Rhesus kein „Alles- oder Nichts-Versuch", keine Alternative zwischen tödlicher Erkrankung oder Immunität!* Der Ausgang des Gelbfiebers hängt auch hier in hohem Maße ab von der Leistungsfähigkeit lebenswichtiger Organe, besonders der Leber sowie von den Reserven, die das Individuum in diese große Verwirrung des Krankheitsvorganges hineinbringt und die ihm entweder gestatten, sie zu überstehen oder seinen Bankrott verursachen.

Daß es, allerdings absolut genommen sehr selten, auch Rhesus gibt, die eine so hohe Resistenz besitzen, daß wir eine Erkrankung nach Infektion nicht oder kaum einwandfrei bemerken, ist nur eine Grenzerscheinung der eben geschilderten Verhältnisse. Sie ist sehr selten und erreicht nicht 1% der beobachteten Affen höchster Empfindlichkeit. Aber sie besteht und es wird sehr gut sein, daß wir beim Studium dieser seltenen, aber doch gelegentlich möglichen, fast völligen natürlichen Resistenz Rechnung tragen.

Wollen wir wirklich abnorme Verlaufsformen des Gelbfiebers studieren, so ist es der Sache nach gegeben, die Erkrankungen unvollkommen immunisierter Individuen in erster Linie zu berücksichtigen. Man muß ihr Vorkommen logisch fordern. Man erörtert seit langem in den Kreisen der Tropenärzte die Frage des „Virusreservoirs" in der eingeborenen Bevölkerung und kennt solche abortiven Erkrankungen auch wirklich aus mehrfacher Beschreibung. Man weiß, daß man aus solchen ambulanten Kranken sehr leicht Virus zu gewinnen vermag und daß sie daher besonders gefährlich sind als Ausbreitungsherde der *Seuche,* der Epidemie. Das Experiment gestattet uns sehr leicht, diese leichten Verlaufsformen zu studieren. Man kann sie in einfachster Form mit Hilfe der Simultanimpfung von Virus und Schutzserum erzeugen.

Eigentlich ist eine derartige Beobachtung schon durch die Darstellung des Falles Helbig gegeben worden. Hier ergab die Abimpfung von einem ambulanten leichtesten Gelbfieberfall am 4. Tage der Erkrankung eine Krankheit des Versuchsaffen 241, die sowohl durch die Länge der Inkubation wie durch die Länge des Fiebers, sowie besonders dadurch ausgezeichnet erschien, daß sich als Ergebnis dieser Erkrankung fast tödliche Schwäche des Affen ergab — bei völlig fehlendem pathognomonischem Leberbefund. Noch der zweite Passageaffe zeigte einen — durch Übernahme von Schutzstoffen — gemilderten Ablauf, der erst bei konsequenter Weiterführung im dritten aufgehoben wurde. Dennoch zeigte die Untersuchung schon des Affen 241, daß hier ein einwandfreies Gelbfieber vorliegen mußte. Der Blutbefund war am 6. 2.: Hämoglobin 70%, Erythrocyten 5 200 000, Leukocyten 6000, Stabkernige 4, Segmentkernige 26, Lymphocyten 66, Monocyten 4, Milchsäure 5 mg%, *Blutzucker* 83 mg%.

Am 8. 2.: Hämoglobin 72%, Erythrocyten 5 500 000, Leukocyten 4500, Stabkernige 7, Segmentkernige 48, Lymphocyten 43, Monocyten 2, Milchsäure 9 mg%, *Blutzucker* 108 mg%.

Am 11. 2.: Hämoglobin 72%, Erythrocyten 5 200 000, *Leukocyten* 5500, Segmentkernige 15, Lymphocyten 79, Monocyten 6, Milchsäure 11 mg%, *Blutzucker* 187 mg%.

Es ist notwendig, hiermit die Werte des zweiten Passageaffen der Reihe Helbig, des Rhesus 249, zu vergleichen. Er wurde fortlaufend untersucht:

Am 7. 2.: Hämoglobin 75%, Erythrocyten 5 450 000, *Leukocyten* 13500, Segmentkernige 32, Lymphocyten 65, Monocyten 3, Milchsäure 17 mg%. *Blutzucker* 93 mg%. Dieser Wert entspricht dem ersten Beginne der Krankheit.

Am 8. 2.: Hämoglobin 78, Erythrocyten 5 700 000, *Leukocyten* 12 500, Stabkernige 5, Segmentkernige 48, Lymphocyten 43, Monocyten 4, Milchsäure 16 mg%, *Blutzucker* 86 mg%.

Am 11. 2.: Erythrocyten 4 300 000, *Leukocyten* 5000, Stabkernige 1, Segmentkernige 17, Lymphocyten 79, Monocyten 3, Milchsäure 16 mg%, *Blutzucker* 51 mg%.

Wir erkennen an diesen Verlaufsformen die anfängliche Leukocytose sowie ihre Senkung im Laufe der Krankheit. Wir sehen besonders bei 249, wie sich der Blutzucker deutlich senkt. 241 zeigt dagegen sehr deutlich den starken Anstieg in der Folge einer hier nicht vollkommen durch die Untersuchung erfaßten tiefen Senkung. Dieser Anstieg deutet auch schon bis zu einem gewissen Grade an, daß dies Tier nicht eigentlich unmittelbar dem Gelbfieber erlegen ist.

Wir brauchen nur zum Vergleiche die Hämogramme typisch an Gelbfieber erkrankter und dem Tode aus Gründen der Stoffwechselstörung erliegender Tiere vergleichsweise zu betrachten.

Wir wählen hierzu den Affen 300, dessen Kurve sich auf S. 159 findet. Er starb am 7. Tage nach der Mückeninfektion (Virus 82). Die Untersuchung ergab 24 Stunden vor dem Tode:

Leukocyten 6 500,
Stabkernige 2, Segmentkernige 94, Lymphocyten 4.
Milchsäure 15 mg%,
Blutzucker 12 mg%.

Ein anderes typisches Verhalten bietet uns der Rhesus 330 dar. Er entstammt der Versuchsreihe 82 und erlag der intraperitonealen Verimpfung von Blut am Abend des 5. Tages nach der Impfung. Der Temperaturabfall erfolgte am Tage nach dem hohen Fieberanstieg. Seine Werte waren:

Leukocyten 11 500,
Stabkernige 4, Segmentkernige 90, Lymphocyten 6.
Milchsäure 17 mg%,
Blutzucker 32 mg%.

Beide Vergleichsaffen zeigen die starke Senkung des Blutzuckers. Beide lassen die starke Lymphopenie erkennen und Monocyten ganz vermissen. Beide zeigen eine deutliche leukocytäre Reizung. Der Tod kann ersichtlich *noch auf dem Stadium der Hyperleukocytose,* aber, und besonders bei etwas längeren Verlaufsformen, in der Regel im leukopenischen Zustande erfolgen. Der Ablauf dieser Reaktionen ist wichtiger als ihre absoluten Werte, die ersichtlich von konstitutionellen und zeitlichen Faktoren des Infektionsablaufes in gleicher Weise beherrscht werden.

Wir wollen hier nicht Befunde häufen, sondern nur versuchen das Typische zu klären. Man erkennt leicht, daß die milderen Infekte auch in ihren Reaktionen gemildert den typischen Ablauf andeuten. Wir werden im Sinne wohlbegründeter hämatologischer Anschauungen den dauernden monocytären Bestand der relativ geschützten Tiere gegenüber dem Fehlen bei normal-tödlichem Verlaufe buchen.

Daß hier das Tier ganz und gar in seinem Verhalten dem des Menschen entspricht, zeigt ein Blick auf die Blutbefunde unserer schutzgeimpften Abortivinfekte. Wir lassen sie hier noch einmal folgen:

HELBIG 30. 1. 29: Hämoglobin 115%, Erythrocyten 6700000, Leukocyten 1700, Jugendliche 5, Stabkernige 23, Segmentkernige 35, Lymphocyten 24, Monocyten 13.

31. 1. 29: Hämoglobin 115%, Erythrocyten 6100000, Leukocyten 1500, Jugendliche 5, Stabkernige 24, Segmentkernige 31, Lymphocyten 23, Monocyten 17.

1. 2. 29: Hämoglobin 107%, Erythrocyten 5400000, Leukocyten 1500, Eosinophile 1, Jugendliche 6, Stabkernige 18, Segmentkernige 14, Lymphocyten 43, Monocyten 18.

5. 2. 29: Hämoglobin 105%, Erythrocyten 5500000, Leukocyten 2800, Eosinophile 3, Stabkernige 5, Segmentkernige 37, Lymphocyten 31, Monocyten 24.

6. 2. 29: Hämoglobin 103%, Erythrocyten 5200000, Leukocyten 3000, Stabkernige 6, Segmentkernige 33, Lymphocyten 33, Monocyten 28.

7. 2. 29: Hämoglobin 103%, Erythrocyten 5400000, Leukocyten 4200, Jugendliche 1, Stabkernige 6, Segmentkernige 38, Lymphocyten 36, Monocyten 19.

8. 2. 29: Hämoglobin 103%, Erythrocyten 5500000, Leukocyten 5000, Jugendliche 1, Stabkernige 9, Segmentkernige 49, Lymphocyten 27, Monocyten 14.

KLEIN 12. 2. 29: Hämoglobin 95%, Erythrocyten 4350000, Leukocyten 3500, Jugendliche 2, Stabkernige 16, Segmentkernige 66, Lymphocyten 11, Monocyten 5, Blutzucke 35 mg %.

13. 2. 29: Leukocyten 3300.
14. 2. 29: Leukocyten 1800.
16. 2. 29: Leukocyten 5600, Jugendliche 5, Stabkernige 36, Segmentkernige 21, Lymphocyten 28, Monocyten 10.
22. 2. 29: Jugendliche 1, Stabkernige 1, Segmentkernige 59, Lymphocyten 36, Monocyten 3.

HARTMANN 18. 2. 29: Hämoglobin 110%, Erythrocyten 5620000, Leukocyten 3200, Jugendliche 5, Segmentkernige 36, Stabkernige 30, Lymphocyten 12, Monocyten 17, Blutzucker 55 mg%.
19. 2. 29: Jugendliche 2, Stabkernige 30, Segmentkernige 34, Lymphocyten 15, Monocyten 19, Blutzucker 96 mg%.
20. 2. 29: Hämoglobin 105%, Erythrocyten 7970000, Leukocyten 3600, Basophile 1, Myelocyten 2, Jugendliche 3, Stabkernige 22, Segmentkernige 28, Lymphocyten 27, Monocyten 7.
21. 2. 29: Hämoglobin 111%, Erythrocyten 6560000, Leukocyten 3800, Basophile 1, Eosinophile 3, Jugendliche 10, Stabkernige 16, Segmentkernige 16, Lymphocyten 33, Monocyten 21.
22. 2. 29: Basophile 1, Eosinophile 1, Jugendliche 2, Stabkernige 13, Segmentkernige 18, Lymphocyten 53, Monocyten 12.
23. 2. 29: Eosinophile 1, Stabkernige 8, Segmentkernige 28, Lymphocyten 49, Monocyten 14.

GRESSHÖNER 13. 2. 29: Leukocyten 5400, Eosinophile 1, Jugendliche 1, Stabkernige 19, Segmentkernige 49, Lymphocyten 21, Monocyten 8.
14. 2. 29: Leukocyten 3300, Jugendliche 2, Stabkernige 25, Segmentkernige 29, Lymphocyten 37, Monocyten 7.
15. 2. 29: Leukocyten 2500, Myelocyten 1, Jugendliche 2, Stabkernige 18, Segmentkernige 48, Lymphocyten 26, Monocyten 4.
16. 2. 29: Leukocyten 1500, Jugendliche 2, Stabkernige 16, Segmentkernige 45, Lymphocyten 27, Monocyten 10.
17. 2. 29: Leukocyten 1500, Stabkernige 7, Segmentkernige 35, Lymphocyten 50, Monocyten 8.
18. 2. 29: Leukocyten 2500, Jugendliche 2, Stabkernige 16, Segmentkernige 45, Lymphocyten 27, Monocyten 10.
19. 2. 29: Leukocyten 5600, Eosinophile 3, Stabkernige 7, Segmentkernige 38, Lymphocyten 42, Monocyten 10.
20. 2. 29: Leukocyten 4000, Stabkernige 2, Segmentkernige 43, Lymphocyten 48, Monocyten 7.

Diese Formen der Infektion verdienen unsere Beachtung, weil sie Übergänge darstellen zu etwas schwieriger zu durchschauenden Reaktionen.

Betrachten wir folgende Übersicht eines Versuches. Er enthält drei Kontrollen, die typisch sterben. Zwei Rhesus sind mit verschiedenen Mengen eines Immun-Affenserums simultan gespritzt. Serum und virushaltiges Blut wurde in der angegebenen Menge von je 5 ccm Blut mit 0,5 bzw. 2 ccm Serum gemischt intraperitoneal einverleibt.

Herzblut Rhesus 305 (Virus Hh.) auf					
Rhesus 312, Kontrolle sehr jung	Rhesus 313 Kontrolle	Rhesus 314 + Ser. Klein gemischt ip	Rhesus 315 im Ser. Kl. vom 5. 2.	Rhesus 316 ip 1,5 Ser. Dr. McCL	Rhesus 278 Kontrolle
1. 38,6	39,1	39	38,4	39,2	37,8
39,2	40,1	38,3	39,7	40,2	38
39,1	38,9	37,7	38,5 [1]	38,5	40,5
39	Tod!	38	38,7	Tod!	Tod!
38,6		38,7→335! Keine	38,7		
36,5		39,2 Erkrankung	39,5 [2]→337 } Keine Erkrankung aber Schutz vermittelt (11 bzw. 8 Tage später)		
35,5		39 Keine Immunität	38,8		
Tod!		38,7	38,8		
		38,2	41,4 [3]→344 }		
		38,6	38,3		
		38,6	38,9		
		38,3←IP! ↓ Siehe die folgende Tabelle!	38,1		
			39,1		
			39		
			39,8		
			39,3 [4]		
			38,3		
			38,8		
			38,3		
			38,5		
			39,3		
			38,4		
			38,5		
			38,4		

[1—4] Blutuntersuchungen (weiter unten).
IP Immunitätsprüfung. ip intraperitoneal.

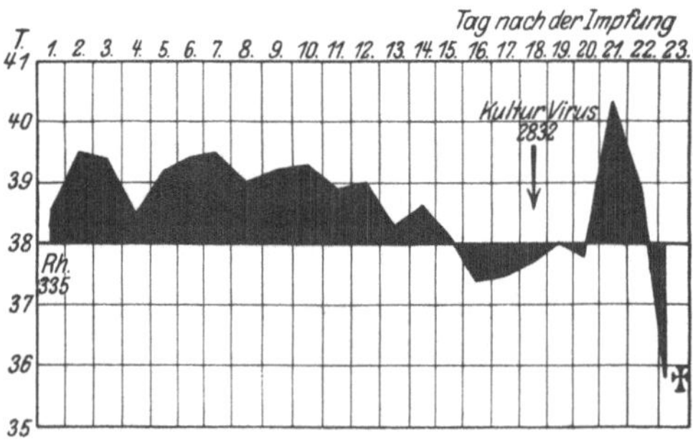

Abb. 122.

Herzblut Rhesus 345. (Virus: Weibliche Kulturmücken-Tierpassage) auf		
Rhesus 348 Kontrolle	Rhesus 314 ip Vir. Hh. + Deckser. Klein	Rhesus 301 ip Kultur 1871 Tierpassage
1. 39	38,6	38
38,6	38,9	38,3
40,5	38	39
39,6	39	38,6
Tod!	38,5	38,4
	38,7	38,5
	38,8	38,6
	38,6	38,1
	38,7	38,6
	38	38,7
	37,8	38,5
	37,7	38,2

Blutbefunde des Rhesus 315:

1. *Leukocyten* 6500.
   Segmentkernige 46 — Lymphocyten 43 — Monocyten 11.
   Blutzucker 83 mg%.
2. *Leukocyten* 1100.
   Segmentkernige 20 — Lymphocyten 79 — Monocyten 1.
   Milchsäure 5 mg%,
   Blutzucker 34 mg%.
3. *Leukocyten* 8500.
   Jugendliche 2 — Stabkernige 16 — Segmentkernige 67 — Lymphocyten 15.
   Milchsäure 22 mg%,
   Blutzucker 76 mg%.
4. *Leukocyten* 1800.
   Segmentkernige 15 — Lymphocyten 80 — Monocyten 5.
   Milchsäure 6 mg%,
   Blutzucker 44 mg%.

Von diesem Rhesus 315 wurde zweimal eine Abimpfung vorgenommen. Leider waren jedesmal die verimpften Blutmengen zu groß. *Wir machten erst später die Beobachtung, daß man in solchen Fällen durch kleinste Blutmengen zuweilen infizieren, durch größere dagegen in gewissem Grade immunisieren, jedenfalls aber gegen, in einem gewissen Abstande nach folgende Infektionen schützen kann.* Die Verfolgung der Verhältnisse des Blutes zeigt hier ganz einwandfrei, daß Leukocyten wie Blutzucker gleichsinnig eine zweifache Senkung durchmachen, wie wir sie eingipfelig als kennzeichnend für den normalen Ablauf der Gelbfieber-Erkrankung kennen gelernt haben. Bemerkenswert ist, daß hier, ohne sehr beachtliche Krankheitserscheinungen Fieberzacken auftreten, die mit höchster Wahrscheinlichkeit auf Virus zurückgeführt werden müssen, wenn es auch in diesem Falle aus technischen Schwierigkeiten heraus nicht in Gestalt einer Passageinfektion deutlich gemacht werden konnte, wahrscheinlich überhaupt nur verhältnismäßig selten gelingt. Diese Temperaturbewegungen sind aber von den pathognomonischen Reaktionen des Blutes begleitet, und zwar in deutlich rezidivierender Verlaufsart. Die anfängliche, auf die Serumbehandlung mit zurückzuführende Monocytose bildet sich unter ihrem Einfluß zurück. Die außerordentliche Wandlung der Krankheit unter dem Einfluß des Serumschutzes drückt sich hier sehr schön durch die für das Gelbfieber geradezu perverse Lymphocytose aus. Die Blutzucker- und Leukocytenschwankung entspricht dem pathognomonischen Verhalten, die Lymphocyten dagegen bekunden, daß die Störung im intermediären Eiweißstoffwechsel sowie in der Ernährung hier in Wegfall gekommen sind. An Stelle des Defizits tritt eine Mehrleistung. Ein sorgfältig verfolgtes Hämogramm ist hier unzweifelhaft von größter Bedeutung und wirklich aufschlußreich.

Versuche dieser Anordnung haben wir mehrfach wiederholt, schon um festzustellen, ob und daß wirklich die verschiedenen Sera der Mitglieder unseres Laboratoriums, die erkrankt sind, grundsätzlich die gleiche Schutzwirkung gegen gleichzeitig oder kurz danach eingeführtes Virus entfalten können. Wir fanden im Verlaufe dieser Untersuchungen diese für die Beurteilung wesentliche Erwartung voll bestätigt, wenn auch naturgemäß die Güte dieser Schutzwirkung nicht durchweg die gleiche ist. Der soeben dargestellte Versuch hat eine kaum mehr sichtbare Infektion der Tiere ergeben, die deckendes Schutzserum (Deckserum) empfangen haben. Dennoch deckte die ganz genaue Beobachtung der Blutreaktion eine ganz typische pathologisch-physiologische Reaktion auf, nur daß diese deutlich zweigipfelig ablief.

Der entsprechende Versuch an den Rhesus 360—361 ergibt eine etwas deutlichere Erkrankung dieser beiden mit Affenserum (und zwar von dem 2. Rhesus der Reihe „Helbig“ stammend) geschützten Affen. Wir sehen in sehr bezeichnender Weise eine Verlängerung der Inkubation. Wir haben schon im Anfange unserer Darstellung darauf hingewiesen, daß im Falle des Gelbfiebers die Inkubation sowohl von der eingeführten Virus*menge*, dem gewählten Ort und den möglichenfalls gleichzeitig miteingeführten Schutzstoffen abhängt. Hier also haben wir ein sehr bezeichnendes Beispiel für diese Beobachtungstatsache. *Schutzstoffe* verkürzen nicht, wie eine allergische Theorie verlangen müßte, sie *verlängern die Inkubation.* Dieser verlängerten Inkubation folgt bei Rhesus 361 ein längeres Fieber. Noch am letzten Tage dieses Fiebers gelingt es, Gelbfieber durch Blutübertragung einen neuen Rhesus zu vermitteln. Die Entnahme am ersten Fiebertage liefert ein im Ablauf typisches, die des letzten Tages dagegen ein etwas atypisches Gelbfieber. Die Inkubation ist extrem verlängert. Die Temperatur ist während dessen unruhig. Der Tod erfolgt erst am 15. Tage. Die Öffnung des Kadavers liefert aber ein ganz kennzeichnendes Bild, das durch die gewebliche Untersuchung seine Bestätigung findet.

Virus: Weibliche mit Kultur gefütterte Mücken I.				
Rhesus 348	Rhesus 359	Rhesus 360 zugleich 0,5 ccm Schutzserum Rhesus 249 ip	Rhesus 324	Rhesus 361 zugleich 2 ccm Schutzserum Rhesus 243 ip
39	38,1	38,8	38,6	38,7
38,6	40,4	38,7	40,5	39,6
40,5	Tod!	38,5	38,3	38,8
39,9		38,5	Tod!	38,7
Tod!		39,2→371 Gelbf. +		38,7
		39,9 → 373 Späte Fie-		39,4 →372 Gelbfieber †
		berreaktion. Imm.		39,6
		40,8 → 349 Spätes Fie-		40
		40 ber. Tod an Gelb-		40
		39,8 fieber.		40,5
		39,7		40 → 377 spätes Gelb-
		38,1		fieber †
		38		38,4
		38		38,2
		38,2		38,5
		37,8		38,7
				37,9
				37,5

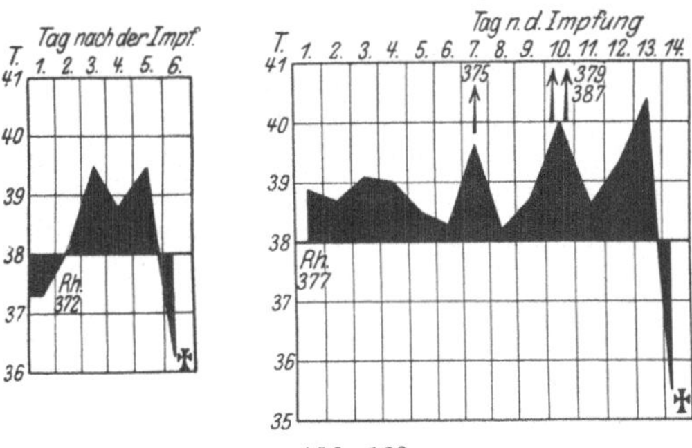

Abb. 123.

Erklärung. Die tabellarische Übersicht ist wohl ohne Hilfe verständlich. Von den Abimpfungen, ausgehend vom Rhesus 360, ist die erste in ihrem Ergebnis einwandfrei und klar. Sie vermittelt dem Rhesus 371 tödliches Gelbfieber. Dagegen ergibt die Impfung von 373 mit 0,004 und von 349 mit 2,2 ccm Herzblut am 2. Fiebertage ein unklares spätes Fieber. 349 wird nach Abklingen dieses Fiebers noch einmal mit einem starken Virus (Virus v. d. Osten, Rhesus 390, 2. Fiebertag) nachgeimpft und stirbt binnen 20 Stunden mit einem typischen Gelbfieberbefund. Es ist wahrscheinlich, daß hier die erste Infektion noch nicht abgeklungen ist und daß die zweite dann das Werk der ersten tödlich vollendet hat. Man kann also mit einer gewissen Wahrscheinlichkeit annehmen, daß die späten Fieber modifizierte Gelbfieberinfekte darstellten.

Ganz eindeutig ist dagegen die parallele Verarbeitung des Rhesus 361, die sowohl am 1. wie am 6. Fiebertage (!) erfolgreich Gelbfieber auf weitere Rhesus zu übertragen gestattet. Während die Erkrankung bei 372 ganz typisch abläuft, zeichnet sich die von 377 durch sehr lange Inkubation sowie durch eine Art rezidivierenden Fiebers aus. Auch sie endet tödlich mit dem Befunde von Gelbfieberveränderungen der Organe. Die Abimpfung von der zweiten Fieberzacke dieses Tieres auf die Rhesus 379 (0,3 ccm) und 387 (4,5 ccm) tötet 379 am Morgen des 3. Tages, dagegen 387 erst nach einer langen Inkubation, wodurch sich wieder ausdrückt, daß die große Blutmenge zugleich mit dem Gehalte an Schutzstoffen den Infekt eigenartig zum Untypischen wandelt. Dennoch endet auch hier der schließliche Infekt tödlich unter typischen Erscheinungen.

Die Wiederholung des gleichen Versuches am Rhesus 377 wiederholt in schönster Form die Erfahrung des ersten. Die Abimpfung am 10. Tage nach der Impfung, am 4. Tage der mehrgipfelig verlaufenden Temperaturkurve fieberhaften Charakters ergibt wieder das gleiche Bild, sofern wir 4,5 ccm Blut einspritzen. Nach leichter anfänglicher Fiebersteigerung erfolgt allem Anschein nach die richtige, durch starke Reaktionen gekennzeichnete Erkrankung am 11. Tage nach der Impfung. Wenn die Inkubation in ihrer Temperaturregulation nicht ganz ruhig verlief, so kann hier eine Osteomyelitis mitspielen, die dies Tier am rechten Mittelfinger aufwies. Sie führte zur Fistelbildung. Dann erfolgte also eine 6 tägige Erkrankung, die zum Tode unter völlig eindeutigen autoptischen und mikroskopischen Befunden führte. Im Gegensatz zu diesem Tiere erkrankte der parallele Impfling, der aber nur 0,3 ccm Blut erhalten hatte, fast inkubationslos und starb schon am dritten Morgen nach der Impfung. Diese nicht allein dastehende, aber besonders eindrucksvolle Erfahrung beleuchtet die Bedeutung der dem Virus im Blute beigemischten Schutzstoffe für Inkubation und Krankheitsablauf.

Wir haben bereits in unserer ersten Arbeit über Gelbfieber darauf hingewiesen, daß das Virus längere Zeit im Blute kreisen kann, wenn kein Zusammenbruch der Leber stattfindet. Seine Gegenwart wird nur durch die immer stärker ansteigende Produktion an Schutzstoffen unkenntlich gemacht. Wahrscheinlich nimmt auch seine Menge erheblich ab. Wir hatten aber bisher keine Gelegenheit, dies genau zahlenmäßig auszudrücken. Jedenfalls erscheint es umgekehrt sehr wahrscheinlich, daß die Verlegung des Leberkreislaufes durch Leukocyten und Wandzellen sowie die Trümmerbildung ebenda wie ein absorbierendes Filter das Virus des Kreislaufes festhält, wenn dieses gewebliche Ergebnis des fermentativen Versagens der Drüsenzellen eingetreten ist.

Eine dritte Beobachtungsreihe dieser Art schließlich hat hinsichtlich der Unterdrückung der Infektion anscheinend einen vollen Erfolg. Die systematische mehrfache Nachimpfung mit starkem Virus ergibt jedoch ganz abortive, aber unverkennbare Infekte klinisch bedeutungslosen Charakters. Hämatologisch drückt sich dies ganz schwach aus.

Rhesus 295 ergab am 28. 2. = 1. der Tabelle:
Leukocyten 20 000,
Stabkernige 3 — Segmentkernige 78 — Lymphocyten 15 — Monocyten 4.

Am 8. 3. = 2.:
Leukocyten 17 500,
Stabkernige 3 — Segmentkernige 73 — Lymphocyten 24,
Milchsäure 17 mg%,
Blutzucker 63 mg%.

Am 9. 3. = 3.:
Leukocyten 16 000,
Stabkernige 3 — Segmentkernige 74 — Lymphocyten 21 — Monocyten 2,
Milchsäure 8 mg%,
Blutzucker 66 mg%.

Herzblut Rhesus 280 (Virus Gresshöner) ip je 3 ccm

Rhesus 293	Rhesus 296	Rhesus 294 im 1,5 Ser. Gresshöner, Jungtier!	Rhesus 295 im 1,5 Ser. Helbig	Rhesus 297 im 1,5 Ser. Klein[4]
1. 39	39,5	38,7	39,5	38,7
40,4	39,1	39,1	39,9	38,8
37	40,1	39	38,8	39,6
Tod!	39,4	38,7	38,1	Tod!
	Tod!	39,3	39,2	
		38,3	39	
		38,7	39,3 [1]	
		38	38,6	
		38,3	38,3	
		38	38,5	
	Kontrolle Rhesus 330	38,8←IP Vir. 82	39←IP Vir. Klein	Kontrolle Rhesus 334
	39	38	39,2	39,5
	38,8	38,7	38,5	39,7
	38,2	38,3	38,5	38
	40,3	38,6	**39,5** [2]	40,4
	37,4	39	38,5 [3]	39,9
	Tod!	38,3	38,2	Tod!
		38,5	37,8	
		38.3	37,8	
		40,1→Rhes.	38	
		38,5 355 kein	38,2	
		38,5 Gelb-	38,8	
		38,2 fieber	38,7←2. IP	Kontrolle
		38,3	Vir. KMP	Rhesus 365
		37,9	38,7♀	39,4 Dieser Rhesus
		37,8	38,5	40,4 erhielt
		37,5	38	Tod! nur
		37,3	**39,7**	0,05 ccm
		37,7	**39,5**	Blut
		37,8	38,9	
		37,5	38,9	
			38,6	
			38,4	
			38,2	

im = intramuskulär am Oberschenkel.

[1—3] Blutentnahmen, siehe weiter unten.

[4] Im Falle des Rhesus 297 versagte das Rekonvaleszentenserum „Klein“ als die Infektion abdeckendes *Schutzserum* vollständig. In anderen Versuchen erwies es sich wirksam. Jedenfalls ist seine Wirksamkeit nicht stark und die der Rekonvaleszentensera im allgemeinen schwankend.

Nur die negative Schwankung des Blutzuckers ist hier deutlich. Die Leukocytenzahl aber bleibt hoch. Wir begegnen dem gleichen Verhalten bei dem parallel behandelten Rhesus 294, wo die Hyperleukocytose bis auf 25 000 Zellen hinaufgeht.

Wir sehen also, daß die Reaktionen auch des Blutes verschiedenwertig sind und teilweise typisch, teilweise dagegen nicht verändert zu erscheinen brauchen. Die Wirkung des virulenten Prozesses ist hier in einzelne Differentiale aufgelöst. Nähert sich der Krankheitsvorgang ungefähr dem eines typischen Gelbfiebers, so kehrt gerade hier die kennzeichnende und *diagnostische wichtige Reaktivität* wieder. Sie ist aber verändert, wenn die Unterdrückung der Krankheit eine sehr vollkommene ist. Immerhin wird es wichtig werden, beim Menschen in ausgedehntem Maße derartige Untersuchungen durchzuführen, um gerade die Diagnostizierbarkeit solcher abortiven Verlaufsformen vor und innerhalb einer Epidemie zu klären.

Es wäre von größter Bedeutung, wenn man, wie bereits betont wurde, unter etwas leichteren Arbeitsbedingungen imstande wäre, die abnormen Infekte aller Art auf ihre Infektiosität für Mücken nach Grad und Dauer einer eingehenden Prüfung zu unterziehen. Die Begrenztheit unserer Mittel wie unserer Leistungsfähigkeit zwang uns, zusammen mit den ungünstigen Wirkungen des europäischen Winters auf das Gebaren der Mücken, bisher diese wesentliche Versuchsanordnung gänzlich zu vernachlässigen.

Wir wollen hier nur noch ganz kurz eine weitere Beobachtungsreihe kleinen Umfanges wiedergeben, weil sie eine Erscheinung verdeutlicht, die zwar sehr selten, aber für den Experimentator sehr wichtig ist. Hier wurde neben einer Kontrolle mit einem Serum eines nicht immunen Menschen, einem Rhesus, der Virus und Immunserum erhielt, eine Kontrolle nur mit Virus ohne Serum eingesetzt. Der betreffende Affe wog 4,3 kg und war ausnehmend kräftig und gut genährt. Er erkrankte überhaupt nicht sichtlich. Wir haben ihn in weiterer Folge dreimal mit stärksten Virus in übergroßen Mengen nachgespritzt, ohne daß er je erkrankt wäre. Dahingegen zeigte der Rhesus 262 eine deutlich gemilderte Infektion, der später — zu einem Zeitpunkte, wo eine Serumschutzwirkung nicht mehr in Frage kam — sich als vollimmun erwies. Die mitgeführte Immunkontrolle, der Rhesus 239, war milde im Verlaufe der Infektionsreihe „mit Kultur gefütterte männliche Mücken" erkrankt und hatte die Infektion überlebt. Er zeigte zwei Temperaturzacken, ohne daß sich eine Infektion weiterführen ließ.

Im Zusammenhange der Besprechung der abnormen Abläufe des Gelbfiebers drängt sich ein Gedanke auf, der unter besonderen Umständen eine praktische Bedeutung erhalten könnte. Besäßen wir gar kein zuverlässiges Verfahren praktischer Schutzimpfung, so könnte man wohl daran denken, durch die Erzeugung milder und ungefährlicher „abgedeckter Infekte" nach Herstellung einer gewissen, aber ihrem Grade nach nicht sicher bekannten Grundimmunität vollkommen zu immunisieren, also gewissermaßen zu „variolisieren", nur eben unter sehr viel geringerer Gefährdung *des Einzelnen* als dies die Variolisation vermochte. Versuchsprotokolle nach Art des Rhesus 295 legen den Gedanken nahe, sich durch zweckmäßige Verbindung immunisierender Maßnahmen mit abgedeckten Infekten in zeitlich geeigneter Folge fast völlig ohne belästigende oder gar gefährliche krankhafte Reaktionen höchste Grade der Immunität zu sichern. Wir wollen hier gar nicht annehmen, daß wir wirklich abgedeckte Infekte als immunisierende Maßnahme größeren Stiles nötig hätten oder etwa — namentlich für sich allein genommen — als empfehlenswert betrachteten. Wir wollen nur darauf hinweisen, daß uns die Methode des abgedeckten Infektes, evtl. in zeitlich

Herzblut Rhesus 251 (Virus: Stegomyia infiziert an Virus Hohenadel, ip 2,5 ccm) auf

Rhesus 260 ip mit 1 ccm Normalserum	Rhesus 261 sehr kräftiger Affe von 4,3 kg	Rhesus 262 ip mit 1 ccm Serum Hohenadel	Rhesus 239 (Virus: ♂ mit Kultur gefütterte Mücken. Abortive Infektion. Immunprüfung)
39,9	37,9	37,9	37,8
39,7	39,2	39,2	38,9
Tod!	38,7	39	38,8
	37,9	39,6	38,4
	38,5	39	38,5
	38	39	39,8
	39,3	39,1	38,7
	37,8	38	38,4
	38	39,4	39,4
Kontrolle Rhesus	37,7←IP (Virus	39	38
298	Hartmann)	39	37,5
39,8	37,5	38,1	39,4
41,2	38	9 Tage Erysipel, dann	38,5
37,6	37,4	IP Virus Klein	38,7
Tod!	38,3	Kontrolle	39
	37,9	Rh. 334 262	38,7
	38,5	39,5 38,3	38,8
	38,1	39,7 38,6	38,4
	38	38 39	38,2
	38,4	40,4 38,8	38
	37,8	39,9 38	später zweite IP
	37,8	Tod! 38,3	ohne Temperatur-
		38,2	schwankungen!
		38,8	
		38,5	
		38,5	
		38,2	
		38	

geeigneter *Wiederholung*, ein Mittel an die Hand gibt, *in ausgewählten Fällen besonderer Art mit ihrer Hilfe Grundimmunitäten auszuwerten und Vollimmunitäten zu sichern.* Man mag vielleicht wohl der Meinung sein, daß man auch ohne jedwede Annäherung an den „Infekt“ zu immunisieren vermag — wir sind nicht imstande, die wertvollen Ergebnisse von Aragão, Hindle, Pettit in ihrer praktischen Bedeutung zu beurteilen —: *Jedes Vorgehen, das eine so wichtige Aufgabe erfüllen soll wie den Schutz einer großen und wertvollen Bevölkerung, bedarf einer Kontrolle auch seiner praktischen Durchführung an Hand geeigneter Stichproben.* Solche werden sich als Ärzte sowie ärztliches Hilfspersonal, Sanitätskolonnen usw. zum Teil als so der Ansteckungsgefahr ausgesetzt erweisen, daß eine eingehende Prüfung ihres Impfschutzes sowohl zur Beurteilung dessen der anderen Bevölkerung wie zu ihrer eigenen vollkommenen Sicherung empfehlenswert und ärztlich wie moralisch gerechtfertigt erscheinen dürfte. Uns ist nicht bekannt geworden, daß Vorschläge in dieser Richtung gemacht worden wären. Es ist aber zwischen zwei Epidemien unbedingt erforderlich, sich *bei Zeiten einen Einblick in den Stand der Immunisierung zu verschaffen*. Da es sich hier um Maßnahmen handelt, die zudem ohne besondere Kosten zugänglich sind, dürfte dieser Vorschlag in ernsteste Erwägung gezogen werden müssen. Die volle Freiwilligkeit der Erlaubnis zu derartigen ärztlichen Eingriffen ist eine selbstverständliche Voraussetzung. Treffen diese Maßnahmen Menschen, denen sich der impfende Arzt gedanklich vollkommen auszudrücken vermag, so wird es sehr leicht sein, bei besonderer Gefährdung solche, die ärztlicher Einsicht zugänglich sind, von der Nützlichkeit dieses Vorgehens zu überzeugen. So kann — *zunächst nur unter ganz besonders ausgewählten Umständen* — der „abnorme Infekt" zu einer nicht unwichtigen Methodik werden. In einer mückenfreien Zeit ist dieser Versuch sogar ohne besondere Absonderung der Betroffenen durchführbar.

Wir möchten hier kurz auf die Literaturangaben unserer ersten Mitteilung verweisen (Klin. Wschr. **1929,** 1). Inzwischen liegt eine ausführliche Arbeit von HINDLE vor: An experimental study of yellow fever. Trans. roy. Soc. trop. Med. Lond. **22,** 5, 405—434 (1929). Hier unterbreitet HINDLE das Ergebnis seiner sorgsamen, auf Immunisierung gerichteten Studien. Das Verfahren in seiner grundsätzlichen Fassung ist bestens vom Rocky Mountain spotted fever her bekannt (SPENCER und PARKER). Vielleicht liegen dort die präparativen Möglichkeiten besonders günstig. Seine praktische Anwendbarkeit auf das Gelbfieber vermögen wir selbst noch nicht zu beurteilen. Gewisse Schwierigkeiten und Schwächen solchen Vorgehens wurden für eine ganz andere Krankheit, die Staupe der Hunde, noch kürzlich von F. H. LEWY und von LAIDLAW und DUNKIN erörtert (Prevention of canine distemper. Brit. med. J. **1928,** 1100 ff.). Hier können aber sehr wohl von Krankheit zu Krankheit wechselnde Verhältnisse mit entsprechenden praktischen Folgerungen gegeben sein.

Unabhängig von der Beurteilung praktischer Möglichkeiten und Bewertungen ist aber die Gegenüberstellung der Gewebsvirus-Vaccination und unserer Schutzimpfungen wichtig und aufschlußreich, weil sie den innersten Kern des Kulturproblems aufdeckt.

Man mag vielleicht mit ausgezeichnetem Erfolge mit Hilfe des toten Gewebsvirus immunisieren können (ARAGÃO, HINDLE, PETTIT). Man kann dies bestimmt nicht mit toten Kulturkeimen. Man kann es aber mit lebenden Kulturkeimen, denen durch entsprechende Zuchtbedingungen eine bestimmte Reaktivität erhalten ist.

Denn der Kulturkeim ist durch den biologischen Eingriff der Kultur dem Virus gegenüber verändert.

Kann sich dieser Kulturkeim, nach entsprechender Lebenshaltung in einen empfänglichen Körper eingebracht, wieder in gewissem Umfange „readaptieren", *in der Richtung* des Virus wandeln, ohne daß jedoch *alle* Bedingungen einer echten Infektion hergestellt wären, und unterliegt er so der Aufsaugung, der Resorption, so erzeugt er in entsprechender Menge und nach entsprechender Zeit eine hohe Immunität gegen das eigentliche Virus des Gelbfiebers. Immunisierung ist Resorption unveränderten Antigenes, wie wir schon in unseren Darlegungen über „Die Erreger des Fleck- und Felsenfiebers" ausgeführt haben.

Dies ist eine grundsätzlich neue, für Variations- und Immunlehre gleich bedeutungsvolle Erscheinung, die mindestens für die von uns erforschte Gruppe von Virus so wesentlich ist, daß recht eigentlich an ihr die Bemühungen einiger Forscher zunichte geworden sind.

Diese Virus sind also variabel in ihrem Stoffwechsel, in ihrer Funktion der Ernährung. Mit dieser Variablen aber ändern sich andere Leistungen und Bildungen, *ändert sich auch die „Form", der Aufbau.* Diese Veränderungen sind rückgängig zu machen. Die Bakterien können sich dem virulenten Milieu wieder einpassen, das Virus tritt ebenfalls typisch in die „Kultur" ein. Die Änderung durch unsere kulturellen Maßnahmen ist aber ein wichtiger Eingriff, dessen Folgen uns leicht die Beziehungen verbergen, die zwischen unserem Produkte, dem Kulturkeim, und dem Virus bestehen. Nur die Reaktivität ist typisch, nicht ihre jeweilige Ausprägung in bestimmte Erscheinungsformen. Die Abneigung, diese in der Biologie lange gewürdigte Erfahrung auf unsere Virus anzuwenden, war und ist ein Feind unseres Fortschrittes.

Erörterungen über praktische Verfahren und ihre Vorzüge und Leistungen dürfen aber diesen Fragenkreis von hoher prospektiver Bedeutung nicht zurückdrängen. Wir verkennen dabei gar nicht, daß es unsere vornehmste Aufgabe bleibt, ausgehend von der Beobachtung natürlicher Varianten den Weg zu finden, der auch der praktischen Aufgabe am besten gerecht wird. Daher haben wir den kulturellen Infekt genauer zu studieren unternommen und daher haben wir auch auf die durch Sera abortiv gestalteten und veränderten Infekte des Virus selbst hingewiesen. Wir wissen sehr wohl, daß unser Material der Fülle der Wirklichkeit noch nicht annähernd gerecht wird.

XIII. Kultur aus dem Virus oder Virus in der Kultur?

Immer wieder wird im Gefolge von Untersuchungen, wie den hier vorgelegten, die Frage laut, ob es sich um „richtige" Kultur oder darum handle, daß Virus in der Kultur „mitgeführt" worden sei. Wir sind auf diesen Einwand schon in unserer ersten Mitteilung eingegangen. Die hier ausführlich dargelegten Versuchsreihen widerlegen ihn für jeden denkenden Leser ohne weiteres; aber wir wollen doch die wesentlichen Momente, die diese Annahme unmöglich machen, herausheben.

Zu Anfang unserer Untersuchungen haben wir wiederholt sowohl originale wie Subkulturen des Vibrio macaci Makaken eingespritzt. Solche Kulturen, wie jung oder alt sie auch waren, hatten keine erkennbare Wirkung in der Richtung unserer Arbeit. Sie verursachten weder Gelbfieber noch immunisierten gegen Gelbfieber. Eine Ausnahme machte nur die Kultur 82, die, scheinbar eine reine Vibrionenkultur, dennoch ausgezeichnet immunisierte. Wir haben aber hernach die Erfahrung gemacht, daß ihr B. hepatodystrophicans beigemischt war. Eine ausgezeichnete Infektionsreihe mit dieser bereits besprochenen Kultur ist hier ausführlich wiedergegeben. Wo also eine Wirkung erkennbar wurde, ließ sich B. hepatodystrophicans nachweisen. Umgekehrt injizierten wir im Laufe unserer Versuche wiederholt Kulturen, die kein Wachstum zeigten oder andere Bakterien enthielten (z. B. Rh. 50) und hatten keinerlei Erfolg — ganz gleich den Versuchen mit Kulturen, die nur den für uns belanglosen Vibrio enthielten. Beispielsweise war ein ganz ungewöhnlich stark virushaltiges Plasma des Affen Rhesus 23 mit unserem Nährboden in der üblichen Weise oberflächlich vermischt nach sechstägigem Aufenthalt im Brutschrank durchaus avirulent. Mikroskopisch war kein Wachstum nachweisbar. Die Nachimpfung des zur Prüfung verwendeten Rhesus 34 ergab seine normale Empfänglichkeit, er starb in kennzeichnender Weise. Plasma haben wir zu wiederholten Malen zur Infektion benutzt und stets sehr wirksam befunden.

Da unsere Tierversuche mit Materialien angestellt sind, die 9 bis mehr als 90 Tage unter den Bedingungen des Brutschrankes gehalten sind, bliebe es eine offene Frage, wie sich die Tatsache positiver Ergebnisse mit dieser Erfahrung verträgt, die mit der relativ kurzen Lebensdauer des Virus unter den hier gegebenen Bedingungen in scharfem Widerspruch steht.

Mögen diese Überlegungen stichhaltig sein oder nicht — die Art, wie ein Gelbfieber sich aus einer kulturellen Impfung entwickelt, die relativere Leichtigkeit der Impferfolge organlos gewachsener, die oft notwendige langwierige Passagierung der mit Organ gewachsenen Kulturen zur Erreichung des gleichen Endzweckes: diese Beobachtungen und Erfahrungen gestatten nur die eine Deutung, daß hier zwischen der Impfung und dem Enderfolg eine *Veränderung der Kulturkeime* stattfindet. Sie adaptieren sich wieder an das Infektionsverhältnis.

Wäre irgendwie der Kultur „Virus“ beigemischt, so bestünde weiter gar kein ersichtlicher Grund, warum es erst im dritten oder vierten Tiere solcher Impfreihe pathogen in die Erscheinung tritt. Wollte man aber hier einwenden, es wäre nicht reichlich genug vertreten oder es müsse sich erst wieder „animalisieren“, also auch an das Infektionsverhältnis anpassen, dann fiele die Zurückweisung solcher ad hoc-Einwände wahrhaftig nicht schwer. Dies Virus zeigt in seiner echten Virusgestalt keine *sehr* erheblichen Schwankungen seiner Wirkung je nach dem Verdünnungsgrade. Wir sind hier bis zu 0,002 ccm Blut hinunter gegangen. Sehr oft ergeben 5 ccm und 0,005 ccm durchaus den gleichen Erfolg, sogar in zeitlicher Hinsicht, also in Inkubation und Ablauf. Wäre demnach nur eine Verdünnung des Virus im Spiele, so wäre der eigenartige Ablauf der *Impfungen* durch sie in keiner Weise erklärt. Hiergegen spricht natürlich in viel höherem Maße noch die in einigen Versuchsreihen abzuschätzende tatsächliche Verdünnung. Wir mögen in ein Röhrchen 0,1—0,3 g Leber hineingeben. Dies Stück ist praktisch blutfrei. Eine Kultur wächst aus dem Organstücke heraus. Sie wird auf ein neues Kulturröhrchen übertragen. Wir benutzen die Pipette und saugen 0,3 ccm von einer beliebigen Stelle des Röhrchens auf, etwa vom Boden. Das Röhrchen fasse 12 ccm Nährboden. Man denke sich diesen Vorgang 5, 7, 13 mal wiederholt. Handelte es sich um progressive Verdünnungen, so kämen wir zu unfaßbaren Werten, die wiederum durchaus mit der Erfahrung im Widerspruche stehen, daß sogar auf Eis aufbewahrtes Organ sehr selten länger als einen Monat seine Infektiosität bewahrt. Das Brutschrankmaterial aber ist einer der Körpertemperatur nahekommenden unterworfen. Es ist daher ceteris paribus viel eher zerstörbar, wofür wir Beispiele geliefert haben (Rhesus 169, der mit der 10 Tage bebrüteten Originalkultur 2010 geimpft, Immunität, aber kein Gelbfieber erlangte, während die Passagen der gleichen Kultur später nach geeigneter organloser Zucht typisches Gelbfieber erzeugten). Es ist an sich von geringer Menge. Das Eisschrankmaterial ist in seinen Umsetzungen aufs äußerste eingeschränkt. Es wird in großem Überschuß zur Infektion verwendet. Der eigentliche Zerfall körperlicher Art bleibt bei dem halbstarren Medium auf die nächste Umgebung der Einsaat beschränkt. Das Wachstum dagegen geht bis zum Boden und man kann und man impft wirklich sehr oft und stets erfolgreich von irgendeiner Stelle dieses Röhrchens ab. Daraus ergibt sich, daß eine bloße Verdünnung eines mitgeführten Virus sowohl aus Gründen der wirklich hier notwendig vorliegenden Verdünnung wie aus solchen des Virustransportes im halbstarren Kultursystem wie aus dem Vergleich der Lebensdauer des uns verfügbaren Virus mit dem Alter von Kultur und Tochterkulturen zusammengenommen, nicht angenommen werden kann. Wollte man aber irgendwie eine Entwöhnung des mitgeführten Virus heranziehen und die Notwendigkeit der Passagen mit einer Animalisierung begründen, dann bliebe uns die Frage vorbehalten, wo denn dies eigenartige Virus stecke, wenn es nicht mit der Kultur identisch sei. Das Blutvirus ist filtrabel, der Kulturkeim ist es ebensowenig wie das Mückenvirus. Filtriert man aber eine Kultur, wie sie unseren Versuchen dient, und wir haben dies mehrfach getan, so erhält man ein steriles Filtrat, aber keine Spur von Gelbfiebervirus. Es läßt sich also gerade in der Form, die das Blut des infizierten Affen oder Menschen auszeichnet, *nicht* im Materiale nachweisen. Leider sind diese Angaben aus zwei Gründen nicht ganz stichhaltig. Um gut zu filtrieren, muß man stark verdünnen und die starke Verdünnung wirkt einer Überpflanzbarkeit von Kulturkeimen an sich entgegen. Weiterhin st eine Filtration aus agarhaltigen Medien heraus an sich weniger zuiverlässig, so daß wir also diese Angabe mit einer beträchtlichen Einschränkung versehen müssen. Sobald als man aber einen Kulturkeim, etwa durch die Passagierung über mehrere Rhesus, wieder adaptiert und zu einem „Virus“ gemacht hat, läßt er sich mühelos filtrieren. Wir haben uns hiervon immer wieder und in verschiedenen Versuchsreihen überzeugt. Die Angaben hierüber finden sich zum Teil in den Übersichten der Versuchsreihen.

Wir haben mehrfach gesehen und bereits hier kurz angeführt, daß die originalen Kulturen aus dem Affen *kein Gelbfieber* machen, während die Subkulturen dies in geeigneter Dosierung — und stets nur dann! — wohl vermögen. Neben diesem gewichtigen Beweis für den Charakter und die Richtigkeit unserer Beurteilung unserer Kultur stellen wir hier nur noch einmal ganz kurz die Tatsache der stark herabgeminderten Virulenz der Kultur „mit Organ“, verglichen mit der Schwester- oder Tochterkultur des gleichen Stammes, aber „ohne Organ“, die oft bei hinreichend starker Dosierung verhältnismäßig hochvirulent bzw. leicht readaptierbar gefunden wird.

Wir geben ohne weiteres zu, daß beispielsweise unsere Aussage über die fehlende Filtrierbarkeit einer Kultur technisch begründet sein könnte und nicht in aller Strenge die Gegenwart von Virus widerlegt, aber wenn wir die Gesamtheit der beobachteten Erscheinungen den Überlegungen gegenüberstellen, die gegen die Bedeutung der Kultur gerichtet werden könnten, so erscheint uns das Übergewicht der Erfahrung so gewaltig, die Verhältnisse so einfach, jeder Einwand aber so gekünstelt, daß dem Gegner die Verpflichtung zufiele, durch Versuch und Beispiel die Richtigkeit seiner Einwände zu beweisen oder mit anderen Worten, zu der Gesamtheit der hier mitgeteilten Erfahrungen auf Grund ähnlich ausgedehnter und variierter Versuche mit neuen und anderen als den hier vorgetragenen Ergebnissen Stellung zu nehmen.

Obwohl wir selbst aber auf das tiefste davon überzeugt sind, daß unsere Arbeit im besten Falle ein guter Anfang ist, so möchten wir doch bezweifeln, daß irgendwelche der hier wiedergegebenen Versuche eine Widerlegung durch wirkliche Erfahrung erfahren könnten, eher eine Erweiterung. Immerhin waren wir bemüht, wirklich wesentliche Versuchsanordnungen stets mehrfach zu wiederholen und lieber auf andere, uns aufschlußreich erscheinende, ganz zu verzichten. Die außerordentliche Überbürdung mit technischer Arbeit, wie die Kosten jeder Erweiterung der Arbeit setzten uns natürliche, wenn auch unangenehm empfundene Grenzen. (Wir mußten zeitweilig fast drei Stunden täglich Temperaturmessungen an Affen vornehmen!)

Beantworten wir also unsere Frage: Kultur aus Virus oder Virus in der Kultur? — so muß die Antwort unseres Erachtens ganz klar und begründet dahin lauten, daß Kultur aus Virus vorliegt. Daß wir aber zu der Erkenntnis gelangt sind, daß „Kultur *aus* Virus" und nicht „Kultur *des* Virus" vorliegt, das halten wir in Ausbau unserer Untersuchungen über die Erreger des Fleck- und Felsenfiebers für einen Fortschritt, dessen Bedeutung in allgemeiner wie besonderer Beziehung nicht unbeachtet bleiben sollte.

XIV. Ernährungsfunktion des Keimes und Virulenz.

Wir möchten dieser uns wichtigen Überlegung noch einmal einen möglichst genauen Ausdruck geben. Vorzüglich dürfen wir hier nicht vergessen, daß wir es mit Mikroben zu tun haben. „Betrüge die Dauer des menschlichen Lebens eine Sekunde, so würden wir die Beobachtungstatsache verzeichnen, daß das Pendel unbeweglich bleibt." Dieser viel genannte Satz Lamarcks ist von größter Bedeutung, wenn wir irgendwie versuchen wollen, die Biologie von Bakterien mit den bei anderen Lebewesen beobachteten biologischen Verhältnissen in Einklang zu bringen. Die vorläufig gegebene Unmöglichkeit, einen Vergleich dieser Art befriedigend durchzuführen, liegt in drei Umständen begründet.

Der Unterschied der Generationenfolge, die der Beobachtung unterliegt, ist unvergleichlich groß.

Sexualitätsvorgänge, die denen der Metaphyten und Metazoen sicher an die Seite zu stellen wären, sind trotz wertvoller Bemühungen verdienter Forscher noch nicht in so klarer Weise zwischen oder während oder außerhalb des Kultur- und Viruslebens nachweisbar, daß man an die bekanntere Biologie der Sexualvorgänge höherer Organismen in seinen Betrachtungen anknüpfen könnte.

Gerade die pathogenen Spaltpilze, wenigstens ihre uns besonders angehenden höchst adaptierten Vertreter, die zwischen Insekt und Mensch pendeln, verfügen über eine Vielheit nutritiver — also fermentativer — Möglichkeiten, an deren wechselnde Betätigung die uns zugänglichen und für unsere ordnenden Bestrebungen maßgeblichen Leistungen, auch Form und Färbbarkeit, vor allem aber Virulenz und Immunbeziehungen geknüpft erscheinen.

Unseren Mikroben fehlt mit anderen Worten, bei unseren jetzigen Kenntnissen wenigstens, das Moment der Amphimixis, das doch irgendwie den konservativen Genotypus vorübergehend wenigstens aus den Fesseln der Milieuwirkung löst und reine *Anlagen* zu ihrem Rechte kommen läßt. Es fehlt ihnen die durch verwickelte Baupläne gewährleistete Unabhängigkeit der Konstitution, der Struktur des *Auf*baues von den unmittelbaren Beziehungen zur Umwelt, von der Ernährung vor allem. Sie besitzen dafür die Möglichkeit, in einer rasenden Folge von Vermehrungsvorgängen primitivster Art unter Anwendung von Auslesemöglichkeiten großartigsten Umfanges, progressive Anpassungen an Bedingungen vorzunehmen, die sich sehr weit vom Ausgangspunkte unserer Betrachtung entfernen. Die Zeit bedeutet als Faktor für die Bakterien eine Größe ganz anderer Ordnung als für höhere Organismen. Wir sehen die Versuche in unserer Zeit, aber die Bakterien vermehren sich in ihrer Zeit. Dies verleiht unserer Forschung auf dem Gebiete der bakteriellen Adaptation ihre besondere Stärke.

Wir gehen auf unseren Ausgangspunkt zurück. Virulenz verliert sich sehr schnell und recht sicher durch Zucht des Virus in autolysierenden Geweben innerhalb geeigneter Nährmedien.

Hier ist eine wichtige Zwischenfrage zu stellen und zu beantworten. Warum gelingt es unserer Erfahrung gemäß so selten, also so überaus schwer, aus höchst infektiösem Blutplasma oder Blut unmittelbar Kulturkeime zu züchten? Die Antwort ergibt sich aus unseren mehrjährigen genauen Beobachtungen über solche Kulturen. Sie ist physiologisch einfach und kann drastisch durch ein Beispiel verdeutlicht werden. Wenn ich eine Herde Affen plötzlich in das europäische Klima bringe, so sterben sie fast ausnahmslos, es sei denn, wir rechnen mit ungeheuren Zahlen, akut an Lungenentzündung, Grippe oder ähnlichen Krankheiten, die wir immer noch als „Erkältungskrankheiten“ buchen müssen. Gestatten wir aber den gleichen Affen, sich langsam diesem Klima anzupassen, so werden zwar die Verluste nicht ganz fortfallen, aber doch erträglich werden. Nicht anders darf man sich die Umpflanzung eines hochadaptierten Virus unter die Bedingungen der Kultur vorstellen. Die Umstellung erschlägt es. Dies gilt besonders, wenn wir sozusagen das im Plasma nackte Virus plötzlich unter die Bedingungen des Kulturmediums versetzen. Geben wir diesem gleichen Virus aber Gelegenheit, diese Umstellung langsam vorzunehmen, so wird ein gewisser Teil der in Frage stehenden Keime diese Anpassung an etwas geändertes Milieu glücklich vollziehen. Wir begreifen, warum dies besonders leicht gelingt, wenn wir die Leber eines eben erst im Beginn der fieberhaften Erkrankung stehenden Affens zu diesem Vorgehen wählen. Seit JACOBIs Untersuchungen wissen wir durch viele und sorgsame Studien, daß die Autolyse der im Sinne des Gelbfiebers erkrankten Leber (man kann hier wohl unbekümmert von einer „erkrankten" Leber sprechen) wesentlich schneller vonstatten geht und zu sehr viel saureren Werten (MISLOWITZER) führt, als die der normalen Leber. Das Virus hat also wahrscheinlich in einer noch leidlich normalen Leber mehr Chancen, über seine kritische Periode hinwegzukommen, als in einer bereits in ihrem Fermentapparat durchaus in Unordnung geratenen. Dennoch bietet sogar diese Leber noch sehr viel mehr Aussichten als die einfache kulturelle Einsaat des Plasmas.

Man kann zu diesen Ausführungen sagen, daß sie konstruktiv sind; aber sie sind doch das Ergebnis einer Überlegung zahlreicher einzelner und genau beobachteter Versuche. Sie gewähren uns zunächst eine Erklärungsmöglichkeit, eine Theorie einer Fülle von Erscheinungen, die sonst in keiner Weise erklärbar sind. Von anderem Standpunkte aus gelangt man aber überhaupt nicht zu den Erscheinungen, die hier in Frage stehen; um deutlicher zu sein: ohne die physiologische Theorie der Kultur hochadaptierter Mikroben würden wir nicht zu physiologischen Nährböden und keineswegs zu den auf ihnen allein gewinnbaren Keimen gelangen. So darf man sagen, daß die Folgerung aus den Ergebnissen die Voraussetzungen der Arbeit bestätigt und daß beide ineinander eine Stütze finden. Man braucht sich nur das volle Fiasko der Fleckfieberforschung in kultureller Hinsicht vor Augen zu halten, um die Bedeutung der physiologischen Betrachtungs- und Forschungsweise in diesem Zusammenhange zu begreifen. Wenn man hier überhaupt von Methodik einzelner Forscher sprechen wollte, so wäre sie so mittelalterlich wie eine Latwergenküche gegenüber einem chemischen Laboratorium. Es ist aber unverkennbar, daß die ganze Mikrobiophysiologie noch wenig entwickelt und allzu primitiv ist. Insbesondere muß auch hier wieder betont werden, daß eben die wechselnde Leistung, die große Leistungsbreite der Mikroben, ihr sehr verschiedenes Verhalten als „Erreger" und als Kulturkeim ein so primitives Studium ausschließt, wie es jetzt viel beliebt ist, nämlich Mikrobiophysiologie nur auf Reagensglasversuche zu begründen.

Die auf jeden Fall ausgezeichnete Entdeckung von CALMETTE-GUÉRIN („B. C. G.") liefert uns einen besonders schlagenden Beweis dafür, wie sich ein Keim durch besondere und eigenartige Kulturmethoden in seiner Virulenz mitverändert und wie stark die „Nachwirkung" dieser physiologischen Umstellung des Kulturbacteriums ist. Gerade hier liegen viele Mißverständnisse in der Literatur vor, die an dem Wesen der Entdeckung vorbeigehen und die Möglichkeit der Readaptation durch geeignete Tierpassagen gewissermaßen in Gegensatz zu den Lehren der Entdecker stellen wollen. Wir können hier auf diese Fragen nicht näher eingehen, es sollte nur darauf hingewiesen werden, daß sich problematisch viele und wichtige Beziehungen zu allen möglichen anderen Fragen der Infektionspathologie von unserem kleinen Gebiete aus ergeben.

Wenn sich also Virulenz schnell verliert, wenn unser Virus bei Gegenwart bzw. im autolysierenden Organ zum Kulturkeime wird, so ist dies nicht schwer verständlich. Wir sehen Anfang und Ende. Dazwischen liegt eine sehr große Kette von Bakteriengenerationen. Das Virus lebte im und vom Blute des lebenden Körpers. Der Kulturkeim lebt in und von einem geschlossenen System, das sich zwar dem Blute in gewissen Beziehungen nähert, in anderen aber doch zweifellos sehr weit von ihm entfernt. Es kommt zu einer Häufung von Abbauprodukten durch das zerfallende Organ. Fehlen im Blute solche Produkte bis auf kaum nachweisbar nieder konzentrierte Mengen, so bedeutet dies mit größter Wahrscheinlichkeit einen durchgreifenden Unterschied der Ernährung. Wir wissen aus besonderen Versuchen, daß der Keim sogar, wenn er einmal kulturell gut gewöhnt ist, dazu gebracht werden kann, allein auf solchen Abbaustufen, bei allerdings großer Verdünnung derselben, zu leben. Wir haben solche Keime immunisatorisch geprüft: sie sind so schlechte Immunisatoren, daß man ebensogut sagen könnte, sie immunisieren überhaupt nicht. (Rh. 327 u. 328.) Bezeichnenderweise gilt dies für unsere früher erwähnten Kulturkeime von gelatiniertem reinem Serum nicht. Wir möchten keine bindenden Aussagen machen, weil unsere Erfahrungen noch nicht groß sind, aber sie sind keineswegs bisher als schlecht zu bezeichnen.

Aus diesen Versuchen scheint doch hervorzugehen, daß der Kulturkeim solche Angebote an Nährmateriale nutzt. Wir sehen, daß er sich unter ihrem Einfluß ändert. Er verliert seine momentane, unmittelbare Virulenz. Wir können also mit einiger Sicherheit wahrscheinlich machen, daß dieser Wandlung eine große Änderung seiner Ernährungsbeziehungen vorausgeht. Wir stellen weiter fest, daß die Rückverpflanzung solcher Keime auf organlose Nährmedien, die sich wieder mehr den Bedingungen des Blutwassers nähern — wenn auch immer noch in absolut großer Entfernung! — die Readaptation in die Lebenslage des Virus begünstigt. Eine gewisse Notwendigkeit der Anpassung blieb im Ablaufe der tierischen Reaktion immer noch erkennbar. (Zeitlicher Ablauf und mehr gipflige Temperaturkurve.) Sie ist der notwendige Ausdruck, daß eben selbst zwischen diesen Kulturkeimen und Virus noch ein gewisser Abstand bestehen bleibt. Aber er wird schneller aufgehoben, wenn dieser Abstand klein ist, als wenn wir ihn künstlich vergrößern. Die Vorstellung der nutritiven Grundlage solcher verschiedener Verhaltungsweisen besitzt offenbar eine beträchtliche Stütze in genau zu umschreibenden *experimentellen* Erfahrungen.

In unseren Untersuchungen über die Erreger des Fleck- und Felsenfiebers haben wir erstmalig darauf verwiesen, daß die Zusammensetzung eines Infektionserregers bzw. der aus ihm abgeleiteten Kulturkeime durch den Vorgang einer bestimmt gerichteten Ernährung eigenartig beeinflußt und geändert zu werden vermag. Wir haben diese „Denaturierung" in sehr variierten Versuchen zu studieren unternommen. Denaturierung nannten wir die Erscheinung, weil es sich um Änderungen einer Beschaffenheit handelt, die durch äußere Einflüsse erzielt wird und die Natur des betrachteten Körpers sehr zu beeinflussen, zu wandeln scheinen. Liegt etwas Derartiges vor, wenn wir Virus kultivieren, ohne der

Gefahrenmomente der Kultur bewußt Rechnung zu tragen, so muß es geschehen, daß ein Keim — abgeleitet aus einem Virus — für uns völlig unerkennbar wird. Seine Natur hat sich zu sehr geändert, er ist zu sehr „denaturiert“, um ohne die Waffe des Verstandes in seiner Wesenheit erkannt zu werden. Praktisch bedeutet solche Denaturierung, wie wir schon soeben andeuteten, eine Gefahr für unsere immunisatorische Verwertung solcher Kulturkeime. Dies legt uns die besondere Verpflichtung auf, unter Vermeidung jeden starren Schematismus, unbeeinflußt von gewohnten Verfahren, die Kultur physiologisch so aufzubauen, daß nicht allein die Erkennbarkeit des Keimes gewährleistet wird, sondern auch seine Verwertbarkeit erhalten bleibt. Gerade hierzu haben uns die ausführlich besprochenen Infektionsversuche eine gute Grundlage und einen geeigneten Ausgangspunkt ergeben.

XV. Über Mückenversuche.

Den Abschluß unserer gegenwärtigen Untersuchungen über den Erreger des Gelbfiebers bilden naturgemäß *Mückenversuche*. Sie wurden uns in überaus entgegenkommender Weise durch Herrn Geheimrat Nocht und Herrn Professor Martini vom Tropeninstitut in Hamburg sowie durch Herrn Professor W. H. Hoffmann in Habana-Cuba ermöglicht, welche uns Eier in großer Menge überließen. Die Eier durchliefen in regelmäßigen Sendungen, durch entsprechendes Papier gegen Austrocknung geschützt, zumeist schadlos sogar die Zone großer Kälte in gewöhnlichen Post- bzw. Briefsendungen. Die Aufzucht gestaltete sich äußerst einfach.

Wir bauten uns ein großes, bequem auf einem Arbeitstisch unterzubringendes Haus, 100 zu 80 zu 65 cm breit, hoch bzw. tief. Durch Gazefenster wurde für Ventilation gesorgt. Ein schräges oberes Fenster gestattete bequemen Einblick. Zwei Armlöcher mit langen Leinenärmeln erlaubten, hineinzufassen, ohne den Kasten von der Grundplatte zu heben. Die Heizung wurde in primitiver Weise durch mehrere Glühlampen, der jeweiligen Außentemperatur entsprechend geregelt und auf 30^{0} Celsius gehalten.

Die Mückeneier wurden in nicht zu hohen Gläsern breiter Öffnung innerhalb von Käfigen zur Entwicklung gebracht. Wir fütterten mit Piscidin 000. Man muß knapp füttern, um Säuerung und Schimmelbildung zu vermeiden. Die Käfige stellen aus dickem Drahte gebogene Würfel von einer Seitenlänge von 12 cm dar. Sie sind mit Müllergaze 0 bezogen. Diese gestattet lange Verwendung und häufige Reinigung mit Bürste und Seife. Eine Seite des Würfels wird von einem langen Ärmel eingenommen. Er gestattet, daß der immune Untersucher mit dem Arme in die kleinen Behälter eingeht und ihnen mittels eines der bekannten Nochtschen Fanggläser Mücken zum Versuche entnimmt bzw. solche hineinsetzt, ohne daß eine Gefahr besteht, daß Mücken auf diese Weise entkommen. Die Arbeit wird ausnahmslos zu zweit vorgenommen und der Assistent sichert sowohl am Handgelenk wie am Oberarm den leinenen Schutzärmel. Entkommt selbst eine Mücke in diesen Ärmel, so wird sie leicht bemerkt und durch Öffnen der inneren Verbindung wieder in den Käfig gejagt. Wir vermeiden es stets, eine so große Anzahl

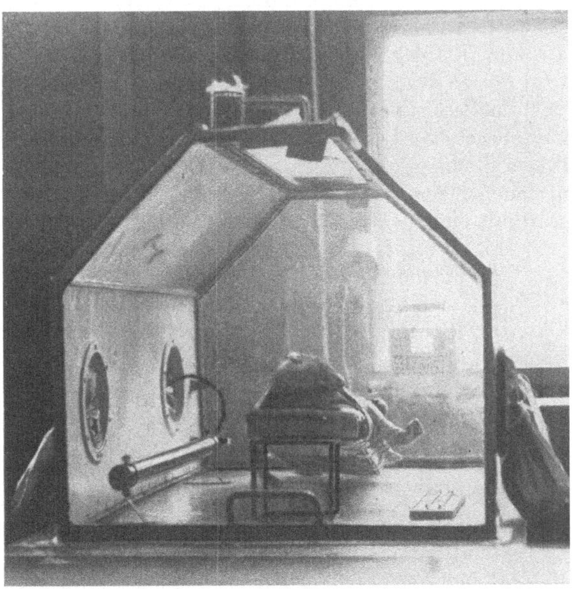

Abb. 124. Unser Glashaus zur Durchführung der Mücken-Affen-Versuche. Man erkennt den gefesselten Affen, daneben auf der einen Seite ein Maximum-Minimum-Thermometer, auf der anderen einen einfachen röhrenförmigen elektrischen Ofen. Die an die Glasscheibe geschriebene Zahl 14 gibt die abgezählte Zahl der im Versuch befindlichen Mücken an.

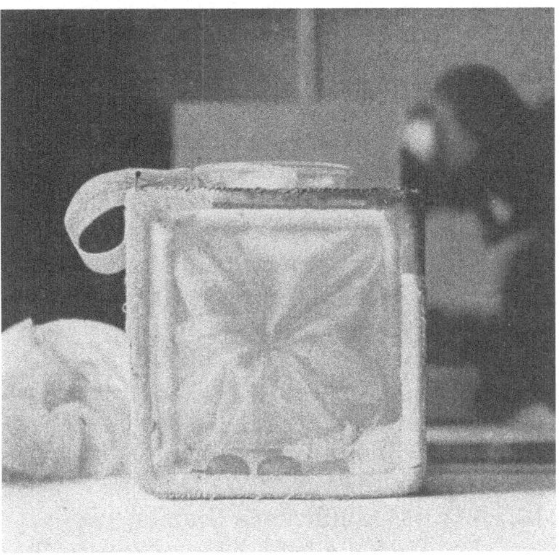

Abb. 125. Mit Müllergaze bespannter Drahtwürfel mit langem Ärmel als Mückenbehälter. Oben von einer halben Petrischale bedeckt, der Wattebausch mit Zuckerwasser oder Kultur getränkt. Im Innern eine andere kleine Schale mit etwas feuchtem Filtrierpapier zur Eiablage. Weintrauben nur im besonderen Bedarfsfalle zum Saugen.

von Mücken in einem Versuchskäfig unterzubringen, daß ihre Auszählung und damit die vollkommene Sicherheit des Arbeitens auf Schwierigkeiten stoßen könnte. Am Boden der Käfige steht eine halbe, kleine Petrischale, Durchmesser 6 cm, mit mehreren Lagen feuchten Fließpapieres, um Eiablage zu ermöglichen.

Wir füttern in der Regel nicht mit Weintrauben usw., sondern mittels konzentrierter Zuckerlösung, die in einem Wattebausch auf das Dach des Behälters gebracht wird und wieder von einer kleinen Petrischale nach oben bedeckt und ein wenig gegen zu schnelle Verdunstung geschützt ist. Die Luftfeuchtigkeit in dem Mückenzuchthaus beträgt wenigstens 80%, gemessen mit einem GÖRZschen automatischen Thermohygrometer. Vor Infektionsversuchen lassen wir die Mücken womöglich 1—2 Tage nur reines Leitungswasser saugen.

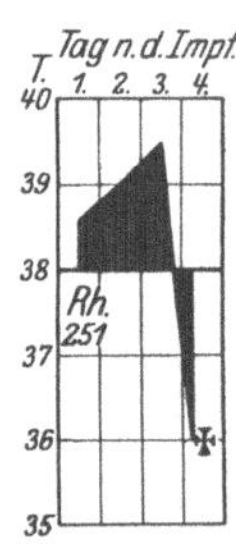

Abb. 126. Rhesus 251 wurde von 8 Mücken gestochen, die 24 Tage vorher am Affen 201 (Virus: KUCZYNSKI) infiziert worden waren. Der anatomisch-histologische Befund war durchaus typisch.

Unsere Versuche erstreckten sich nach drei Richtungen. Wir prüften die typischen wie die abortiven Infektionen der Laboratoriumsmitglieder darauf hin, ob sie in gleicher Weise wie normales Gelbfieber durch Mücken übertragen werden. Wir setzten weiterhin Mücken an kulturell infizierte Rhesusaffen und wiederholten den nämlichen Versuch. Schließlich infizierten wir Mücken dadurch, daß wir sie mit Kulturen fütterten, und erzeugten durch Stich oder Zerreibung und Einspritzung solcher Stegomyien bei Rhesus wiederum Gelbfieber. Technisch waren diese letztgenannten Versuche besonders einfach, da es sich zeigte, daß die Stegomyien sehr leicht dazu zu bringen waren, an Kulturen zu saugen, die in Wattebäusche aufgenommen, ihnen als einzige Nahrung in der für Zuckerwasser geschilderten Art angeboten wurden. Es mußte nur vermieden werden, täglich kulturell zu füttern. Hierbei sterben sehr viele Mücken. Füttert man aber tageweise und reicht inzwischen Zuckerwasser, so kann man unschwer zwei Wochen lang an Kulturen saugen lassen.

Um solche Mücken oder am kranken Affen infizierte hernach zur Prüfung ihrer Infektiosität am Affen saugen zu lassen, haben wir nach mannigfachen Versuchen einen verhältnismäßig einfachen und dennoch sicheren Weg gefunden. Durchaus unzweckmäßig hat sich auch uns erwiesen Mücken irgendwie durch Gaze hindurch zum Saugen zu bringen. Im allgemeinen gelingt dies nicht und die Verluste an Zeit und an Mücken sind sehr groß, abgesehen davon, daß hiermit immer eine erhebliche Gefahr verbunden erscheint, da es fast unmöglich ist, mit der Hand oder durch Fesselung den Mückenbehälter völlig zu sichern. Wir haben daher auf eine große KOCHsche Kammer aus Glas zurückgegriffen, die uns auch für andere Versuche oft nützlich war. Ihr Aufbau geht aus der bildlichen Darstellung deutlich hervor. Die Ärmel sind wieder lange Leinenhüllen, die es nach monatelangen Erfahrungen völlig ausschließen, daß Mücken am Arme entlang unbemerkt entschlüpfen. Zur völligen Mückensicherung des umgebenden Raumes wurde stets eine kleine Anzahl, zuletzt in der Regel 12 bis

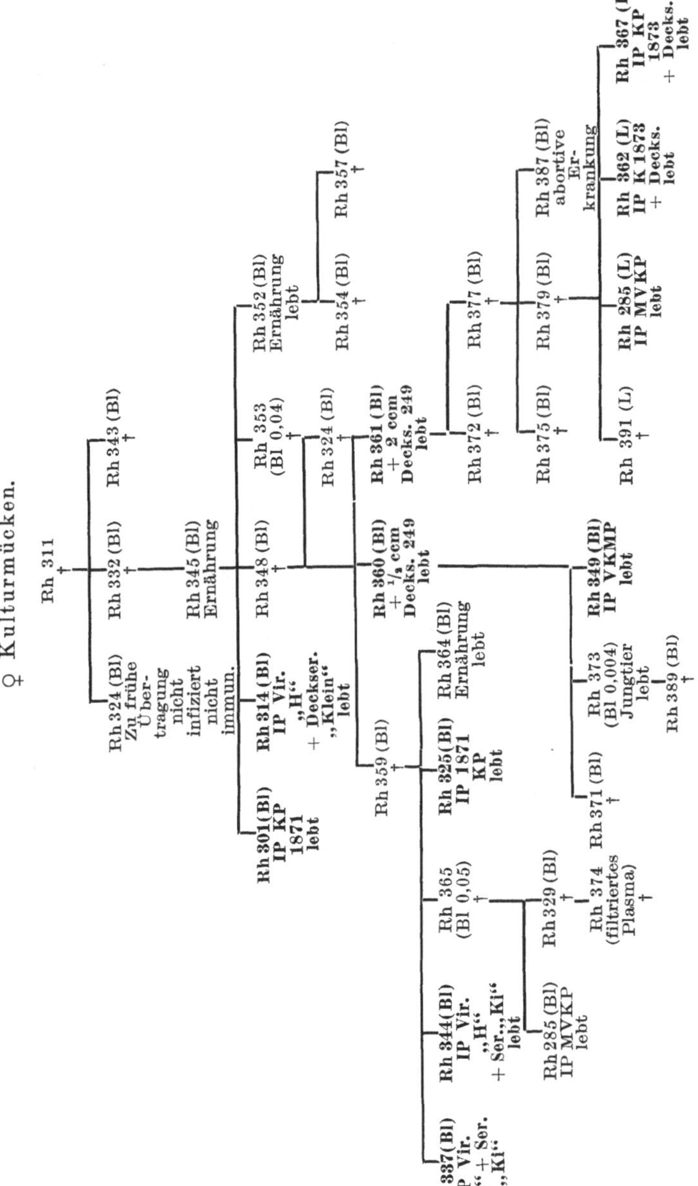
♀ Kulturmücken.
Rh 311 †
Rh 324 (Bl) Zu frühe Übertragung nicht infiziert nicht immun.
Rh 332 (Bl) †
Rh 343 (Bl) †
Rh 345 (Bl) Ernährung
Rh 301 (Bl) IP KP 1871 lebt
Rh 314 (Bl) IP Vir. „H" + Deckser. „Klein" lebt
Rh 348 (Bl) †
Rh 353 (Bl 0,04) †
Rh 352 (Bl) Ernährung lebt
Rh 354 (Bl) †
Rh 357 (Bl) †
Rh 324 (Bl) †
Rh 359 (Bl) †
Rh 360 (Bl) + 1/5 ccm Decks. 249 lebt
Rh 361 (Bl) + 2 ccm Decks. 249 lebt
Rh 337 (Bl) IP Vir. „H" + Ser. „Ki"
Rh 344 (Bl) IP Vir. „H" + Ser. „Ki" lebt
Rh 365 (Bl 0,05) †
Rh 325 (Bl) IP 1871 KP lebt
Rh 364 (Bl) Ernährung lebt
Rh 285 (Bl) IP MVKP lebt
Rh 329 (Bl) †
Rh 372 (Bl) †
Rh 377 (Bl) †
Rh 374 (filtriertes Plasma) †
Rh 371 (Bl) †
Rh 373 (Bl 0,004) Jungtier lebt
Rh 389 (Bl) †
Rh 349 (Bl) IP VKMP lebt
Rh 375 (Bl) †
Rh 379 (Bl) †
Rh 387 (Bl) abortive Erkrankung
Rh 391 (L) †
Rh 285 (L) IP MVKP lebt
Rh 362 (L) IP K 1873 + Decks. lebt
Rh 367 (L) IP KP 1873 + Decks. lebt

14 Mücken abgezählt im Fangglas in den gänzlich abgeschlossenen Raum gebracht. Diese Zahl wird nach Abschluß des Versuches wieder mittels des kleinen Fangglases zurückgefangen. Fehlt eine Mücke, so muß sie sich entweder irgendwie an der Fesselung des Affen oder im Behälter finden, es sei denn, er hätte sie gefressen. Aber dies haben wir kaum jemals beobachtet. Der Boden der Kammer ist durch eine Glasplatte gebildet. Durch breite Kautschukpflaster wird die Kammer innen auf dieser Scheibe während des Versuches unverrückbar montiert. Da sich die Mücken nie an die Decke setzen, besonders wenn sie vollgesogen sind, sondern den Boden bevorzugen, da ihre Flugfähigkeit stark gemindert ist, so findet man sie nach dem Saugakt vorzüglich auf diesem hell gewählten Pflaster oder in den Ecken. Die große Helligkeit dieses Kastens gestattet ein leichtes Auffinden.

Der Affe wird auf einem ganz einfachen, aber sehr gut gepolsterten Brett gefesselt. Wir sind hier dem Vorbilde von STOKES und Mitarbeitern gefolgt. Nur bevorzugen wir für die Pflasterfesselung eine kreuzweise die Brust überquerende, weil so sicher Strangulationen vermieden werden. Arme, Beine und Schwanz werden zunächst mit einer Mullbinde unter Vermeidung stärkerer Strangulationen am Brette gefesselt. Die breiten Kautschukbinden decken dann diese erste Fesselung und stellen das Tier durch die Schmerzhaftigkeit der Befreiungsversuche zuverlässig ruhig. So wird das Tier vor Beginn des Versuches durch den Deckel des Behälters in sein Inneres gebracht. Hier sorgt eine Heizröhre mit Widerstand für eine Temperatur von 28—32° Celsius. Ein Wasserglas, das dicht mit nassem Zellstoff gefüllt ist, hält die Luftfeuchtigkeit hoch. Zwei durch Mückengaze gesicherte Schächte dagegen verhindern eine zu starke Wasserdampfsättigung, die leicht durch die Atmung höher getrieben wird, als für die Mücken gut ist. Man muß so gut es geht, die toten Winkel der Fesselung durch Überkleben der haftenden Kautschukfläche davor bewahren, zu einer sehr unangenehmen Mückenfalle zu werden. Man verliert gelegentlich, wie angedeutet, einige Mücken, wenn diese hier festkleben. Ebenso kann der Urin des Affen gelegentlich für die Mücken verderblich werden, wenn sie gänzlich vollgesogen und kaum flugfähig am Boden von einer Urinentleerung betroffen werden. Sollte es trotz aller Vorsicht nicht möglich sein, die volle Zahl der Mücken zurückzufangen oder eine fehlende Mücke am Affen zu entdecken, so kann man den ganzen Behälter leicht unter Ätherdampf setzen. Die Mücken fliegen auf, bzw. verlieren sodann ihre Beweglichkeit bei einer Anreicherung der Luft mit Äther, die dem Affen durchaus nicht gefährlich ist. So kann man sich vor gefährlichen Überraschungen schützen.

Die große Kälte hielt übrigens zumeist die Arbeitsräume auf so niedriger Temperatur, daß wir unsere Zuflucht zu elektrischen Öfen und Sonnen nehmen mußten. Hierdurch war eine Mücke selbst dann außer Tätigkeit gesetzt, wenn sie etwa entkommen wäre. Vor dem Raume aber lag eine „Kältegalerie“, die durch offene Fenster und Ventilatoren auf eine Temperatur gehalten wurde, die 8° selten überschritt. So war es gänzlich ausgeschlossen, daß unsere Mückenversuche irgendwie unsere anderen Experimente störten. Das Affenzimmer, in dem die infizierten oder geimpften Affen saßen, war natürlich gänzlich mückenfrei. Es wurden niemals in seinem Bereiche Versuche mit Mücken durchgeführt. Es wurden auch nie Mücken in unseren Räumen beobachtet, obwohl wir naturgemäß auf jedes Insekt scharf acht gaben und es jagten und tunlichst töteten.

Wir ließen in der Regel Affen und Mücken von 3 Uhr nachmittags bis zum nächsten Morgen zusammen. Es war nur nötig, den Affen vor dem Versuche gut mit saftigem Obst zu füttern. Am kommenden Tage wurden dann erst die Mücken zu zweit gefangen und mehrfach auf Vollzähligkeit geprüft; dann wurde der Affe herausgenommen, an Ort und Stelle entfesselt, gemessen, gefüttert und sodann erst in das Affenzimmer gebracht. Die Handhabungen an dem Tiere schließen es völlig aus, daß eine Mücke unbemerkt mit dem Tiere versetzt wird. Vor allem aber schützt, wie ausdrücklich betont werden muß, die niedrige Anzahl vor sehr peinlichen Irrtümern. Wir haben niemals „blinde Versuche" mit unbekannten Mengen von Mücken gemacht.

Diese Anordnungen besitzen ihren Wert allein in ihrer Primitivität sowie den geringen Kosten, unter denen sie sich durchführen lassen. Es braucht nicht betont zu werden, daß sie Behelfsmaßnahmen darstellen, die unter tropischen Bedingungen keineswegs anwendbar sein würden. Immerhin erscheinen einige unserer Handhabungen für die Durchführung genauer Versuche praktisch, insbesondere vielleicht die Infektionsversuche im Glaskasten.

Es braucht nicht hervorgehoben zu werden, daß natürlich die Infektion von abgezählten gesunden Mücken am kranken Affen in ganz entsprechender Anordnung durchgeführt wird.

Wir können uns bei der Darlegung dieser Mückenversuche sehr kurz fassen und auf die teils in den Übersichten der verschiedenen Versuchsreihen, teils in den diesem Abschnitte beigefügten Kurven verarbeiteten Beobachtungen und Ergebnisse hinweisen. Dadurch sind wir in der Lage, wiederum die Ergebnisse auf Grund dieser Unterlagen zusammenfassend darzulegen.

Zunächst war es eine fast selbstverständliche Folgerung, aus der Natur des Virus bzw. der Virus, mit denen wir arbeiteten, daß die Infektion der Stegomyia an typisch gelbfieberkranken Rhesus oder Cynomolgus mühelos gelang, nachdem wir die anfänglichen rein technischen Schwierigkeiten überwunden hatten.

Nicht allein die anfangs verwendeten Virus, sondern auch die abgeleiteten „Kuczynski", „Hohenadel", „v. d. Osten" lieferten erwartungsgemäß Mückeninfekte, die sich ebensowohl durch den Saugakt nach gehöriger Inkubation, die wir dem Schrifttum gemäß, nicht unter 12 Tagen wählten, wie durch Einspritzung ganzer Mücken auf gesunde Rhesus in Gestalt völlig bezeichnender Gelbfiebererkrankungen übertragen ließen. Das gleiche gilt von dem Virus „Klein". Die meisten Versuche wurden mit dem Virus „Kuczynski" und „Hohenadel" angestellt, da wir bei den anderen nicht über die zu größeren Experimenten nötige Zeit und oft auch nicht über den Mückennachwuchs verfügten. In Gestalt der Einspritzung einzelner Mücken suchten wir uns in einfacher Weise über den Prozentsatz infizierter Mücken Klarheit zu verschaffen. Wir fanden einige Reihen praktisch zu 100% infiziert, namentlich, wenn wir durch zweifaches Saugen an infizierten Rhesus die Möglichkeit der Infektion verstärkten.

Wir verkennen jedoch selbst keineswegs, daß es sehr wünschenswert wäre, gerade auch im Hinblick auf den wichtigen Virusnachweis in der Mücke, diese Versuche in breitester Weise und sozusagen Mücke für Mücke, zu wiederholen. Es braucht nicht gesagt zu werden, daß weder unsere geldlichen noch rein physischen Mittel, abgesehen von der benötigten Zeit, mehr gestatteten, als diese rein vorläufig unterrichtenden Versuche.

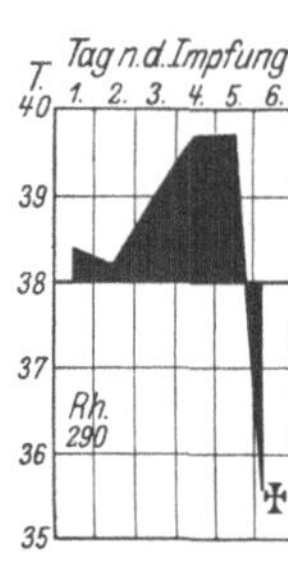

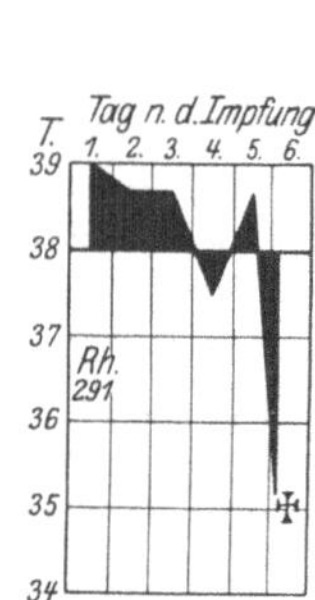

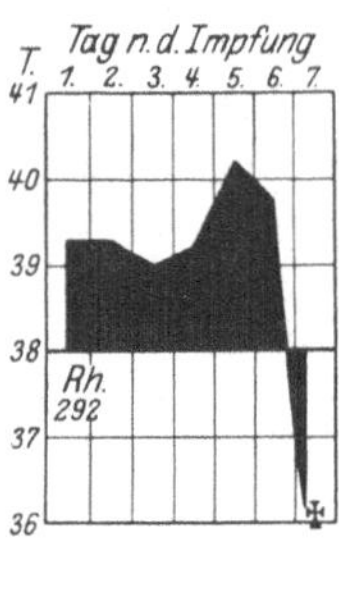

Abb. 127. Rhesus 290 wurde mit drei noch lebenden, aber geschwächten Stegomyien intraperitoneal infiziert. Ebenso erhielt Rhesus 292 zwei derartig vorbereitete Mücken, die 36 bzw. 37 Tage vorher an den Rhesus 201 bzw. 153 infiziert worden waren (Virus: KUCZYNSKI und HOHENADEL). Elf weitere Mücken dieser Versuchsreihe wurden an dem Rhesus 291 *gefüttert*. Alle drei Rhesus ergaben den ganz typischen Befund schwersten Gelbfiebers.

Zweitens war es nach den bereits in früheren Abschnitten dargelegten pathologischen, physiologischen und immunisatorischen Befunden an den erfolgreich kulturell infizierten Affen nur eine Bestätigung einer notwendigen Folgerung, wenn wir auch an den kulturell infizierten Affen Mücken in gleicher Weise und mit gleichem Erfolge, wie am nativen Virus, zu infizieren vermochten. Wir haben dies besonders an den Tieren der Versuchsreihe „82" ausführlich und wiederholt derart durchgeführt, daß sich in keiner Weise, auch nicht im mengenmäßigen Ergebnisse Unterschiede gegen die erstgenannten Versuchsanordnungen auffinden ließen.

Wesentlich schwieriger und bemerkenswerter in seiner Tragweite mußte der Versuch werden, Mücken unmittelbar, also unter Umgehung des irgendwie infizierten und kranken Affen derart zu infizieren, daß diese Mücken nun Gelbfieber zu erzeugen vermöchten. Die technische Durchführung dieser Experimente wurde bereits kurz besprochen. Der erste Versuch lieferte ein ausgezeichnetes Ergebnis. Wir hatten in diesem Falle allerdings 25 Tage gewartet, vom Anfange der Fütterung bis zum ersten Affenversuche gerechnet. Währenddessen hatten wir intermittierend mit 3.—8. Subkulturen, teils „mit Organ", teils ohne solches gewachsen, gefüttert, unter Einschiebung reichlicher Zuckertage, um den Mücken diese schwere Nahrung erträglicher zu machen.

Auch in diesem Falle gestattete die reihenweise Verfolgung des Infektes durch weitere Tiere, die anatomische und physiologische

Untersuchung und endlich die Immunprüfung, die Krankheit, die hier durch Mückenstich übertragen war, völlig zu identifizieren.

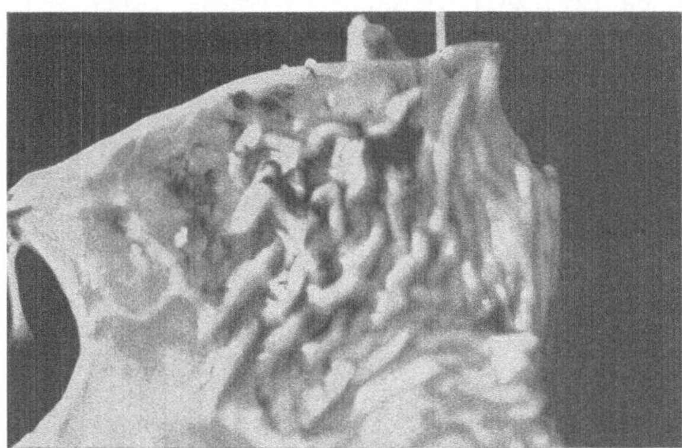

Abb. 128. Der Magen des Rhesus 290 infiziert mit Mücken. (Virus: KUCZYNSKI und HOHENADEL.) Man erkennt im präpylorischen Abschnitt frische flache hämorrhagische Erosionen, deren Boden noch zum Teil mit salzsaurem Hämatin bedeckt ist. Der Magen enthielt beim Eröffnen sehr reichlich Blut.

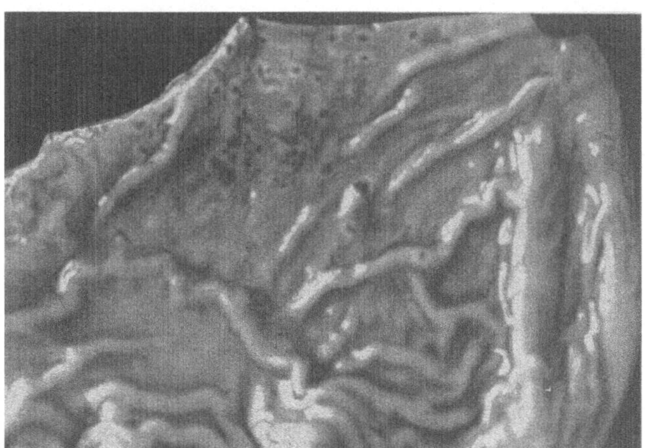

Abb. 129. Magen des Rhesus 392. Dieses Tier hatte zwei etwas geschwächte Mücken mit dem Virus KUCZYNSKI-HOHENADEL eingespritzt erhalten. Sie waren 37 Tage vorher an den Affen 201 (Reihe KUCZYNSKI) und 153 (Reihe HOHENADEL) durch Saugen infiziert worden. Der Affe zeigte schwerste Leberveränderungen und reichlich schwärzliches, umgewandeltes Blut im Fundus des Magens. Hier fanden sich zahlreiche, ganz frische Erosionen mit fest anhaftendem, salzsaurem Hämatin. Der Affe starb am Morgen des 7. Tages nach der Impfung.

Daß auch in diesem Falle die spätere Prüfung des Blutes von Tieren dieser Serie auf Filtrierbarkeit ihres Virus positiv ausfiel, soll nur kurz erwähnt werden. Wir haben diese ergänzende Feststellung in so vielen Fällen vorgenommen, daß wir nur auf die gelegentliche Verzeichnung solcher Versuche in den Übersichten hinweisen möchten.

Die Infektion weiblicher Mücken durch Fütterung gelang uns in einer zweiten Versuchsreihe sehr gut, während eine dritte kein sehr günstiges Ergebnis lieferte, obwohl die Mücken zweifellos infiziert waren. Hier ergaben sich aber Infekte, die erst in der Passagierung zu Gelbfieber führten bzw. zwar Immunität verliehen, aber keineswegs alle Erscheinungen des Gelbfiebers darboten, also nichts anderes darstellten als die durch gewisse nicht voll readaptierte Kulturkeime bewirkten Erkrankungen der Affen.

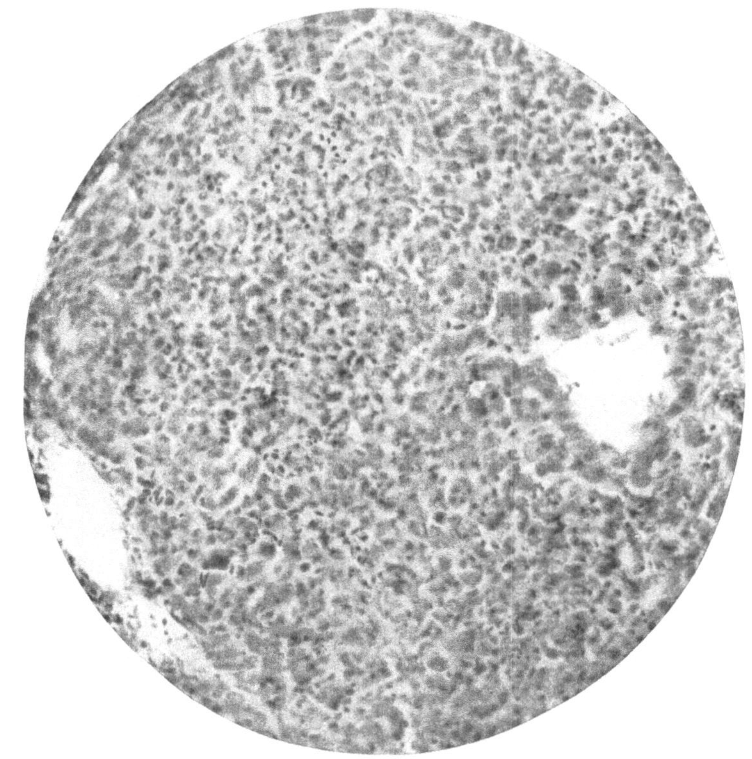

Abb. 130. Leber des Rhesus 290. Autoptisch: starke Leberverfettung, Magenblutung. Optik Reichert 8 mm K.-Ok. 6. Fettfärbung. Weitgehender Läppchenzerfall bei besserer Erhaltung der peripheren und zentralen Abschnitte des Läppchens.

Dies Ergebnis, welches durch weitere Versuchsreihen später ausgebaut werden sollte, ist insoweit vorläufig von Belang, als es zeigt, daß die Mücke an sich nicht ohne weiteres den Kulturkeim zum Virus rückverwandelt. Andererseits wurden die erfolgreich infizierten Mücken mit nahezu allen frischeren Kulturen genährt. Es unterliegt keinem Zweifel, daß unter diesen auch solche vertreten waren, die in der dargelegten Weise von sich aus, wenn auch in längerem, eventuell über Rezidive führendem Verlaufe, zu Gelbfieber des Affen hätten führen können. Jedenfalls aber sind auch diese Mückenversuche für uns nur vorläufig unterrichtende, denen keine Endgültigkeit zugesprochen werden soll, wenn natürlich auch die mitgeteilten Ergebnisse in jeder Hinsicht als sicher und fehlerfrei bezeichnet werden dürfen. Wir rechnen damit, daß es hier Versager gibt, deren Ursache und Häufigkeit erst in ausgedehnten neuen Versuchen festgestellt werden kann.

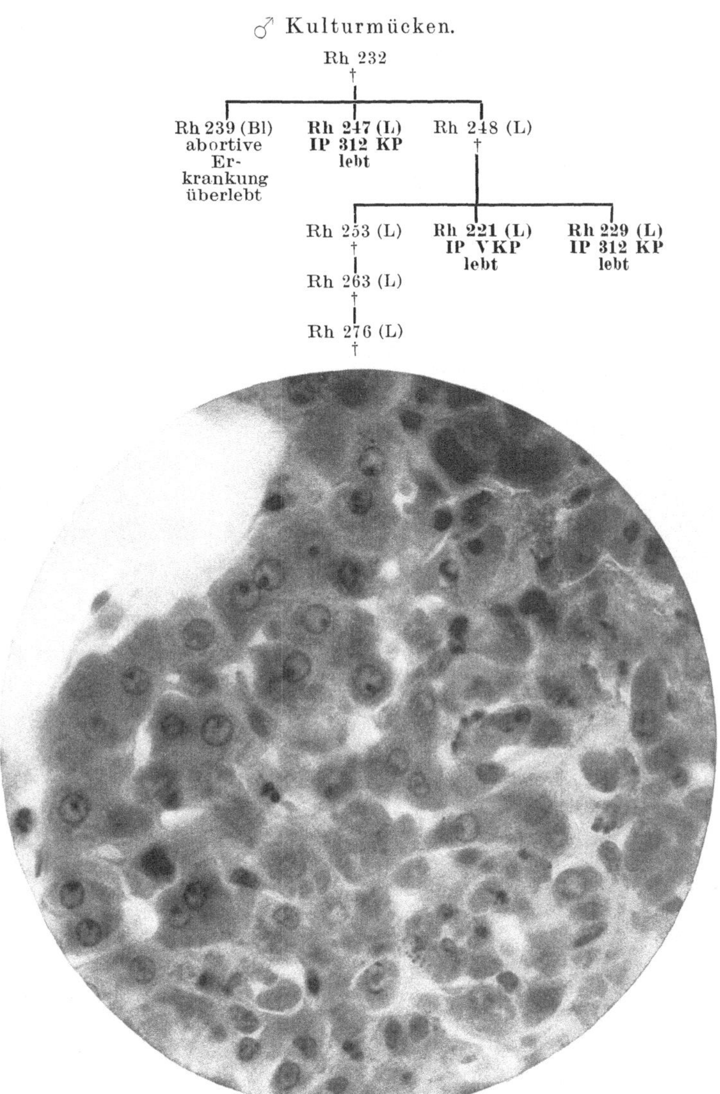

Abb. 131. Leber des Rhesus 290. Optik Reichert $^1/_8$. K.-Ok. 6. Lifagelbfilter 4. Ausschnitt bei stärkerer Vergrößerung. Man erkennt das Gebiet der zentralen Nekrose im Gegensatz und im Übergang zu der wohl erhaltenen innersten Zellschicht des Leberläppchens.

Es war nun weiter wichtig, festzustellen, ob etwa auch die *männliche* Stegomyia derart durch Saugen an kulturell infizierter Watte zum Virusträger gemacht werden könnte. Zu unserer Überraschung gelang uns dies in drei Versuchsreihen in ausgezeichneter Weise. Natürlich war hier als Methode der Prüfung lediglich die Einspritzung der oberflächlich desinfizierten Mücken anwendbar. Wir haben uns ihrer ganz ähnlich bedient, wie dies im Verlaufe von Läuseversuchen beim Fleckfieber vielfach und auch von uns selbst geübt worden ist. Die Übersicht

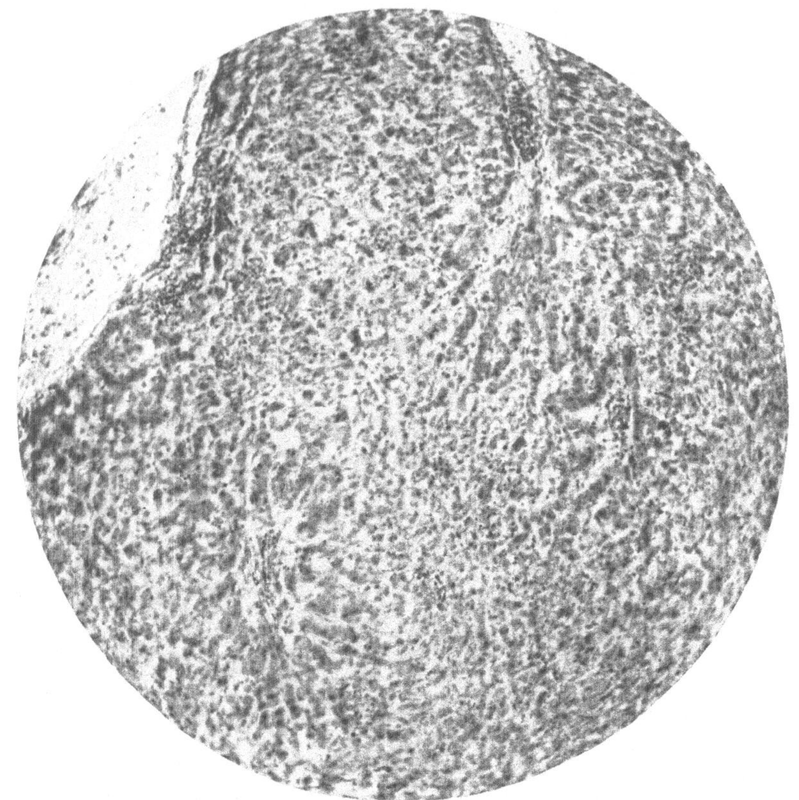

Abb. 132. Leber des Rhesus 220. Dieser Affe war von zwei Stegomyien gestochen worden, die 14 Tage vorher am Rhesus 184 gesogen hatten. Virus: „Kultur-Tier-Passage 82". Dieser Rhesus starb am Morgen des 8. Tages nach der Exposition. Er bot den typischen Befund eines schweren Gelbfiebers dar. Optik Reichert 16 mm, K.-Ok. 6. Dies Übersichtsbild zeigt die ausgesprochen zentrale Läppchennekrose ausgedehnten Umfanges bei leidlich erhaltener Läppchenperipherie, von der aus sich noch Zellbalken radienartig in das Nekrosegebiet verfolgen lassen, um sich dort rascher oder langsamer aufzulösen.

einer derartigen Versuchsreihe gewährt jede nötige Auskunft. Es bedarf hier nur eines Hinweises, daß wir *ausnahmslos* die Affen dieser Versuchsreihe auch *mikroskopisch* genau untersucht haben. Wir haben im ganzen nur etwa 10% unserer Versuchstiere in dieser Hinsicht aus irgendwelchen besonderen Gründen ausgelassen.

Alle unsere Mückenversuche wurden mit importierten Eiern vorgenommen, die wir bei uns zum Schlüpfen brachten. Wir haben die Zucht aus infizierten Mücken nicht verwendet, obwohl bisher eine Übertragung auf das Ei nicht sichergestellt werden konnte. Sollten sich unsere *mikroskopischen Befunde,* die wir jetzt kurz andeuten möchten, in ausführlicher Verarbeitung an großem Materiale bewähren, so wäre dies durchaus verständlich und in der einfachsten Weise dadurch zu erklären, daß das Virus, auch in diesem Falle als *Darmkeim* der Stegomyia überhaupt nicht in die anderen Systeme des Mückenkörpers übertritt.

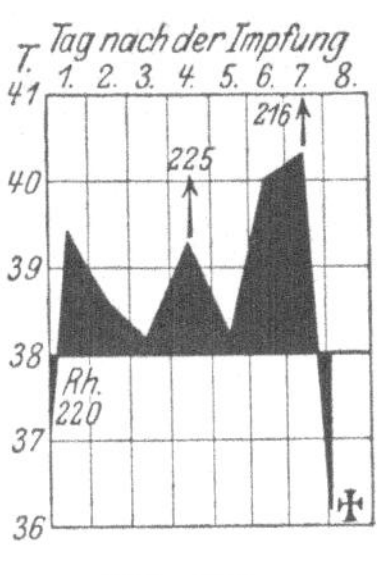

Abb. 133.

Wir haben bei der Durchsicht der verschiedensten Versuchsreihen von Mücken, kulturell infizierter, wie besonders auch der Serien „Kuczynski“ und „Hohenadel“ sowie neuerer Virus einen einheitlichen mikroskopischen Befund angetroffen, den wir durchaus bei den nicht infizierten Mücken vermissen mußten. Wenn wir uns gerade in diesem Punkte dennoch eine gewisse Zurückhaltung auferlegen müssen, so liegt dies daran, daß wir hier mit verhältnismäßig wenigen Ausnahmen leider bisher nicht Mücke für Mücke nach Prüfung ihrer Infek-

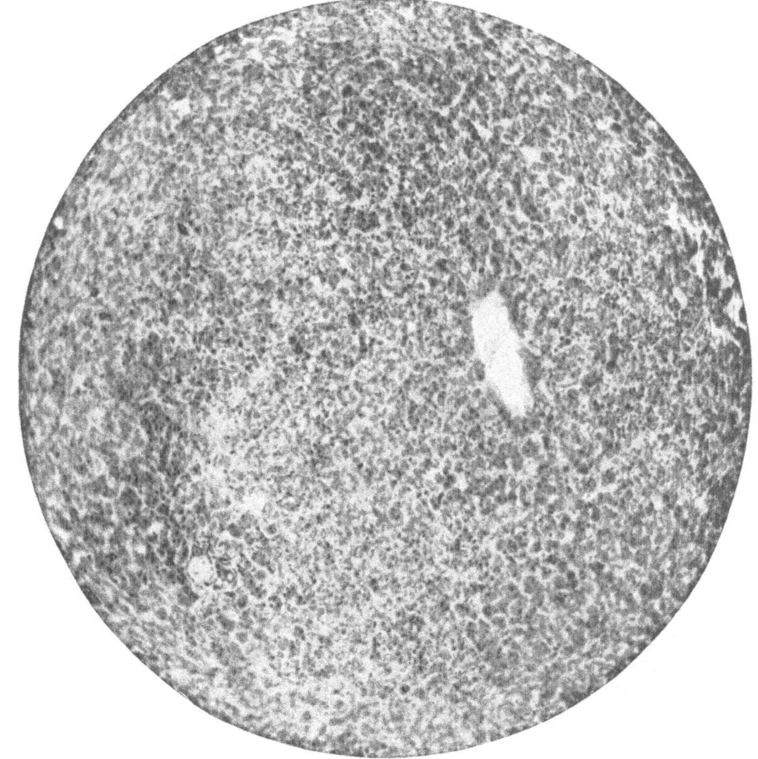

Abb. 134. Leber des Rhesus 282. Dieser Affe wurde mit 4 Mücken gespritzt, die sicherlich 3 Tage bei 31° C tot lagen. (Dieser Versuch wurde auf Veranlassung des Herrn Dr. CLARKE-Accra, Gold-Coast unternommen.) Die Mücken hatten sich am Cynomolgus 184 46 Tage vorher infiziert. Virus: Kultur-Tier-Passage „82“. Optik Reichert 16 mm, K.-Ok. 6. Fettfärbung. Ausgeprägte zentrale Nekrose. Nur Zentrum und Peripherie der Läppchen zeigen strukturell besser erhaltene Leberzellen.

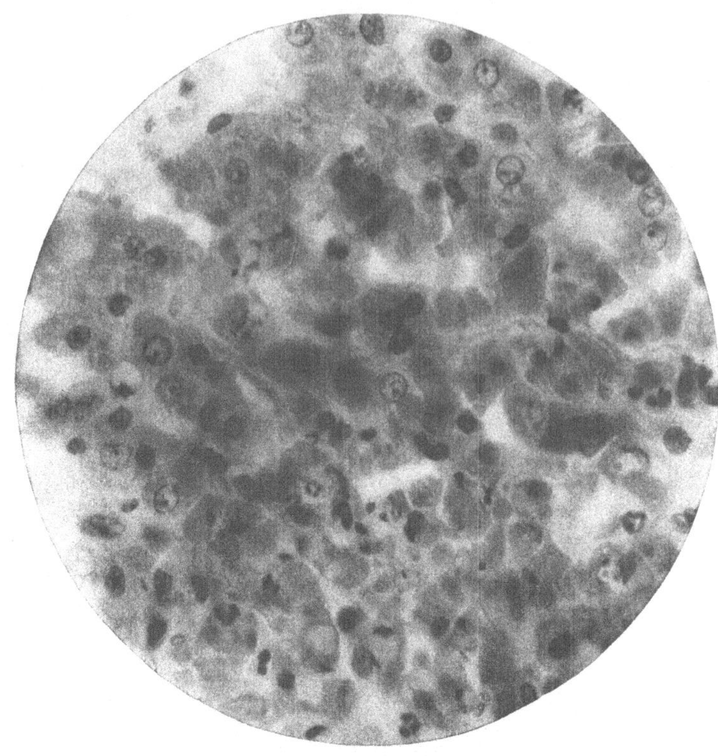

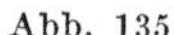

Abb. 135.

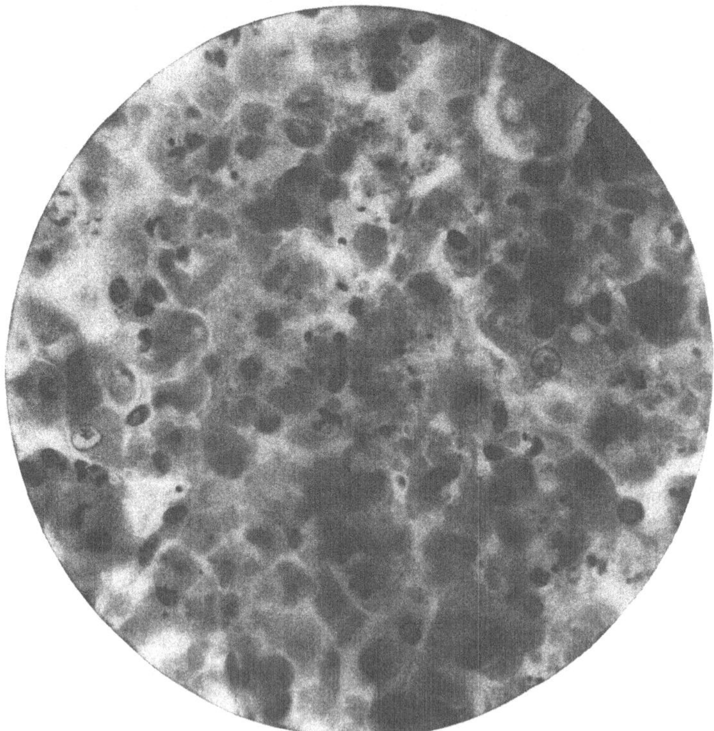

Abb. 136.

Abb. 135 und 136. Zwei Einzelbilder bei stärkerer Vergrößerung als Ergänzung zu der vorstehenden Abbildung. Optik Reichert $^{1}/_{8}$. K.-Ok. 6. Die verschiedenen Bilder des Unterganges des Lebergewebes werden in stärkerer Vergrößerung verdeutlicht.

tiosität durch den Saugakt aufarbeiten konnten, sondern summarisch derart vorgehen mußten, daß wir einen Satz etwa von 14 Mücken zweimal auf Infektiosität prüften und dann alle Mücken mikroskopisch verarbeiteten.

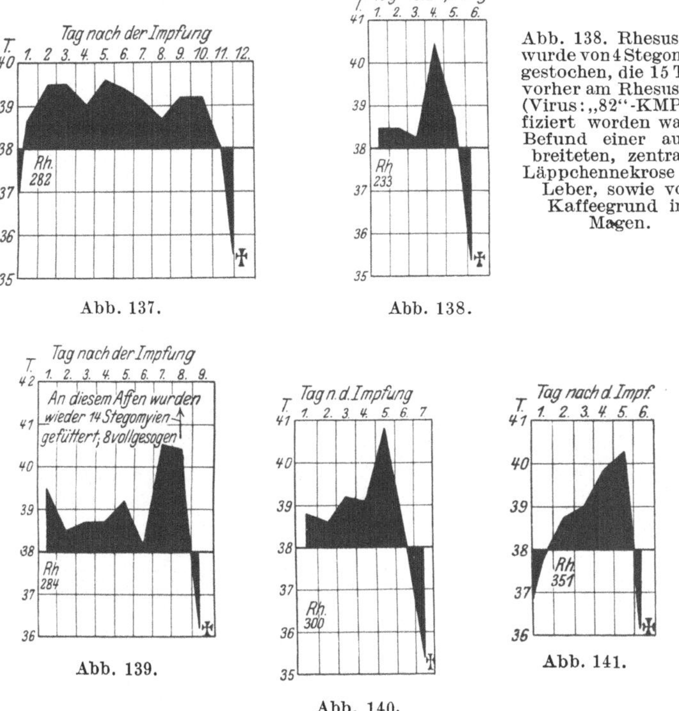

Abb. 137.

Abb. 138.

Abb. 138. Rhesus 233 wurde von 4 Stegomyia gestochen, die 15 Tage vorher am Rhesus 209 (Virus: „82"-KMP) infiziert worden waren. Befund einer ausgebreiteten, zentralen Läppchennekrose der Leber, sowie von Kaffeegrund im Magen.

Abb. 139.

Abb. 140.

Abb. 141.

Abb. 139. Rhesus 300 wurde durch intraperitoneale Einspritzung von 5 Mücken infiziert, die einem Satze entstammten und ungefähr 2 Monate vorher an mehreren Rhesus der Virusreihe „82" infiziert worden waren. Das Ergebnis war ein typisches Gelbfieber. (Vgl. hierzu das Situsbild im Abschnitte XVI.)

Abb. 140 und 141. Rhesus 284 wurde mit 2 Stegomyia intraperitoneal durch Einspritzung der sterilisierten und zerriebenen Mücken infiziert. Diese waren 13 Tage vorher am Rhesus 242 (Virus: Vaccin-Kultur-Passage) infiziert worden. Am 2. Fiebertage wurden 14 frisch geschlüpfte Stegomyien an den Affen gesetzt. Von ihnen sogen sich acht ganz voll. Fünf von diesen wurden 15 Tage später ausgesetzt an Rhesus 351. Er erkrankte nach dreitägiger Inkubation hochfieberhaft und starb am 6. Morgen nach der Exposition, am Morgen des dritten Tages der akuten Krankheit. Er zeigte eine cremegelbe Leber und im Magen kleine parenchymatöse Blutungen ohne Erosionen.

Wir möchten die Schwierigkeiten einer endgültigen Beweisführung über das Virus in der Stegomyia sehr hoch einschätzen, schon deshalb, weil es, wie bekannt, in der Mücke sehr häufig allerhand Bakterien gibt, die nicht das mindeste mit Gelbfieber zu tun haben. Schon das Studium weniger Mücken lehrt einem diese Tatsache kennen, selbst wenn man keine *kulturellen Untersuchungen* anstellt.

Solche führen leider fast ausnahmslos, soweit unsere bisherigen Erfahrungen reichen, zu einem sehr bunten, wenig reinen Ergebnis, weil eine selbst vollendete äußere Sterilisierung nicht verhindert, daß fast immer ein schnell einsetzendes üppiges Wachstum gemeiner Bakterien feinere kulturelle Studien überdeckt oder unmöglich macht.

Es wäre natürlich wenig aufschlußreich gewesen, hätten wir kulturell infizierte Mücken zum Gegenstand züchterischer Bemühungen gemacht. Wir haben uns im wesentlichen auf Mücken mit den Virus „KUCZYNSKI“

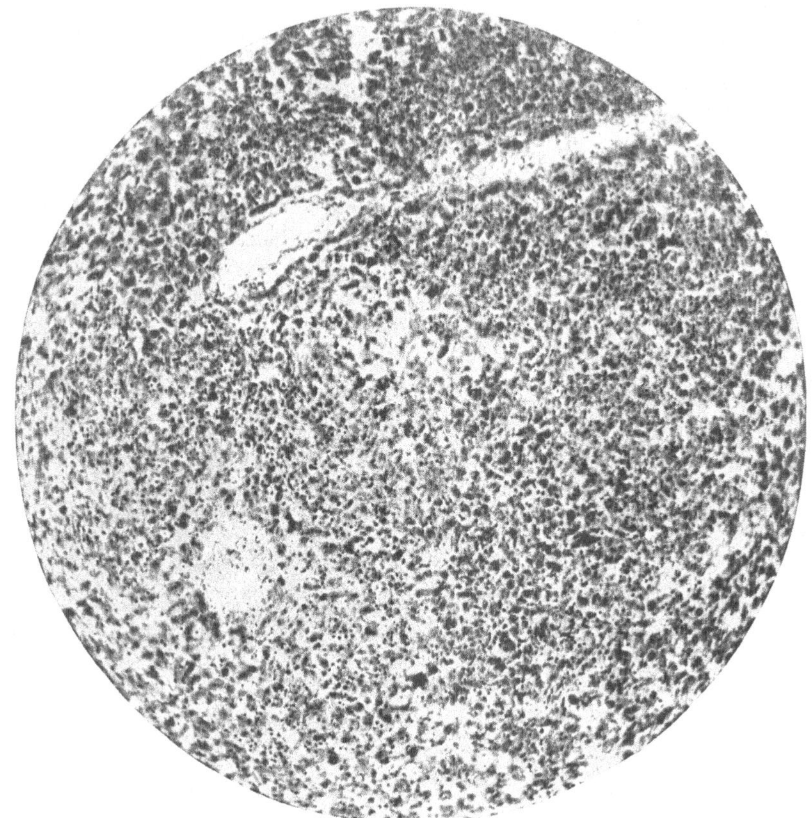

Abb. 142. Leber des Rhesus 233. Dieser Affe war 10 Stegomyien ausgesetzt, die 15 Tage vorher am Rhesus 209, Virus „82“ infiziert worden waren. Er starb am 6. Morgen nach der Exposition. Er zeigte schwere Leberverfettung und Kaffeegrund im Magen. Optik Reichert 8 mm, K.-Ok. 6. Man erkennt die sehr weitgehende Desintegration und Nekrose der Leberstruktur.

und „HOHENADEL“ beschränkt. Hier gelang es uns in wenigen Fällen *üppige Kulturen des B. hepatodystrophicans* zu erzielen, leider aber in keinem Falle Reinkulturen. Immerhin möchten wir auf dies Ergebnis insofern doch Wert legen, als es zeigt, daß auch aus Mücken, die Virusträger sind, B. hepatodystrophicans gewonnen werden kann. Ebensolche Mücken also erschienen wichtig, mikroskopisch studiert zu werden, wenn auch die mangelnde Reinheit ihrer Eingeweide in mikrobischer Hinsicht auch kulturell erwiesen werden mußte.

Technisch gestaltete sich diese mikroskopische Untersuchung nicht sonderlich schwierig. Nach Äthertötung wurden sorgsam die Flügel und Beine der Mücken abgeschnitten und diese in warmer *Susa*lösung nach HEIDENHAIN fixiert. Am folgenden Tage wurde dann die Einbettung vorbereitet. Sie gestaltete sich wie folgt:

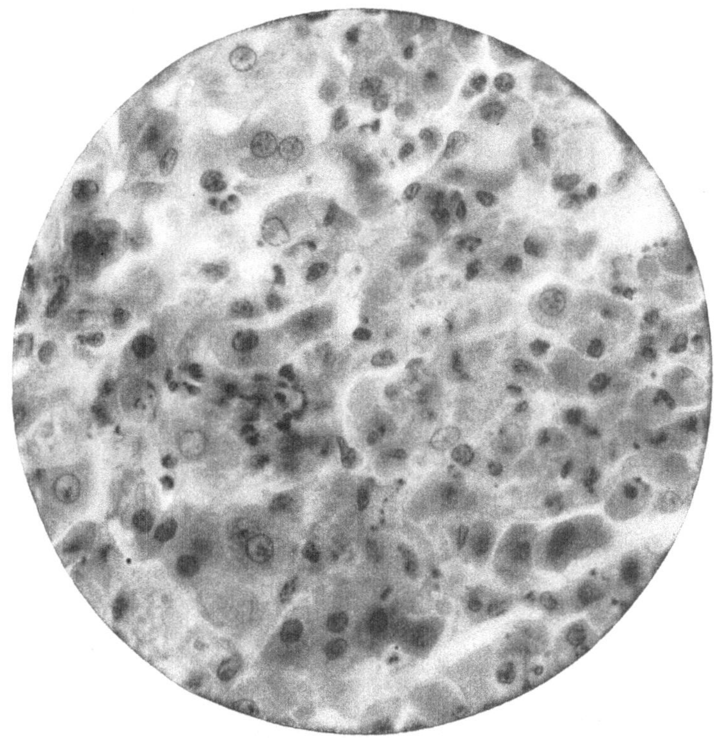

Abb. 143. Die Leber des Rhesus 351. 5 Mücken hatten an dem Affen 351 gesogen. Sie hatten sich 15 Tage vorher mit dem Virus „Vaccin-Kultur-Passage" durch Saugen an dem Rhesus 284 infiziert. Der Affe starb am Morgen des 6. Tages nach der Infektion durch die Mücken. Er bot eine cremegelbe Leber dar. Der Magen zeigte kleine Blutungen ohne Erosionen. Mikroskopisch zeigt die Leber dicht gelagerte Nekrosen mit Ansammlung sehr reichlicher Mengen von Leukocyten. Optik Reichert $^1/_8$. K.-Ok. 6. Fettfärbung.

3 Stunden Alkohol 93%.
2 Stunden Alkohol absolut.
2 Tage Cedernholzöl, nicht eingedickt.
Chloroformalkohol bis zum Untersinken.
Chloroform $^1/_2$ Stunde.
Chloroformparaffin über Nacht bei etwa 32°.
Weiches Paraffin, zweimal gewechselt 24 Stunden (46° Schmelzpunkt).
Hartes Paraffin 2—3 Tage (etwa 54—56° Schmelzpunkt oder höher, je nach Außentemperatur).

So eingebettet, ließen sich die Mücken recht gut zu feinen Schnittserien verarbeiten.

Für die Gewebe der Mücke gelten nun in gewissem Grade alle die Schwierigkeiten wieder, die sich dem Nachweis des Virus im Warmblüter entgegenstellen, sofern wir zunächst die naheliegende Annahme machen dürfen, daß sich das Virus hier und dort formal nicht allzusehr unterscheidet. Um so befriedigender war uns nun die, wie angedeutet, sehr häufige Erfahrung, daß sich *im Darmkanal* dieser infektionstüchtigen

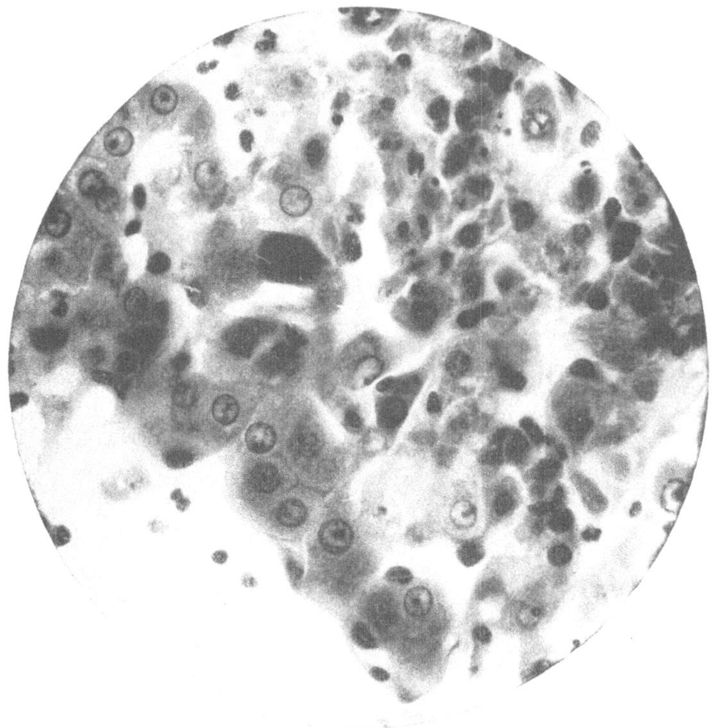

Abb. 144. Leber des Affen 351, wie im vorstehenden Bilde. Die zentrale Zone des Leberläppchens mit einer einfachen Schicht gut erhaltener Zellen ist dargestellt. Man erkennt den fast unmittelbaren Übergang in die Zerfallszone mit ihren unregelmäßigen Kern- und Zellveränderungen.

Mücken, *und nur dieser* eine Wandbesiedelung auffinden läßt, die grundsätzlich der des Darmes der Schaflaus mit der „Rickettsia" melophagi, oder der des menschlichen Darmes mit B. coli entspricht. Wir finden, besonders gut nach Giemsas Färbung darstellbar, sehr scharf umschriebene feine granuläre Bakterien als inneren Zellbelag, besonders deutlich im eigentlichen Mitteldarm, aber auch bis zur Pumpe nachweisbar. Vielleicht ist hier die Nachweisbarkeit nach Nicolles Carbol-Thionin-Färbung nicht ganz der Giemsafärbung an Klarheit ebenbürtig, weil die Farbe als heraushebendes Unterscheidungsmerkmal eine wertvolle Hilfe leistet. *Intracellular* gelang uns ein Nachweis entsprechender Bildungen *nie.* Hat man zufällig einmal Flachschnitte der Darmzellen im Präparate, so kann man einen besonders eindrucksvollen Einblick in die

Oberflächenbesiedlung erhalten und erkennt auch, daß neben den meist vertretenen granulären Bildungen auch Kurzstäbchen auftreten. Nicht allein die Betrachtung, auch der photographisch-mechanische Vergleich ergibt in Größenverhältnissen wie — den wenig bedeutsamen Formgestaltungen — volle Übereinstimmung mit einer organlos gewachsenen Kultur.

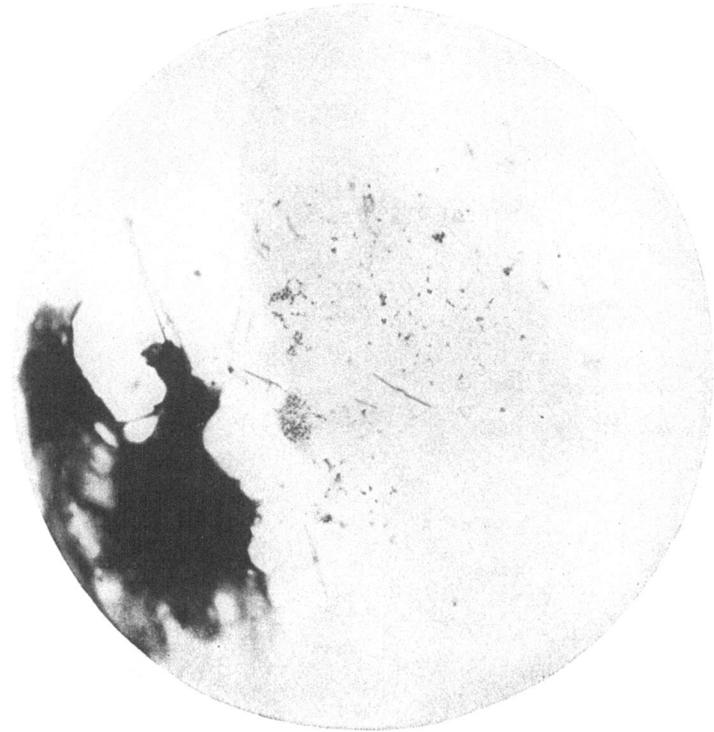

Abb. 145. Zupfpräparat einer männlichen Mücke, die mit Kulturen des B. hepatodystrophicans 3 Wochen lang gefüttert war. (Versuchsreihe 3.) Dargestellt ist ein Zupfpräparat des Darmes, in dem man kleinste Bakterien erkennt, nach Art organlos gewachsener Kulturbakterien.

Ebenso war es uns wichtig, daß auch die angedeuteten frühen Befunde geformter Gebilde im Krankenblut sich mit den Erfahrungen, am Darme infizierter Mücken gesammelt, decken. Wenn wir also auch die beiden Beobachtungen, im Blute wie in der Mücke, noch als nicht völlig abgeschlossen betrachten, so teilen wir sie doch als *Ergänzung* unserer kulturellen Untersuchungen über den Erreger des Gelbfiebers mit, weil sie eine unentbehrliche Ausfüllung einer Lücke bedeuten können. Sollten nicht die Blutbefunde eine, wenn auch vielleicht beschränkte, diagnostische Bedeutung erlangen, so liegt der Wert dieser Befunde und ihres weiteren Ausbaues wiederum auf theoretischem Gebiete. Wir bedürfen eines unsentimentalischen Fortschrittes unserer Kenntnisse gerade auf dem Gebiete der heute so genannten „Viruskrankheiten“. Wir müssen mit feineren Methoden, aber mit einfachen und sparsamen Überlegungen dies weiße Gebiet auf der pathologischen Karte auszufüllen trachten. Wir müssen uns von wissenschaftlichem Aberglauben freihalten.

Unter unseren Mückenversuchen ist einer von ganz besonderem Interesse. Er betrifft den Rhesus 285, ein junges, aber kräftiges Tier. An ihm sogen zwei Mücken der „Vaccin-Kultur-Passage“, also aus einer

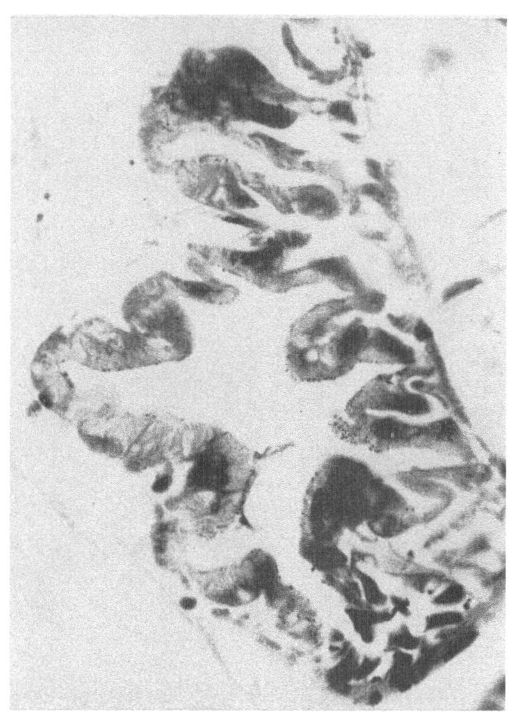

Abb. 146. Stegomyia 11. Darm. Diese Mücke wurde etwa 3 Wochen intermittierend mit Kulturen des B. hepatodystrophicans gefüttert. Sie war für den Affen infektiös befunden worden. Die Darmlichtung zeigt einen sehr zarten Wandbelag meist granulärer, zum Teil auch etwas stäbchenförmig ausgezogener kleinster Bakterien. Bei der Verarbeitung war der Darm bereits durch viertägiges Fasten leer. Optik wie bei allen Kulturaufnahmen usw. Fixierung: SUSA-HEIDENHAIN, Färbung: GIEMSA.

mehrfach als typisch erkannten Versuchsreihe, aus der gleichfalls wiederholt Mücken in schneller und im Ergebnis typischer Weise Gelbfieber auf Rhesus übertragen hatten. Statt aller Beschreibung verweisen wir auf die Fieberkurve. Die enorm verlängerte Inkubation, das ebenfalls ganz ungewöhnlich lange Fieber mit zwei ergebnislosen Abimpfungen am Anfang und am Ende etwa, fallen in die Augen des Betrachters. Die zweite der erwähnten Abimpfungen verleiht hohen Impfschutz. Das betrachtete Tier selbst, Rhesus 285, erweist sich gleichfalls nach völliger Entfieberung als hochimmun gegen ein starkes und genau geprüftes und kontrolliertes Virus.

Solche Beobachtung verlangt eine besondere Erklärung. Wir können sie noch nicht mit voller Sicherheit abgeben. Immerhin müssen wir uns die Möglichkeiten des Verständnisses überlegen. Am nächsten läge es anzunehmen, daß eine sehr geringe Virusmenge in das Blut des Affen gekommen sein könnte. Das ist nicht sehr einleuchtend, wenn man sich

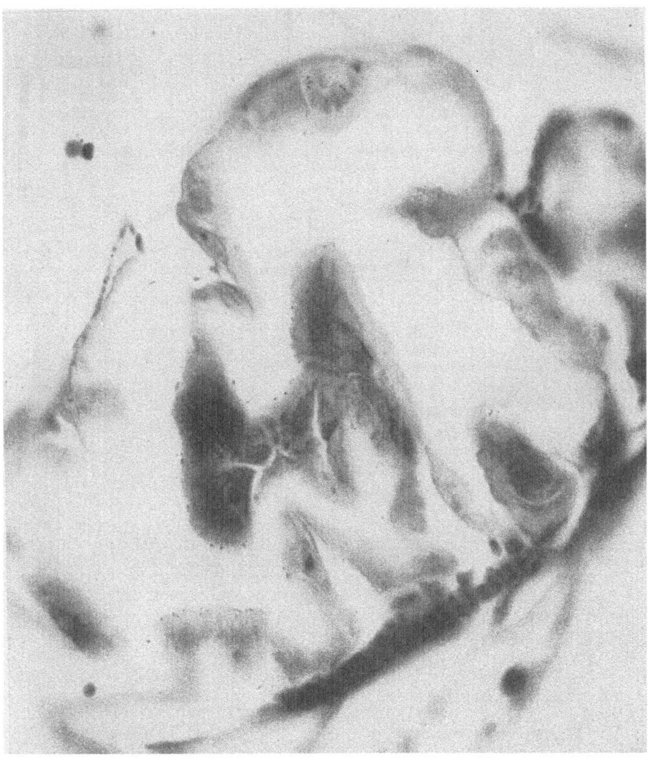

Abb. 147. Stegomyia 5. Infiziert mit Virus HOHENADEL. Der ganze Satz Mücken wurde in mehrfachen Affenprüfungen infektiös befunden. Infektion am Rhesus 215 und 251. Der Darm dieser Mücke ist abgebildet. Färbung: GIEMSA. Man erkennt sehr deutlich einen zarten Belag der Darmoberfläche mit sehr scharf umgrenzten kokkoid-körnchenförmigen Bakterien, die völlig gewissen Kulturformen sowie den Bildungen entsprechen, die man bei stärkster Blutinfektion in diesem zur Darstellung bringen kann.

die enormen Verdünnungen vergegenwärtigt, in denen Krankenblut noch zu infizieren vermag. Dabei ist zu beachten, daß ja seitens der Stegomyia auch nicht die geringsten Mengen an Immunkörpern mitübertragen werden können.

Es bliebe unter dem Gesichtspunkte der lediglich wirksamen Virusmenge noch zu überlegen, ob etwa allerkleinste Mengen vom Körper zunächst überwunden werden können, um erst im Rezidiv aus sicheren Nidus heraus wieder zum Einbruch in das Blut und zum eigentlichen Infektionsgang befähigt zu werden. In diesem Sinne könnte man vielleicht

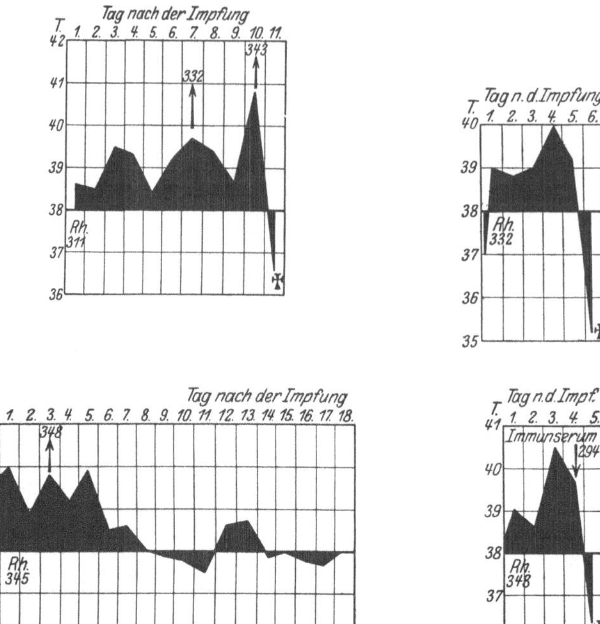

Abb. 148. Kurven der Versuchsreihe: „weibliche mit Kultur gefütterte Mücken“. Das letzte dargestellte Tier erhielt im Beginn des Abfalles der Temperatur ein hochgetriebenes Serum intraperitoneal einverleibt. Es hatte, wie dies allgemeiner Erfahrung entspricht, zu diesem Zeitpunkte des Infektionsvorganges nicht die geringste Wirkung in günstigem Sinne. Man glaubt zuweilen sogar eine Schädigung wahrzunehmen. Antiinfektiöse Sera gegen Gelbfieber lassen sich nur im ersten Anfange der Infektion mit Erfolg therapeutisch anwenden.

Leberemulsion Rhesus 232 auf

Rhesus 248. Rhesus 205.

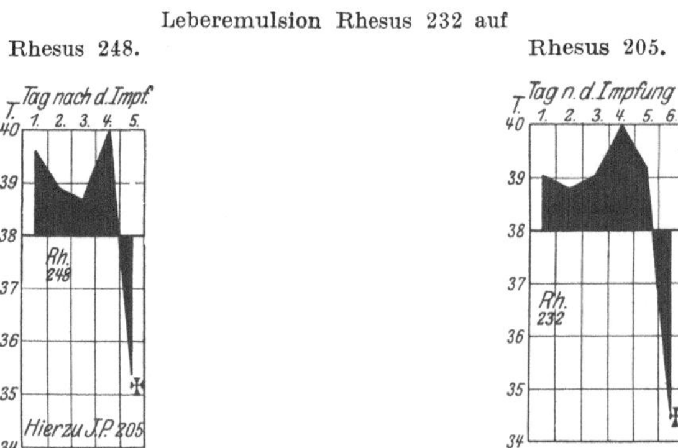

Abb. 149. Rhesus 232 wurde mit 7 männlichen Mücken infiziert, die 17 Tage vorher intermittierend mit Kulturen des B. hepatodystrophicans gefüttert waren, und zwar mit verschiedenen Subkulturen teils mit, teils ohne Organ gewachsener Stämme. Das Tier zeigte, agonal getötet, einen vollkommen typischen Befund, sowohl was Leberverfettung wie Magenblutung anlangt. Mikroskopisch bestätigte sich diese anatomische Feststellung.

die Erfahrung verwerten, daß Rezidive im Rahmen von Infektionen mit Gelbfieber, zweifelsfrei beobachtet werden. Auch diese Erklärung kann nicht eigentlich befriedigen, obwohl sie im Rahmen der Möglichkeit liegen dürfte.

Längere Inkubationen sieht man nicht eben selten nach Infektion durch Mücken. Dies Beispiel hier zeigt, daß solche sogar sehr lang sein

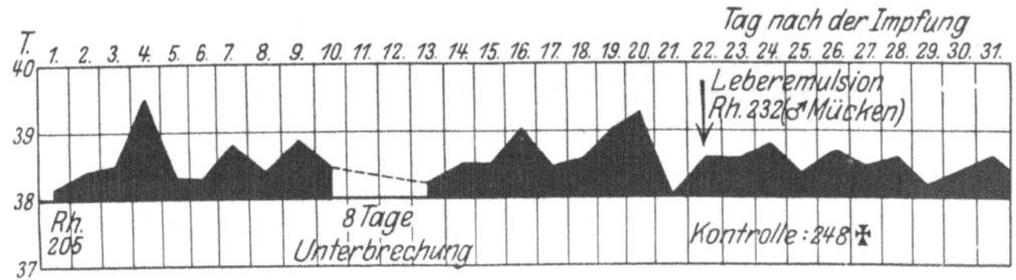

Abb. 150. Rhesus 205. Immunitätsprüfung gegen eine Kultur-Tier-Passage 312 von ganz abortivem Verlauf. Tierreihe: 129 – 134 – 153 – 181. Schon 153 hatte sich als vollkommen immun erwiesen, obwohl die Readaptation in dieser Versuchsreihe keine vollkommene war, im Gegensatz zu einer zu einem anderen Zeitpunkte abgezweigten parallelen Versuchsreihe.

Leberemulsion Rhesus 248 auf Rhesus 253

und auf 221 und 229.

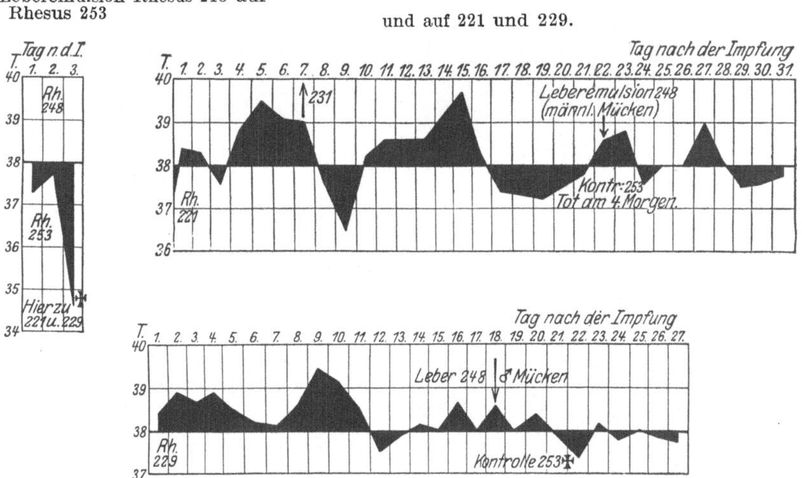

Abb. 151. Die Leberemulsion des Rhesus 248 wurde auf den Rhesus 253 weiterverimpft. Gleichzeitig wurden die Rhesus 221 und 229 auf ihre Immunität geprüft. 229 ist ein Glied einer dargestellten erfolgreichen Infektionsreihe mit dem Stamme 312; 221 entstammt der Reihe: „Vaccin-Kultur-Passage“. Beide Tiere sind vollimmun.

können. Man könnte erwägen, ob nicht zuweilen die Einverleibung des Virus durch die Mücke überhaupt nicht in das Blut, sondern in die durchstochenen Gewebe hinein stattfindet. Dann könnte sich am ehesten lymphogene Ablagerung und kleinste Virusmenge zu dem Ergebnis einer abnorm verlängerten Inkubation vereinigen, sofern man nicht zu der völlig unerwiesenen Annahme gelangen kann, daß das Virus in der Stegomyia an Virulenz einzubüßen vermag.

Da solche Erfahrungen noch ganz selten sind, fehlt zunächst die Möglichkeit einer Entscheidung. Jedenfalls lehrt schon ein Beispiel, bei dem mit voller Sicherheit Irrtümer durch sekundäre Infektion usw. auszuschließen sind, daß auch unabhängig von den immunisatorisch

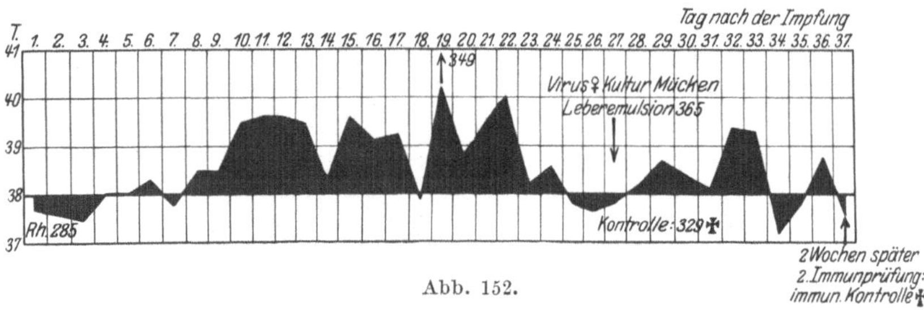

Abb. 152.

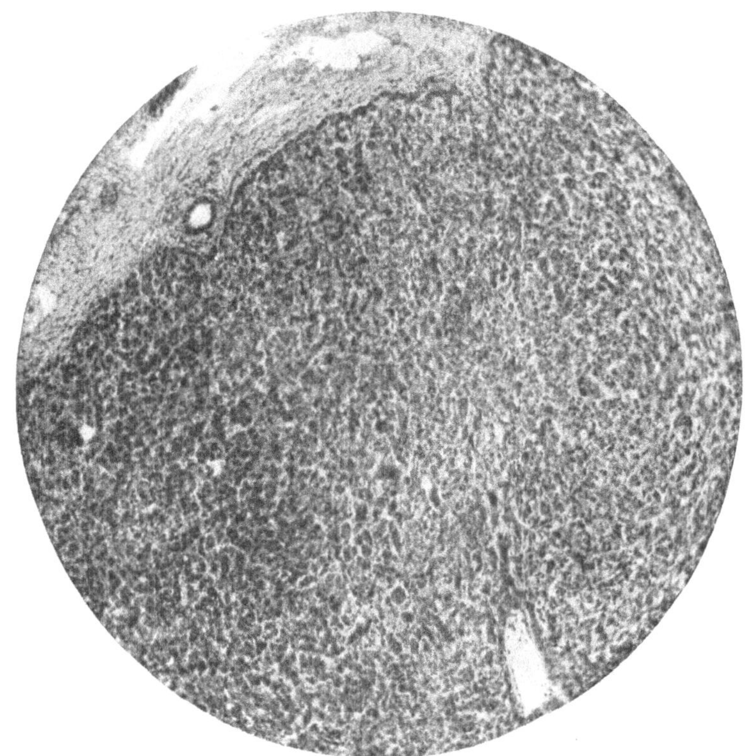

Abb. 153. Leber des Rhesus 311. Dieser Affe wurde von 7 Mücken gestochen, die 25 Tage lang intermittierend mit Kulturen gefüttert waren. Er starb am Morgen des 11. Tages, nachdem er den Mückenstichen ausgesetzt war. Optik Reichert 16 mm, K.-Ok. 6. Brillenkondensor. Lifafilter 4. Fettfärbung. Außerordentlich kennzeichnendes Bild weitgehender Lebernekrose mit nur randwärts und zentral besser erhaltenen Leberzellen.

gemilderten Infekten das Bild des Gelbfiebers größerer Varianten fähig ist, als die meist eintönige Erscheinungswelt der Versuche im Laboratorium erwarten läßt. Diese Erfahrungen besitzen vielleicht auch einen gewissen praktischen Wert, wenn sie auch vielleicht nur ganz seltene Ausnahmen betreffen, haben wir doch selbst über 430 Infektionsversuche durchgeführt und nur ganz vereinzelt Beobachtungen dieser Art angestellt. Jedenfalls dürfen wir abschließend betonen, daß die parallelen Rhesusversuche mit Mücken der gleichen Versuchsreihe mit Sicherheit

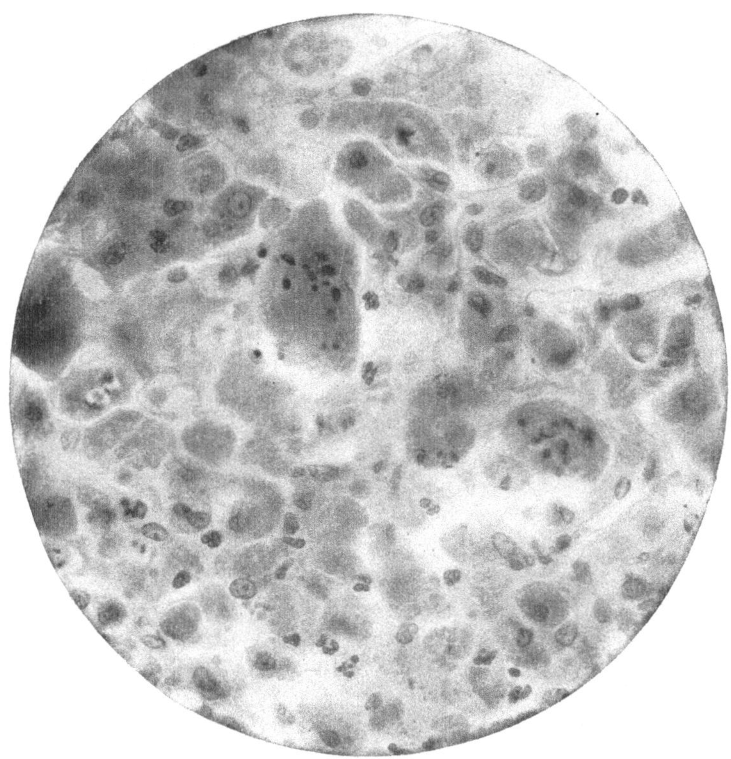

Abb. 154.

erweisen, daß die Absonderlichkeit dieser Erfahrung nicht in der Virusreihe selbst mit ihrer gewiß ungewöhnlichen Ableitung begründet werden kann. Wir finden übrigens auch bei STOKES, BAUER und HUDSON unter den Mückeninfekten recht merkwürdige, und sowohl in Inkubation wie Fieberverlauf von den meisten Blutinfekten abweichende Versuche verzeichnet.

Kommen wir damit abschließend auf die Erörterung der *Inkubation* im Abschnitte IV zurück, so geben wir unumwunden zu, daß die Inkubationen geschickt angelegter Laboratoriumsversuche, die ja auf ein Mindestmaß herabgedrückt werden können, von uns künstlich herbeigeführt sind. Wir erinnern uns, daß die Art der Einverleibung, Mengenverhältnisse des Virus sowie der Gehalt eines übertragenen Materiales an Schutzstoffen die Inkubation bestimmen. Wir wissen, daß bei herabgeminderter Virulenz eine Ablagerung außerhalb des kreisenden Blutes und rezidivierende Einbrüche in das kreisende Blut beobachtet werden. Mückeninfekte zeigen die verschiedensten Abläufe, und sogar, wenn wir uns nicht nur auf die natürliche Infektion durch Stich beschränken, sondern auch wenn wir Einspritzungen von Mücken zu Hilfe nehmen.

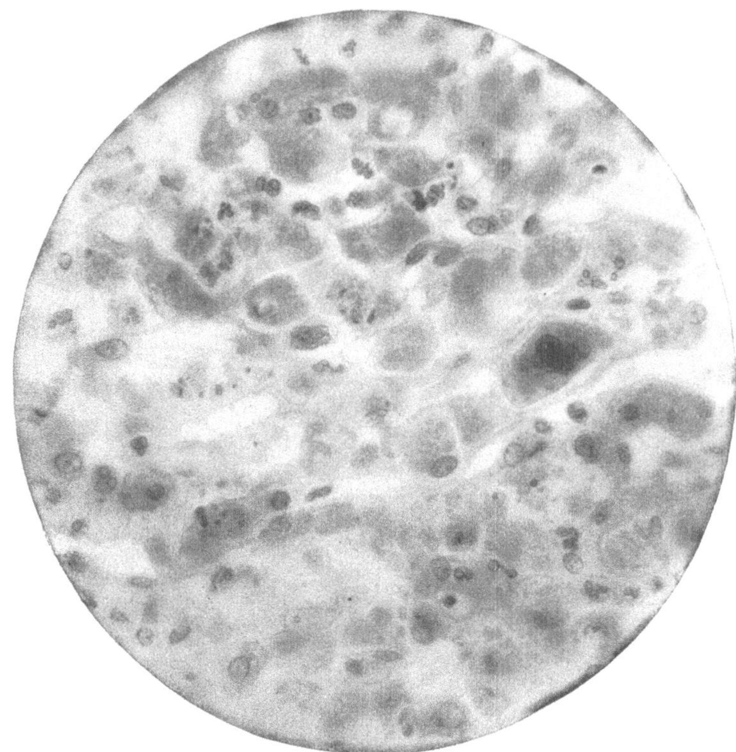

Abb. 155.

Abb. 155 und 108. Einzelbilder zu der vorstehenden Abbildung. Optik Reichert $^{1}/_{8}$. Zoll-K.-Ok. 6. Man beachte, daß Entnahme und Fixierung noch vor eingetretenem Tode stattfanden. Man erkennt sehr deutlich den sehr weitgehenden Zellzerfall, der stellenweise bis zur völligen Auflösung der Leberzellen führt. Man erkennt die Vorgänge der Kernaufteilung, der Kernwandhyperchromatose, Pseudonucleolenbildung und andere pathologische Kernstrukturen bzw. Absterbebilder. Daneben erkennt man die Einwanderung der Leukocyten.

Wir vermögen aber sehr wohl, diese Verhältnisse zu verstehen, wenn wir auf unsere früheren ausführlichen Erörterungen verweisend kurz unsere experimentellen Ergebnisse auf dies Problem zur Anwendung bringen.

1. Die Stichinfektion durch einzelne Mücken vermittelt zuweilen nur winzige Keimmengen. Sie entsprechen in ihrer Größenordnung denjenigen eines millionstel Kubikzentimeters hochvirulenten Blutes.

2. Der absolute Virusgehalt einzelner Mücken schwankt selbst bedeutend. Jedenfalls aber bieten die bisher vorliegenden Erfahrungen keinen Anhaltspunkt dafür, daß etwa in einer infizierten Mücke unendlich

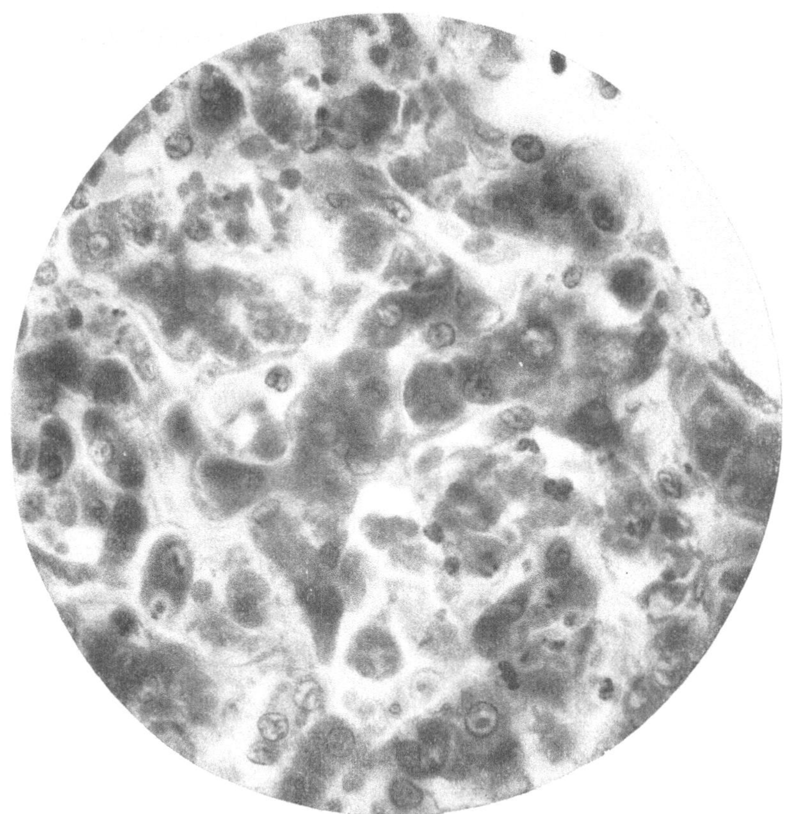

Abb. 156. Leber des Rhesus 232. Diesem Affen wurden 7 männliche Mücken nach Sterilisierung und Mörserung eingespritzt. Sie waren zuvor 17 Tage mit Kulturen des B. hepatodystrophicans gefüttert worden. Der Affe verfiel am 6. Tage nach der Impfung und wurde getötet. Anatomisch zeigte er schwerste Leberverfettung sowie eine frische Magenblutung. Optik Reichert 4 mm, K.-Ok. 6. Lifafilter 225. Fettfärbung. Bei schwacher Vergrößerung besteht noch vorwiegend der Eindruck gleichmäßiger Verfettung. Stärkere Objektive lassen bereits den weitgehenden Zerfall — vor dem Tode des Tieres! — und die Einwanderung der Leukocyten in die Leberzellreste erkennen.

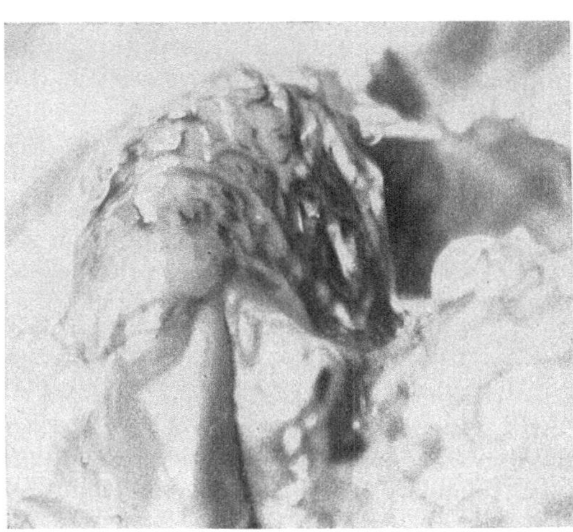

Abb. 157.

Abb. 157. Das Bild zeigt den Magen des Rhesus 276, welcher der Versuchsreihe „männliche mit Kultur gefütterte Mücken", Versuchsreihe 2 entstammt. Dies Tier starb am Morgen des 6. Tages nach der Impfung mit Leberemulsion (1 ccm intramuskulär in den Oberschenkel). Der Magen ist in situ über die Thoraxwand heraufgeschlagen photographisch dargestellt. Man erkennt zahlreiche, zum Teil strichförmige hämorrhagische Erosionen. Die Leberveränderungen waren schwer und typisch.

viel mehr Virus vorhanden wäre, als in der dem Darmvolum entsprechenden Blutmenge. Um hier wirkliche Sicherheit zu erhalten, bedürfte es sehr sorgfältiger Titrationen des Virusgehaltes, die aber keinen geringen technischen Schwierigkeiten begegnen, weil es wiederum nötig ist, das empfindliche Virus von den Darmzellen abzutrennen. Selbst Zentrifugenmörser nach WEIGL-LWOW leisten kaum die hierzu nötige ultramikroskopisch feine Emulgierung, während der Zertrümmerung durch Kälte oder Salzkonzentration die bereits besprochenen Bedenken der Empfindlichkeit des Virus gegenüberstehen. Ein Umstand, der leicht sehr falsche absolute Viruswerte veranlassen könnte. Es ist gewiß wichtig, dieser Überlegung zu folgen, weil sie uns, falls sie auch nur annähernd zutrifft, eine Erklärung dafür geben kann, warum gerade die mikroskopischen Verhältnisse sicher infizierter Mücken nicht immer gleich reiche und dem Untersucher gleich zugängliche zu sein brauchen.

XVI. Das Wesen des Gelbfiebers auf Grund der vorliegenden Untersuchungen.

Es bedarf kaum eines Hinweises darauf, daß wir weit davon entfernt sind, heute die Pathogenese des gelben Fiebers irgendwie befriedigend zeichnen zu können. Immerhin dürften die wenigen Anhaltspunkte, die uns Beobachtungen gewähren, insofern von Bedeutung sein, als sie bisherigen Auffassungen und Darstellungen den Boden entziehen. Gerade auch im Zusammenhange einer rationellen Therapie ist die pathogenetische Grundvorstellung sehr bedeutungsvoll.

Albuminurie wechselnden Grades sowie eine *Senkung des Blutzuckers* eröffnen den Krankheitsablauf. Beide stehen sicher nicht in einem derartigen Verhältnis zueinander, daß die Schwere und Dauer kongruierten. Besonders die anfängliche Störung des Blutzuckers begleitet selbst leichteste Abortivfälle.

Es liegt nahe, diese pathognomonische Blutzuckerstörung mit dem wichtigsten geweblich-organhaften Vorgang der Krankheit, der *Hepatodystrophia glykopriva,* der Leberschädigung und -zerstörung durch fortschreitende Glykogenverarmung, die sich mikroskopisch früh und klar erkennen läßt, in Verbindung zu bringen. Die Art dieses Zusammenhanges ist nicht klar. Jedenfalls drückt sich die Glykoprivie allgemeiner, jenseits der Leber, auch in der Muskulatur aus. Hierzu fehlen uns noch genauere quantitative Analysen. Jedoch deutet die oft auffällige Verfettung tätiger Muskeln, die sich bis auf den Herzmuskel erstreckt, auf einen vielleicht ähnlichen Vorgang hin, nur daß er weniger stark ausgesprochen ist und durch die ganz verschiedenen Bedingungen hier und dort ganz andere Folgen nach sich zieht.

Auch in der Leber wird die Verfettung zum geweblich greifbarsten und frühzeitigen Ausdruck dieser Zuckerverarmung. Hier wird ihre schnelle Folge der fermentative Zusammenbruch der Leberzelle. Wir kennen ihn aus mannigfachen Untersuchungen sowohl von der Phosphorvergiftung, der Chlorcformvergiftung wie besonders derjenigen durch die giftigen Knollenblätterschwämme, Amanita phalloides und Verwandte (FISCHLER, HERXHEIMER).

Aus Glykoprivie und fermentativem Zusammenbruch der Zelle ergibt sich ihre Nekrose als anatomisch greifbare Folgerung. Sie beginnt naturgemäß nicht, oder wenigstens nicht regelmäßig, in allen Leberzellen, gleichmäßig. Daher ergibt sich bei der mikroskopischen Untersuchung nicht selten der Befund der über den Schnitt verstreuten kleinsten Nekrosen. Hat der Körper genug Lebensmöglichkeit, der Glykoprivie etwas länger zu widerstehen, dann erstreckt sich diese Nekrose als Folge des Fermentzusammenbruches auf weitere Abschnitte der Einheit des Drüsenorganes, des Leberläppchens, auf die „zône fragile", den intermediären

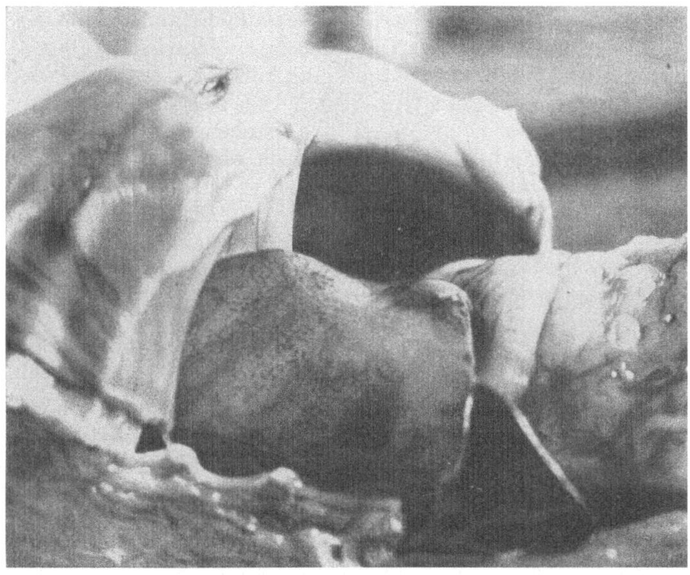

Abb. 158. Rhesus 300 erhielt 5 Mücken des Virus „82" nach oberflächlicher Sterilisierung gemörsert eingespritzt (ip). Der Affe starb am Morgen des 7. Tages nach der Impfung. Er zeigte eine im Bilde dargestellte cremegelbe Leber mit einer auf die Verfettung gesetzten zentralen Stauung. Man darf dieses nicht seltene Bild nicht für den Ausdruck einer zentralen Nekrose halten, die makroskopisch in sehr vielen Fällen überhaupt nicht zu erkennen ist.

Abschnitt, ja, es gibt oft genug Fälle in einem großen Materiale, wo nicht einmal die Zellen um die Zentralvene dem Schicksal des Zerfalles entgehen. Wir stellen dies fest auf Grund der Befunde an sterbenden oder unter unseren Augen verstorbenen und sofort eröffneten Affen, bei denen der naheliegende Einwand postmortal künstlich verstärkter Erscheinungen des Zellzerfalles ausgeschaltet werden kann. Es braucht nicht besonders betont zu werden, daß je nach der Schwere der Erkrankung, dem Tempo der Veränderungen, der Leistungsfähigkeit des befallenen Körpers das gewebliche Bild des Leberschnittes gewisse Variationen erlaubt. Zuweilen sieht man eine besonders eindrucksvolle Abart der „Necrose salpicada" dadurch gegeben, daß große Teile der Leberbalken bereits völlig zerfallen und entfettet sind, während doch noch keine vollendete „zentrale Nekrose" eingetreten ist. In den von uns für das

Studium entschieden bevorzugten Gefrier-Sudanschnitten, die vollendete Bilder gewähren und feinste Studien erlauben, sieht man dann in beträchtlichen Abschnitten als Reste der Balken stets einzelne stark fetthaltige Leberzellen verhältnismäßig gut erhalten, zwischen einer Fülle von Leukocyten, Gefäßwandzellen und Trümmern. Wir haben uns bemüht, bei den verschiedenen Versuchsreihen auch verschiedene mögliche Gewebsbilder als Belege dieser und ähnlicher Veränderungen zu bringen, um diese an sich nicht bedeutungsvolle Mannigfaltigkeit zum Ausdruck zu bringen. Man darf weder in wissenschaftlicher noch praktisch-diagnostischer Hinsicht allzuviel auf Abweichungen bei *einem* Tiere geben. Die Serie wird stets wieder die Erfahrungen zur Norm zurückführen. In der Individualität unserer Versuchstiere, ihrem verschiedenen Alter und Kräftezustand, um nur die greifbaren Faktoren zu nennen, finden wir mehr Gründe, als wir zu verwerten vermögen, um Abweichungen zwar nicht immer zu verstehen, aber wohl als möglich anzunehmen. Gerade hierin begründet sich aber für den Untersucher die Verpflichtung, stets Einzelerfahrungen zu Reihenbeobachtungen auszubauen, soweit es ihm Material und Mittel erlauben. Je größer die Reihe, um so kleiner wird auch hier der wahrscheinliche Irrtum. Diese anatomisch greifbaren, mit histologischer Technik darstellbaren Veränderungen werden für das Auge des Obduzenten durch die allgemeine, gewaltige Verfettung des Organes überdeckt. Sie können durch eine sich nicht selten überlagernde Stauung künstlich vergröbert werden. Die Entfettung der Zerfallsstellen durch Aufnahme der Fettgranula in Leukocyten, die sich schon früh stauen und aus der Peripherie verschwinden, geht schnell vor sich. So erscheint eine gestaute, zentral nekrotische Leber in deutlichster, aber keineswegs pathognomonischer Zeichnung: zentraler, tiefroter Abschnitt, umgeben von einer schmäleren, gelbfettigen, polyedrischen Randzone und zwischen den Läppchen fein gezeichnete interlobulare Gefäße als rote Striche. Zuweilen, bei schwersten Veränderungen, sieht man die Läppchenzentren blaß durchscheinend, so daß sie — allerdings nie über größere Bezirke der Leber hin — in anderer Weise deutlich werden. In wenigen Fällen sahen wir jedoch auch unabhängig von einer Stauung ein ihr sehr ähnliches, wenn auch weniger ausgeprägtes Bild. Hier waren die Läppchenzentren mattrötlich und etwas eingesunken. Dies Bild entspricht ganz dem, was ROKITANSKY als gelegentlichen Befund bei der akuten gelben Leberatrophie („akute Schmelzung“) wiedergegeben hat: „In einzelnen seltenen Fällen ist dieser zweifache Befund auf bestimmte sehr kleine Texturabschnitte gleichmäßig verteilt; es sind z. B. die zentralen Anteile der Acini rot, im höchsten Grade kollabiert, matsch, substanzleer, die peripheren Anteile und die interlobulare Textur gelb (ikterisch).“ Diese letztgenannte Erscheinung des Ikterus braucht bei der Leber des an Gelbfieber verstorbenen Affen nicht deutlich hervorzutreten. Ikterus ist überhaupt nur verhältnismäßig selten ganz augenfällig. Wenn man unter Hinweis auf die sehr verschiedenen Angaben einzelner, gewiß guter Beobachter, der subjektiven Sinnfälligkeit mit Recht mißtraut, so darf man darauf verweisen, daß die Bilirubinwerte des Serums zwar häufig etwas erhöht sind, aber doch selten nur 1 mg% überschreiten.

Der höchste von uns beobachtete Wert betrug 1,3 mg%. Dies hängt wohl mit dem oft verschiedenen Ablauf der Erkrankungen von Mensch und Affe zusammen. Der Affe stirbt in der Regel früher an dem Zusammenbruche der Leber.

Man vergleiche hierzu die kurze treffende Bemerkung ROKITANSKYs (1861 Lehrbuch, 3. Aufl., Bd. 3, S. 272): „Der Ikterus geht von der Leber aus, indem der durch Zerfall der sekretorischen Elemente freigewordene Gallenfarbstoff resorbiert wird. Die weitere Sekretion hört mit dem Zerfall derselben auf.“ Das hier für die akute Atrophie Gesagte findet auch auf das gelbe Fieber Anwendung. Daher ist die Gelbsucht sehr leichter Fälle sowie zweckmäßig behandelter meist geringfügig, ebenso wie sie bei akutestem tödlichen Ablaufe auch gänzlich fehlen kann.

Jedenfalls muß wohl vom ersten Anfange der Infektion an eine Einwirkung auf das Bluteiweiß stattfinden, die zu einer Ausscheidung führt. Diese primäre Einwirkung, die nur fermentativ gedacht werden kann, ist sehr ausgeprägt bei dem Kulturkeim. Der B. hepatodystrophicans kann auf Nährmedien gedeihen, die praktisch keinerlei Zucker enthalten. Auch unsere Nährböden enthalten ja nur ganz geringfügige Mengen solcher. Die Geruchsbildung dieser Kulturen kann kaum anders als durch den Aufbruch von Eiweißmolekülen verstanden werden. Wer sich dem Eindrucke zahlreicher unbefangener und zum Teil im Gelbfieber sehr erfahrener ärztlicher Beobachter mit uns anschließt, daß auch der Kranke selbst eine ganz ähnlich riechende Ausscheidung erkennen läßt, wird diese Beobachtung entsprechend dahin verwerten, daß auch im kranken Körper das Virus in ähnlicher Weise aus Eiweiß riechende Spaltprodukte zeugt, also *Eiweiß* fermentativ *angreift und abbaut.* Dies führt weiter zu der hypothetischen Vorstellung, daß aus solchem Angriff wirksame aminartige Abbaustufen entstehen, die als auslösendes Moment der pathognomonischen Stoffwechselstörung gedacht werden müssen. Wollte man die aussichtsvolle Arbeit unternehmen, an die Isolierung dieser Körper zu gehen, so würde es eines ganzen Stabes geschulter Forscher bedürfen. Daher ist es hier nicht möglich, mehr als eine Skizze dessen zu geben, was auf Grund einiger weniger Beobachtungen in Ergänzung der Grundtatsachen des Stoffwechsels der Gelbfieberkranken als naheliegend vermutet werden kann.

Durch den wahrhaft pathognomonischen Zusammenbruch der Leber wird dieses Organ tatsächlich in einem gewissen Sinne zum „Sitze der Krankheit“. *Dieser Zusammenbruch leitet sich aus der Glykoprivie, dem Zuckerschwunde, her.* Er führt in einer Weise, die von Klinikern und Physiologen, wenn auch nur grundsätzlich klargelegt ist, unter Verfettung zu fermentativem Chaos innerhalb der Zelle. Sie stirbt und zerfällt. Dieser Vorgang wird wesentlich unterstützt, wenn wir die Zelle im Eiweißstoffwechsel nebenher beanspruchen. Der Vorgang wird gehemmt, wenn wir der Zelle vor der Schädigung eine geeignete Mästung mit Anhäufung entsprechender Reserven zukommen lassen, er wird vermieden auch, wenn wir dem Körper im Infektionsvorgange fortdauernd die nötigen Zucker (mit kleinen Insulindosen) künstlich zuführen.

Man hat vielleicht bisher nicht hinreichend beachtet, daß das zentrale Syndrom des Gelbfiebers in seiner eigentlichen schweren Form zu dem Kreise beststudierter pathologisch-physiologischer Prozesse gehört, dem eine überaus große Zahl von Studien gewidmet worden ist. Die bekannten Arbeiten von MANN und MAGATH, die über die lebensrettende Wirkung der Traubenzuckerzufuhr bei entleberten Hunden berichteten, die therapeutischen Berichte von P. F. RICHTER und UMBER, die die günstige Wirkung von Zucker und Insulin bei Ikterus auch leichter Art beschrieben, die Feststellung einer Entgiftung durch Zucker beim urämischen Eiweißzerfall durch PRIBRAM, bei der Guanidinvergiftung seitens HUMMEL, schließlich entsprechende Mitteilungen von PFEIFFER und STANDENATH bei anderen Eiweißzerfallsvergiftungen berühren insgesamt den hier im Gelbfieber vorhandenen Fragenkreis. Insbesondere die letztgenannten Arbeiten berühren die von JUNKERSDORFF u. a. studierte Frage der Bedeutung des Zustandes der Leber vor Einsetzen der akuten Schädigung für den Ausgang einer folgenden Erkrankung sowie für die therapeutischen Aussichten, die sich dem Arzte bieten. Das Gelbfieber liefert hierzu einen Beitrag von hohem Wert. Eine genaue anamnestische Erforschung im Rahmen einer Epidemie verspricht in wertvollster Weise die Erfahrungen des Tierversuches zu ergänzen. Das *therapeutische Ziel* ist jedenfalls klar umschrieben dieses: den exponierten Organismus mit einer hinreichenden Reserve an Kohlenhydraten zu versehen, keine neuen Schäden auf sein Leberorgan einwirken zu lassen, eine Forderung, die besonders aus den Versuchen FISCHLERs abzuleiten ist; vom Anbeginn der Krankheit an die Aufzehrung der Glykogenvorräte der Leber zu verhindern und dies durch Zufuhr von Zucker und Insulin in kleinen Mengen zu bewirken, ehe erst jene katastrophale Fettleber vorhanden ist, von der PFEIFFER und STANDENATH zeigten, daß sie auch auf diesem Wege nicht mehr günstig zu beeinflussen ist. Im Hinblick auf die neueren pathologisch-physiologischen Zusammenfassungen verweisen wir nur auf die kurze Mitteilung von PFEIFFER und STANDENATH (Klin. Wschr. **4**, 3). Um es kurz zu betonen: mit einiger Wahrscheinlichkeit steht eine giftig wirkende und bestimmte gefährliche Stoffwechselprodukte erzeugende Zerfallswirkung des Virus auf Bluteiweiß am Anfang des Infektionsvorganges. Sein tödliches Ende steht durchaus und vorwiegend unter dem Zeichen schwerster Zerfallstoxikose. Daß dieser Infektionsvorgang und vorzüglich dieser shockartige Zusammenbruch auch besonders durch *Störungen im Bereiche des Vagus-Sympathicus* ausgezeichnet ist, wie wir früher bereits feststellten und JUNGMANN auch klinisch beim Menschen fand und in Übereinstimmung mit unseren Erfahrungen therapeutisch umdeutete und ausnutzte (Ephetonin-Behandlung), paßt durchaus in das übliche Bild, das solche Vergiftungen aufweisen. Wir streifen hier die Erfahrung, daß auch im Falle des Gelbfiebers entsprechende anatomische Veränderungen nachweisbar sein können. Die frühe und weitgehende Adynamie, die oft sehr auffallende Hautbräunung der späteren Krankheitstage sind Zeichen, die sich vielleicht bei weiterer klinischer Durchforschung in diesem Zusammenhange verwerten lassen werden.

Die sehr häufige schwere atonische Magenblähung der Rhesusaffen am Ende ihres Lebens gehört gleichfalls in den Kreis der Störungen des vegetativen Nervensystemes durch den Krankheitsprozeß.

Wird der Zusammenbruch der Leber aber nicht vermieden, dann kommt es zum eigentlichen „Gelbfieber“. Das „Vomito negro“ als leitendes Symptom der hämorrhagischen Diathese, insbesondere des Darmkanales, ist, wie bereits erwähnt, eine bekannte Folge dieser Hepatodystrophie.

Schon am ersten Fiebertage sahen wir bei schwerkranken Affen ganz ungeheuere Ansammlungen von Leukocyten innerhalb der Leber. *So kommt es nach vorübergehender Vermehrung und Ausschüttung von Leukocyten zu einer Leukopenie,* die im wirklichen Zusammenbruch der Leber tiefste Werte annimmt. Die Leukocyten werden in der Leber festgehalten und benötigt, wie in einem sich entwickelnden Absceß. Die völlig darniederliegende Ernährung bewirkt schnell neben dem Verbrauche die Lymphopenie, die bis zu unerhört tiefen Zahlen gedeiht.

Die auch in den Herzhöhlen der kranken Affen wie im peripheren Blute des kranken Menschen nachweisbare *anfängliche Hämoglobin-* und *Erythrocytenvermehrung* könnte zunächst wohl als eine Eindickungserscheinung aufgefaßt werden. Wir haben aber gesehen, daß bei allen dem Gelbfieber zugänglichen Organismen die gleiche *„regenerative erythropoetische Reizung“* nachweisbar wird. Sie erscheint als *Frühsymptom.* Es liegt äußerst nahe, diese ganz eigenartige und als Frühsymptom einer akuten Infektionskrankheit einzigartige Reaktion mit der besonderen Schädigung des Leberorganes in engste pathogenetische Beziehung zu bringen. Der Leberzerfall, die beginnende Resorption von Lebersubstanz, bringen hier eine Wirkung zuwege, die wir aus der neuzeitigen Behandlung der perniziösen Anämie (Morbus Biermer) durch Leberfütterung kennen. Es liegt hier einer der seltenen Fälle vor, wo gut begründete physiologische Erfahrungen unseren kausalen Bedürfnissen einer begrifflichen Formung von *Krankheitszeichen* zu Hilfe kommen.

Nachdem wir in früheren Arbeiten zeigen konnten, daß die Regeneration gerade der Lymphzellen von der Ernährung und insbesondere von einer eiweißreichen Ernährung beherrscht wird, verstehen wir vielleicht die *Lymphopenie* stärksten Grades, die wir so häufig beim Gelbfieberkranken antreffen, als den Ausdruck oder die Folge des durch die Infektion selbst verschärften Hungerns. Die Kurve der Lymphocyten spiegelt beim gelbfieberkranken Menschen wie Affen irgendwie den Niedergang und die Erholung des Stoffwechsels. Sie besitzt daher auch eine gewisse prognostische Bedeutung, wenigstens wenn wir einen Anstieg der gesenkten Zahl feststellen.

Die Blutungsneigung, das „schwarze Erbrechen“ ist die pathologisch-physiologische bekannte Folge dieser hepatodystrophischen Intoxikation. Es ist keine irgendwie für die Krankheit „Gelbfieber“ spezifische Erscheinung. Es ist dagegen die mehr weniger spezifische Folge aus dem Leberzusammenbruch. Wir haben beim Rhesus diese Erscheinung neuerdings ungemein häufig beobachtet. Hierzu eignen sich besonders durch Mücken infizierte oder vom Menschen aus infizierte Tiere, die keinen durch unsere Impfung abnorm abgekürzten Krankheitsverlauf zeigen. Gerade auch erstmalig kultureller Infektion unterliegende Affen ließen diese Veränderungen gleichfalls sehr oft erkennen. Die Unterlagen des „Vomito negro“ sind in solchen Fällen teils parenchymatöse, meist präpylorisch begrenzte Blutungen, teils frische hämorrhagische Erosionen.

Im ersten Falle sieht man das Blut abspülbar auf einer unverletzten Schleimhaut mit statisch erweiterten oberflächlichen Gefäßen. Erosionen können daneben oder für sich bestehen. Das Blut wird schnell zu salzsaurem Hämatin umgewandelt. Auch die Erosionen begrenzen sich meist auf den präpylorischen Abschnitt. Es ist bezeichnend, daß bereits ROKITANSKY auch für die akute gelbe Leberatrophie das Vorkommen der akuten hämorrhagischen Erosion der Magenschleimhaut angibt. Auch hier geht eine allgemeinere Blutungsneigung dieser besonderen örtlichen Erscheinung naturgemäß parallel.

Sobald als die Organstörung der Leber einen gewissen Grad erreicht hat, gibt es weitere Störungen, die sich hieraus ableiten. Die *Alkalireserve* erschöpft sich fortschreitend. Wir sehen aber erst im Verfall mit einsetzendem Temperatursturz zunehmende Acidosen. Bei unseren Affen hat Herr Privatdozent Dr. MISLOWITZER freundlicherweise im Blutplasma die p_H-Werte mit der Chinhydronelektrode elektrometrisch festgestellt. Es ergaben sich häufig Werte von etwa 6,9, aber einmal konnte kurz vor dem Tode sogar in mehrfacher Messung bei Innehaltung aller Vorsichtsmaßregeln ein so unerhört niederer von 6,61 festgestellt werden. Natürlich handelt es sich hier schon um agonale, wenn auch ganz ungewöhnliche Werte. Unter solchen Umständen steigt dann auch der Rest-N des Blutes stark an. Wir haben hier Werte bis 122,5 mg% verzeichnet.

Im Zusammenhange vielleicht mit dieser allgemeinen Regulationsstörung sehen wir auch Anstiege des *Milchsäuregehaltes des Blutes.* Selbst wenn wir gerade beim Affen hier mit Fehlerquellen durch Widerstand usw. zu rechnen haben, ist die durchschnittliche Erhöhung auf 16—18 mg, ja auf 30—35 mg in selteneren Fällen, gegenüber Normwerten von 4—10 mg auffällig und deutlich verwertbar. Die Milchsäurewerte findet man auch in solchen Fällen hoch, die nicht zugrunde gehen. Da diese Tiere sich jedoch keineswegs der Bewegung enthalten, wie der kranke Mensch, so kann der erhöhte Gehalt vielleicht auf die Muskeltätigkeit bei mangelhafter Regeneration bzw. Resynthese bezogen werden.

Im engen Zusammenhange hiermit können vielleicht die beim Menschen häufigen *Kalkzylinder* mit der Ausschwemmung saurer Phosphate in Zusammenhang stehen.

Kehren wir zum Ausgangspunkte, der Störung des Zuckerstoffwechsels, zurück, so fällt weiter auf, daß die beträchtliche *Hypoglykämie,* die bis zu 12 mg heruntergehen kann, oft zu 27, 30, 35 gemessen wurde, bei länger lebenden oder genesenden Tieren, wie beim Menschen, durch beträchtliche *Hyperglykämien* ohne Zuckerausscheidung im Urin abgelöst wird.

Schon ein leichtes Versagen der Nierenfunktion besitzt hier aber besondere Bedeutung, weil sie die *Gefahr der Säurevergiftung* für den Organismus wesentlich erhöht.

Während beim Menschen die Senkung des Blutzuckers sehr früh auftritt und bei heilenden Fällen bald überwunden wird, stellt sie sich beim Affen erst spät ein und ist hier wohl ein sehr böses Zeichen. Es mag dies damit zusammenhängen, daß der Mensch als psychisches Wesen von Anfang an die Nahrung verweigert, während dies beim Affen, zumal bei etwas hingezogenem Krankheitsverlaufe keineswegs der Fall ist. Vielmehr verschmäht er erst sehr spät das Futter. Es ist uns bei allen gut ausgehenden menschlichen Erkrankungen aufgefallen, daß die Blutzuckersenkung durch geduldige und aufmerksame Zuckerzufuhr schnell und dauernd behoben werden konnte. Besonders im gefährlichen shockartigen Sturz der Temperatur erhält man durchaus den Eindruck, daß die intravenöse Zuckerzufuhr den Kranken aufleben läßt. Sieht man, wie angedeutet, umgekehrt sehr häufig, wenn nicht immer, beim Rhesus die jähe Hypoglykämie bis zu tiefsten Werten den Tod einleiten, so darf man wohl daraus folgern, daß diese Stoffwechselstörung von besonderer klinischer Bedeutung im Verlaufe des Gelbfiebers ist und auch therapeutisch unsere besondere Beachtung erfordert. Wir hatten leider noch keine Möglichkeit der wichtigen Frage nachzugehen, wie sich der Blutzucker bei verfallenden, sterbenden gelbfieberkranken Menschen verhält.

Im Zustande des Verfalles sind die Affen naturgemäß wie gelähmt, sofern nicht Folgewirkungen von sekundären Hirnveränderungen, wie wir sie auch bei Urämie beobachten, krampfartige Zustände, Tonussteigerungen, Opisthotonus usw. verursachen. Man sieht dies zuweilen.

Wie dies schwere Versagen der Stoffwechselleistungen beim Menschen die Oligurie und Anurie bewirkt, die oft als Todesursache angesprochen wird, entzieht sich unserer Erfahrung. Es erschiene uns aber sehr verfehlt, ihr anatomisch faßbare Grundlagen geben zu wollen.

Diese Vorgänge und Zerstörungen werden durch den Infektionsvorgang bewirkt. Ein echter Infektionsvorgang, also eine starke Wucherung von Virus im befallenen Körper, liegt vor. Über ihre Größenordnung haben wir einen ungefähren Aufschluß erhalten.

Im Kubikzentimeter Blut finden sich Viruskörper in der Größenordnung der kreisenden Leukocyten: also zählen sie *nach Millionen.* Beim Rhesus findet sich am Ende des Lebens sehr viel Virus in der Leber angesammelt. Wir besitzen über ihre wirkliche, absolute Größe nur Näherungswerte, die vielleicht mit gewissen Fehlern behaftet sind, die sich aus den notwendigen Methoden der technischen Verarbeitung erklären. Diese Ansammlung in der Leber ist, wie bereits bemerkt wurde, wahrscheinlich mechanisch-agglutinatorisch zu erklären. Die weitgehende Verlegung der Leberzirkulation sowie die von uns in anderem Zusammenhange bereits betonte Neigung der Viruskörper, sich Oberflächen anzulegen, bieten eine hinreichende Unterlage für die beobachtete Anreicherung des Virus aus dem Blutstrom in das Leberorgan. Damit steht durchaus in bestem Einklange, daß gerade die Fälle ohne Leberzusammenbruch zweifellos oft genug länger Virus im Blute beherbergen, wenn auch sein Nachweis dann technisch durch die Gegenwart bestimmter Schutzstoffe oder -wirkungen etwas erschwert wird.

Insbesondere beim Menschen haben wir bis zum 5. Tage in leichten Fällen von Gelbfieber noch Virus im Blute nachgewiesen (Tierversuch!), während wir es ebenso wie andere Forscher bei schweren Fällen schon am 3. Tage zuweilen vermißten. Solch Blut infiziert dann Rhesusaffen nicht, aber es verleiht auch durchaus keinen Schutz gegen eine folgende Viruszufuhr. Diese Erfahrungen sprechen unseres Erachtens am ehesten für eine mechanische Ausfilterung des Blutvirus, falls man nicht zu der Annahme geführt werden sollte, daß bestimmte Stoffwechselstörungen das Blut nicht mehr für das Virus bewohnbar machen. Dagegen sprechen jedoch die Erfahrungen am Rhesus, der mit ganz seltenen Ausnahmen bis zum Lebensende Virus im kreisenden Blut nachweisen läßt. Daß diese Ausfilterung sehr wohl auch wenigstens teilweise in einer *Phagocytose* bestehen kann, möchten wir deshalb erwähnen, weil ja die massenhafte Bildung von Monocyten und Ausschüttung in die Blutbahn bei resistenten Individuen auf diese Möglichkeit hinweist. Allerdings ist dies keine irgendwie zwingende Erklärung.

Wenn wir hier gerade das infektiöse Moment der Durchwucherung des befallenen Körpers betrachten, so werden wir nicht an den Erfahrungen der kulturell infizierten Tiere vorbeigehen. Sie lehrten uns, daß nicht selten solche Affen rezidivierende, fieberhaft-bakteriämische Krankheitsschübe aufweisen, deren letzter ein typisches „Gelbfieber“ sein kann und stets ist, wenn sich der Keim wieder völlig einpaßt und das Tier nicht konstitutionell weitgehend durch Jugend und Ernährungszustand geschützt ist. Der Kulturkeim unterscheidet sich vom Virus dadurch, daß er dem Infektionsverhältnis entfremdet ist. Wir führen dies auf seine andersgerichtete Ernährung zurück. Je näher wir die Ernährung der im Körper rückten, desto leichter fand der Kulturkeim diesen Weg in den Körper zurück. Das Ziel der völligen Einpassung ist eben das Virus. Seine vorzügliche Eigenart ist die denkbar günstigste Adaptation an das parasitäre Leben. Das Virus als vollendeter Typ dieses Lebens ist also das Ziel jeder Readaptation, gleichgültig wie und ob wir sie je nach der Vorbehandlung des Kulturkeimes leichter oder schwerer erreichen.

Das Ergebnis dieses idealen Vermehrungsvorganges unter parasitären Lebensbedingungen ist die pathognomonische Stoffwechselstörung.

Der Vermehrungsvorgang selbst findet wesentlich im Blute selbst statt. Unmittelbar nach Ausbruch der Krankheit schon zeigt sich hier die Hypoglykämie, die beträchtlichen Umfang annehmen kann und irgendwie, wenn auch nicht vorläufig sicher bestimmbar, im Zusammenhang mit der glykopriven Hepatodystrophie steht, welche die Krankheit beherrscht und ihren Ausgang bestimmt. Dies zu wissen ist wesentlich, weil sich hierauf jede rationelle *Therapie* aufbaut. Sie besteht schematisch in Maßnahmen, welche der Hypoglykämie entgegenwirken und den Glykogenansatz in der Leberzelle fördern, während sie ihre sonstige fermentative Beanspruchung nach Möglichkeit auf ein Mindestmaß herabsetzen (Ausschluß von Eiweiß und Fett aus der Nahrung). Sonst bleibt sie symptomatisch und wendet sich gegen die Folgen der soeben besprochenen Vorgänge, insbesondere soweit sie den Kreislauf betreffen.

Wie aber macht sich der Vermehrungsvorgang des Virus nach dieser Richtung hin geltend? Man kann diese Frage nicht lösen und wird ihrer Lösung nur Schwierigkeiten bereiten, wenn man unsere Unkenntnis durch das Wort „toxisch“ bemäntelt. Wir kennen kein Toxin, das dieses Virus bereitet. Weder Blut, das keimfrei geworden ist, noch irgendwelche Kulturen, die abgetötet sind, lassen die mindeste Giftwirkung erkennen. Dieser Hinweis besagt natürlich fast nichts. Wichtiger ist, daß wir stets sehen, daß Immunsera im wesentlichen dadurch wirken, daß sie die Infektion als solche unterdrücken. Wir begegnen dieser Erscheinung zuerst schon bei dem Studium der Inkubation.

Wie auch im Falle ähnlicher Serumwirkungen (etwa Kokkensera), begegnen wir hier zweifellos der Erscheinung, daß ein Immunschutz, der sich erfolgreich auf einige wenige Keime erstreckt, gegenüber einer Vielheit durchaus versagt. Daher sind wahrscheinlich unsere Erfahrungen hinsichtlich der Wirkung von Immunseren sehr viel ungünstiger als die anderer Untersucher. Wir verwandten in der überwiegenden Mehrheit unserer Versuche hochinfektiöses *Blut*, die meisten anderen Forscher dagegen wohl Organbrei als Viruszufuhr. Im ersten Falle werden mit einem Schlage sehr viel Keime in die Zirkulation geworfen, während im zweiten höchstwahrscheinlich eine primäre lymphogene Ablagerung einen langsameren Übertritt der Keime in den Kreislauf bewirkt. So findet eine passive Immunisierung bessere Voraussetzungen der Wirksamkeit. Natürlich gilt dies in noch höherem Maße von allen Versuchen aktiver Immunisierung. *Unsere eigenen Prüfungen der Immunität mittels Nachimpfung meist unendlich reicher Virusmengen in frischem Infektionsblut stellen daher die schärfsten möglichen Prüfungen dar und sind eigentlich „unnatürlich"*.

Die Tatsache von Rezidiven oder neuen Infekten nach leichten Gelbfiebererkrankungen beim Menschen, die seit alters her sichergestellt ist und die auch wir selbst erneut beobachten konnten, zeigt uns, daß auch im natürlichen Ablaufe vollkommene Immunität *nicht immer zustande zu kommen braucht*. Der erreichte Schutz ist etwas Relatives und hängt ebensowohl von der wandelbaren Körperbeschaffenheit wie von der Stärke des parasitären Angriffes ab.

Die Inkubation sinkt auf Stunden, wenn man Blut des ersten Krankheitstages intraperitoneal oder besser noch intrakardial überträgt. Sie wächst auf Tage, wenn man Blut einer späteren Epoche der Krankheit wählt. Sie kann sehr lang sein und zugleich kann die Krankheit abnorm lang und im wesentlichen günstig verlaufen, wenn man derart späte Blutübertragungen vornimmt, wie uns der Fall „Helbig" etwa, aber daneben viele gleichsinnige Versuche gezeigt haben. Die Inkubation wächst auch, wenn man Leberbrei verimpft. Hier spielen Fremdkörperwirkungen des zertrümmerten Gewebes und verlangsamte Viruseinfuhr eine große Rolle, aber es ist möglich, daß auch die Schutzstoffbildung am Ende der Krankheit zuweilen schon ausgeprägt ist, wenn auch der Tod eingetreten ist. Sonst wäre es gar nicht einzusehen, warum Blut fast inkubationslos, das angeblich virusreichere Lebergewebe erst nach Tagen zur Erkrankung führt. Einwandfrei verdeutlicht wird dieser Zusammenhang, wenn man künstlich durch gleichzeitige Verimpfung von Schutzseren und von Virus in hinreichender Menge künstlich gewandelte Infekte hervorruft. Sie zeichnen sich wieder durch späte Erkrankungen, oft rezidivartigen Charakters, aus.

Die Analyse des Virusgehaltes durch reihenweise Tierimpfungen schützt uns vor schwerwiegenden Täuschungen in den Deutungen.

Wenn wir die Möglichkeit betrachtet haben, daß die Kreislaufverhältnisse in der Leber für die Massierung des Virus in diesem Organe verantwortlich zu machen sind, so werden wir auch in diesem Zusammenhange daran denken, daß es uns gerade bei solchen teilweise geschützten Tieren am 6. und 7. Tage des Fiebers gelungen ist, Virus im kreisenden Blute nachzuweisen. Dieser Umstand verdient die ernsteste Beachtung aller Tropenhygiener, weil sie naheliegende Beziehungen zu abortiven Infekten oder, schlimmer noch: *untypischen* Infekten halbgeschützter Einwohner unterhält. Wir haben gerade bei der Impfreihe, die von HELBIG ihren Ausgang nahm, gesehen, daß hier die späte Abimpfung am vierten Tage einer fast fieberlosen abortiven Erkrankung zwar einen Affen derart infizierte, daß sich die Krankheit weiter führen ließ und im dritten Tiere dieser Serie tödliches und typisches Gelbfieber erzeugte. Aber dies erste Tier, gewissermaßen in tropischen verseuchten Gegenden *das Versuchstier zur Aufklärung des „Falles“*, geriet spät in Verfall. Seine Obduktion im Zustande höchster Verelendung zeigte, daß es nicht *unmittelbar* an *Gelbfieber* gestorben war, sondern daß es nur die mittelbare Folge dieser Infektion war. Wenn der Ausdruck „postinfektiöser Marasmus“ eine zulässige Umschreibung der ärztlichen Erfahrung ist, daß eine Krankheit, die die Körperreserven angreift, auch atypisch allein durch Schwächung zu töten vermag, so würde diese Umschreibung hier das Richtige treffen. Aber wir geben natürlich zu, daß hier ein abnormer Fall vorliegt. Nur sind leider die Krankheiten der Eingeborenen jedes endemisch infizierten Landes häufig genug ähnlich abnorm, so daß wir die naheliegende Lehre ziehen müssen, daß der immunisatorisch modifizierte Gelbfieberinfekt anders verläuft und auch anders enden kann als ein typischer. Ein auf originale Blutübertragungen gegründeter „Affentest“ reicht nicht aus, hier die Diagnose „Gelbfieber“ sicherzustellen oder zu widerlegen.

Jedenfalls betonen wir in diesem Zusammenhange, daß wiederum die Wirkung der Schutzsera sich in erster Linie auf den reinen Infektionsvorgang erstreckt. Jeder, auch der irgendwie abortiv gestaltete menschliche Infekt läßt dagegen die anfängliche Blutzuckersenkung erkennen, ein Zeichen dafür, daß der Vermehrungsvorgang des Virus unter allen Umständen den Stoffwechsel des Wirtes angreift. Die Art und Weise dieses Angriffes ist nicht sicher. Wir können hier nur hypothetisch unsere Lücken ausfüllen. Das Virus ist seiner absoluten Masse nach eine ganz geringe Größe. Die Störung tritt in einem Augenblicke auf, wo von einer Zerfallsvergiftung durch den Keim gar keine Rede sein kann. Im Gegenteile ist diese Stoffwechselwirkung schon ganz ausgeprägt, wenn die Keimvermehrung für uns sichtbar ihrem Höhepunkte zustrebt. Jeder Tropenarzt kennt die Eiweißausscheidung im Urin, die als Frühsymptom mit Recht hoch gewertet wird. Sie verführt zu der Auffassung, als müßte hier der Eiweißzerfall von vornherein ein *sehr großer* sein. Versuche, die wir, zunächst rein zur Unterrichtung, mit Herrn Privatdozent Dr. VAN EWEYK angestellt haben, sprechen jedoch keineswegs in diesem Sinne, obwohl wir bei den in dieser Richtung studierten Affen wohl Albuminurie beobachtet haben.

Wir geben den kurzen Bericht von Herrn VAN EWEYK über diese Versuche hier wieder:

„In drei Fällen wurde versucht, Aufschlüsse über das Verhalten des Stoffwechsels bei gelbfieberkranken Rhesus zu gewinnen. Die Zahl der Fälle ist sehr gering, auch bestanden äußere Schwierigkeiten, so daß die Ergebnisse nur unter Vorbehalt angegeben werden können. Die Affen 1 und 2 starben am 6. Tage nach der Infektion, während der Affe 3 die Krankheit überstand. Es war eines der besonders kräftigen und gut genährten Tiere, deren Verhalten in den obigen Ausführungen allgemein gekennzeichnet ist. Bei den Affen 1 und 2 bestand während der 9tägigen Vorperiode eine tägliche Stickstoffausscheidung mit dem Harn von 0,47 resp. 0,45 g, die während der 6tägigen Krankheit sich nur ganz unbeträchtlich änderte und 0,36 resp. 0,54 g betrug. Diese geringfügigen und nicht einmal gleichsinnigen Änderungen standen im Widerspruch zu den Erwartungen. Bei dem Affen 3 betrug während der 7tägigen Vorperiode die tägliche N-Ausscheidung im Harn 0,69 g. Sie stieg während der ersten 7 Tage der Krankheit auf durchschnittlich 0,89 g täglich. Trotzdem das Tier entfieberte, dauerte die erhöhte N-Ausscheidung an und erreichte in den folgenden 8 Tagen einen Durchschnittswert von 1,49 g."

Affe 1 = Rhesus 308 unseres laufenden Protokolls, 3450 g:

Vom 18. II.—28. II. täglich	180 g Reis,
	80 g Äpfel,
	40 g Banane.
1. III.	100 g Reis,
	37 g Äpfel,
	13 g Banane infolge Nachlassen der Freßlust.
2. III.	frißt nicht mehr.
3. III.	Tod (3200 g).

Affe 2 = Rhesus 309, 3750 g:

Bis zum 1. III. wie 1. Am 1. III.	110 g Reis,
	49 g Äpfel,
	32 g Banane; später genau wie 1.
3. III.	Tod (3250 g).

Affe 3 = Rhesus 364, 5050 g:

Vom 6. III.—26. III. täglich	180 g Reis,
	80 g Äpfel,
	40 g Banane.
27. III.	110 g Reis,
	10 g Äpfel,
	40 g Banane.
28. III.	150 g Reis,
	40 g Banane.
29. III.	160 g Reis,
	40 g Banane.
30. III.	180 g Reis.
31. III.	180 g Reis,
	40 g Banane.
1. IV.	180 g Reis,
	40 g Äpfel,
	40 g Banane,

dann volle Normalkost. Dieser Affe hielt mit Schwankungen von etwa 100 g sein Anfangsgewicht. Er blieb stets lebhaft und kräftig.

So unvollkommen diese Untersuchungen auch sein mögen, so verweisen sie uns doch wieder auf die besondere Bedeutung, die der Zuckerstörung im Rahmen des Gelbfiebers zukommt, einer Störung, die sich vielleicht und sogar wahrscheinlich aus einem parasitären Angriff auf das Körpereiweiß ableitet, ohne daß dieser jedoch so bedeutungsvoll sein müßte, wie man dies etwas aus der Erfahrung schwerer Albuminurie abzuleiten geneigt sein könnte. Jeder Arzt kennt ja auch die Variationsmöglichkeit, die Schwankungen dieses Zeichens.

Wollten wir demnach die Krankheit ganz kurz und sachlich benennen, so müßten wir ihr den Namen einer

Hepatodystrophia glykopriva acuta infectiosa

geben.

Diese Infektionskrankheit ist eine Stoffwechselerkrankung kat exochen. Die Rekonvaleszenz von ihr besteht in einer Wiederherstellung des gestörten Zuckerstoffwechsels und in einer neuen Anspeicherung des lebenswichtigen Betriebsmateriales Glykogen in allen seinen Lagerstätten.

In überraschender Weise wirkt das Serum von Rekonvaleszenten allen bisherigen Erfahrungen zufolge *antiinfektiös, nicht „antitoxisch“*. Es lassen sich daher *keine eigentlichen Heilsera gegen die Krankheit* herstellen, sofern man nicht im ersten Beginne der Krankheit ein sehr kräftiges Serum in hinreichender Menge anwendet und zur Wirkung bringt. Die Leistungsfähigkeit dieser Sera schwankt in weitem Umfange.

Da die Menge des zum *Schutze* gegen die Krankheit erforderlichen Serums immerhin verhältnismäßig klein ist, und da die pathogene Tätigkeit des Virus kaum anders als durch fermentative Aufspaltung von Bluteiweiß vorgestellt werden kann, so läge es zunächst nahe anzunehmen, daß die antiinfektiöse Wirksamkeit ihrem Wesen nach darin bestünde, die zur Ernährung und damit zur Vermehrung des Virus erforderliche Fermenttätigkeit zu hemmen. Es liefe dies auf die alte hypothetische Vorstellung einer atreptischen Immunität hinaus, wie sie BAUMGARTEN und EHRLICH vorgeschwebt hat. Wir kämen damit auf die von uns betonte Erfahrung zurück, daß die Bakterien einer vielseitigen fermentativen Tätigkeit fähig sind, daß aber ihre Virusadaptation sie so innig den besonderen Lebensbedingungen des Wirtskörpers einfügt und sie in ihren Leistungen so stark spezialisiert, daß sie durch ihre hohe Anpassung gerade auf das äußerste in ihren Möglichkeiten beschränkt erscheinen. Dadurch werden sie empfindlicher und in manchen Richtungen angreifbarer. Es gibt für sie im Körperverbande, im Blute des Menschen oder des Versuchstieres kein Ausweichen, keinen Übergang zu anderen Lebensmöglichkeiten. Entzieht ihnen daher die Kraft des Körpers die wesentliche fermentative Leistung, die ihre Virusexistenz gewährleistet, so gehen sie zugrunde.

Diese Überlegung wird durch die eine einzige Erfahrung unwahrscheinlich gemacht, daß durch Schutzsera ganz abortiv gestaltete, also weitgehend abgeschwächte Infekte immer noch die bezeichneten Stoffwechselstörungen grundsätzlichen und in pathogenetischer Hinsicht primären Charakters erkennen lassen. Wir vermissen durchaus nicht irgendwelche Andeutungen jener Störung des Zuckerhaushaltes, deren grundlegende pathogenetische Wirksamkeit wir erkannt haben. Daß stärkere Ausscheidung von Eiweiß im Urin, daß Volumschwankungen von Leber und Milz ebensowohl vorhanden sein wie fehlen können, ändert gar nichts an der Bedeutung dieser einen Erfahrung, aus der wir folgern müssen, daß hier die bezeichnende Störung eben des Stoffwechsels vorliegt. Daß die abgeleiteten Erscheinungen bald fehlen, bald vorkommen, versteht sich von selbst. Dies gilt für die mannigfachen Veränderungen, die am und im Blute vorgehen sowie besonders für die nervösen Folgerungen, bis zum Shock. Wir haben Beobachtungen sammeln und darstellen können, wo die Reaktion des Stoffwechsels erkennbar, aber Virus im Blute nicht gleichzeitig nachweisbar war. Die pathognomonische Stoffwechselstörung ist eine die Krankheit von Anfang an kennzeichnende Erscheinung. Sie kann unter den geschilderten Voraussetzungen bestimmter Infektionsarten schon binnen Stunden nach dem Eintritt des Virus in den beobachteten Körper irgendwie nachweisbar sein. Sie ist also keine Erscheinung einer beginnenden oder vorhandenen *Immunität.* Sie ist keine Erscheinung, die an *Untergang,* sie ist vielmehr eine solche, die an *Vermehrung* und *Ernährung* des Virus gebunden sein muß.

Auf dieser einfachen Überlegung aufbauend, können wir die Wirksamkeit des Schutzserums wohl begreifen. Wir haben notwendig betonen müssen, daß es sehr häufig keine vollkommene Abdrosselung des Infektes bedeutet, sondern ihn vielmehr niedrig hält, ihn, wie wir mit Absicht an einer bestimmten Stelle vergleichsweise sagten, *„verdünnt“.* Der Infekt läuft pathologisch-physiologisch wohl gekennzeichnet ab. Er unterscheidet sich von einem „normalen“ Infekt lediglich durch seine verhältnismäßige Ungefährlichkeit, seinen milderen Ablauf und seinen günstigen Ausgang. Oft ist er sogar länger hingezogen, ist Virus länger nachweisbar als unter den Bedingungen einer ganz natürlich ablaufenden Krankheit. Diese Betrachtung führt zu dem Bilde der Verdünnung des virulenten Vorganges, der längeren aber dabei geringeren Wucherung des Virus im infizierten und erkrankenden Körper. Ein Körper mit natürlich hoher Widerstandskraft oder mit künstlich durch Schutzserum gesteigerter, hemmt einen Infektionsvorgang zwar nicht immer völlig, aber er hält ihn doch so niedrig, daß die äußerste Gefährdung seines Fortbestandes, der Zusammenbruch seiner inneren Regulationen glücklich vermieden werden.

Wirkung und Gegenwirkung sind an Mengenverhältnisse gebunden. Hieraus erklärt sich die Bedeutung des physiologischen Zustandes des befallenen Körpers *vor* der Krankheit für ihren Ablauf. Ebenso ergibt sich hieraus die wechselvolle Wirkung eines Schutzserums gegenüber künstlichen Infektionen mit wechselnden Mengen von Virus, die einverleibt werden, namentlich, wenn man von den besten Bedingungen etwa einer Mischung beider vor der Einspritzung absichtlich Abstand nimmt. Schon die Mückeninfekte legen uns — ohne daß eine wirkliche Entscheidung bisher zu erzielen wäre — die Annahme nahe, daß sehr kleine Virusmengen vom Körper eine gewisse Zeit beherrscht werden können, ehe sie sich im Infektionsgange ihm gegenüber durchzusetzen vermögen. Das gleiche gilt von den Schutzversuchen mit Seren. Da hier der lebende Körper des Versuchstieres mit im Spiele ist, begreifen wir, daß bei völlig parallelen Experimenten solchen abgedeckten Infekten einmal Immunität, das andere Mal völlige Schutzlosigkeit folgt, je nachdem nämlich der erste Infekt in den verschiedenen Individuen wirklich abgedeckt war oder aber, wenn auch nur spurenweise, zur Entwicklung gelangte. Schutz ist unter solchen Bedingungen immer an Infektion gebunden. Die resorptive Erfahrung des Körpers kann glücklicherweise aus dem kleinsten Erlebnis des rudimentären Infektes abgeleitet werden.

Die Wirkung passiv immunisierender Sera kann nicht anders als eine durch Abtötung (Lysis etwa) den Infektionsvorgang verhindernde oder beschränkende gedacht werden. Mit größter Wahrscheinlichkeit greift der Körper die Substanz seines Parasiten an und wirkt nicht dadurch, daß er versucht, ihm seine Nahrung zu entziehen. Diese Auffassung wird auch durch die Erfahrungen der kulturellen aktiven Schutzverleihung entscheidend gestützt.

Daß die Leistung einer passiven Immunisierung zeitlich der Ausscheidungskurve des Fremdeiweiß parallel geht und bei artfremden Seren daher zeitlich viel begrenzter ist als beim arteigenen, in beiden Fällen, aber relativ und nicht sehr langdauernd, bedarf nur kurzen Hinweises.

Wenn es Aragão, Hindle, Pettit möglich war, mit sicher abgetötetem Gewebsvirus in einem nicht geringen Teile ihrer Versuchsaffen völligen Impfschutz zu erzielen, bei anderen nur unvollkommen, so spricht auch diese Erfahrung in dem Sinne, daß hier Virusabbau und vollkommene oder unvollkommene resorptive Abtötung des eingebrachten und weiterhin etwa kreisenden Virus entscheidend beteiligt sind.

Wir wissen aus der experimentellen Pathologie, wie bedeutsam vorangegangene Schäden die spätere Leistung der Leberzelle beeinflussen und ihrem Versagen vorarbeiten, ohne daß wir hierfür genauere begriffliche Unterlagen zu geben vermöchten. Wir kennen die mannigfache, wenn auch wiederum nicht immer klare Rolle, die die Drüsenzelle der Leber für die Leistungen des Blutes besitzt. Es gibt unter den bekannten Infektionskrankheiten keine andere, die in ähnlicher Weise tiefgreifend und früh die Leistung dieser wichtigen Arbeitsstätte des Körpers zerstört und mit ihr und wahrscheinlich zum großen Teile *durch* sie auch die Leistungen des Blutes beeinträchtigt, bis sich die Störung mit dem Leben nicht mehr verträgt und der Körper im Zusammenbruch seiner Regulationen unter den Erscheinungen des schweren Shocks stirbt. Unsere Therapie besteht darin und muß sich immer weiter bemühen, diesen Vorgang anzugreifen, sein Auftreten zu verhindern, seinen Folgen entgegenzuwirken. Auch hier stehen wir trotz zweifellos guter und ermutigender Ergebnisse erst am Anfange unserer Bemühungen.

Beobachtung und Reflexion haben uns hier auf Fragen geführt, die erst durch neue Untersuchungen geklärt werden können. Wir hoffen aber, daß die gegenwärtigen Erfahrungen so aussichtsvoll erscheinen mögen, daß sich die physiologische Methode dieser Fragen annimmt und uns dazu verhilft, daß wir die Infektionskrankheiten gegenwärtigen Kenntnissen und Möglichkeiten gemäß neu erforschen. Sie bedürfen der ärztlichen Bekämpfung. Daneben aber sind sie, wie wir früher sagten, „Fenster in das Absolute des Stoffwechsels". Sie sind uns unveräußerlich wertvolle Beispiele beherrschbarer, und zwar nach Auslösung und zeitlichem Ablauf beherrschbarer Stoffwechselstörungen. Wenn wir die funktionellen wie die formalen Veränderungen im Körper unter dem Einflusse solcher Infekte verstehen werden als den Niederschlag aus der Reaktion zwischen zwei um ihr Leben kämpfenden Wesen, dann erst werden wir etwas besitzen, was einer Pathologie der Infektionskrankheiten gleichkommt.

XVII. Nachwort.

(Rio de Janeiro, im Juli 1929.)

Wir führten bereits im Vorworte aus, daß wir dem Interesse des Herrn Guilherme Guinle die Möglichkeit verdanken, die in diesem Buche dargelegten Studien in *Brasilien* fortzuführen und auszubauen. Wir beschränken uns hier durchaus darauf, nur grundsätzlich bemerkenswerte Ergänzungen der bisherigen Ausführungen zu bringen, während eine ausführliche Darstellung sich zu diesem Zeitpunkte noch verbietet. Immerhin konnten wir unsere Untersuchungen unter den gastfreundlichen Bedingungen des altberühmten Instituto Oswaldo Cruz mit voller Intensität weiterführen.

Zunächst stellten wir mit Unterstützung des Direktors der Saude publica, Herrn Prof. Clementino Fraga, fest, daß sich auch das südamerikanische Gelbfieber unschwer auf den Rhesus übertragen läßt. Im Abklingen der Seuche nach Rio gelangend, hatten wir nur wenige frische Fälle zur Verfügung. Dennoch ist es uns dreimal gelungen, von Kranken aus Rhesus zu infizieren.

Auch hier muß man besonders darauf achten, daß beim Menschen, und insbesonders im Falle der schweren Erkrankungen, das Virus nur verhältnismäßig kurze Zeit im Blute kreist. Eines unserer Virus leitet sich von einem schweren tödlich endenden Gelbfieber her und wurde am 2. Tage des Fiebers übertragen. Zwei andere Virus stammen von Leichtkranken, das eine wurde am 4. Tage der Krankheit übertragen. Es handelte sich um einen jungen Portugiesen, dessen Diagnose zweifelhaft erschien, aber durch Blutuntersuchung sichergestellt wurde. Hier wurden drei Kubikzentimeter Blut übertragen. Der Rhesus erkrankte nach 5tägiger Inkubation. Sein Temperaturverlauf war der folgende:

38,5 — 39,5 — 39,2 — 38,8 — 39,1 — 39,5 — 39,0 (gelungene Übertragung!) und 38,9 — 38,5 — Tod! Gelbfieber. Im *Reihenversuch* weitergeführt und stets zu typischer, meist tödlicher Erkrankung führend. *Kreuzimmunität* gegen Virus Osten besteht in vollem Umfange!

Im ersten Falle wurde 0,02 ccm Krankenblut übertragen. Der betreffende Rhesus erkrankte mit 7tägiger Inkubation. Am 4. Tage zeigte sein Blut, trotz bestehenden Fiebers, noch kein übertragbares Virus. Sein Temperaturverlauf war der folgende:

39,8 — 39,5 — 39,5 — 39,6 — 39,5 — 39,5 — 39,4 — 40,5 — 39,9 — Tod! Auch hier ließ sich die Krankheit in durchaus kennzeichnender Weise und unter schwersten Verlaufsformen von Tier zu Tier weiterführen und es gelang Herrn Kollegen Gomez de Faria unschwer, an diesem Virus Mücken erfolgreich zu infizieren.

Ein Teil der anscheinend bemerkten Schwierigkeiten einer erfolgreichen Übertragung dürfte in erster Linie darauf beruhen, daß gerade den experimentell tätigen Forschern die Kranken erst verhältnismäßig spät zu Gesicht kommen und die Diagnose der leichten Fälle vielleicht nicht immer hinreichend gesichert wird, um einen Tierversuch zu lohnen.

Die schweren Fälle jedoch bereiten nach dem zweiten Tage sicherlich bedeutende Schwierigkeiten. Vielleicht läßt sich hier später überhaupt kein Virus mehr übertragen, obwohl das Blut solcher Fälle, wie wir mehrfach feststellen konnten, noch gar keine Schutzwirkung besitzt oder doch zu besitzen braucht. Wir haben jedenfalls bisher zu so früher Zeit im Affenversuch ohne infizierende Wirkung keine Schutzkraft des Blutes bzw. Serums des Kranken feststellen können.

Sodann haben wir Übertragungsversuche auf amerikanische Affen unternommen. Zu unserer Überraschung fanden wir, daß der *Cebus* der Krankheit zugänglich ist, wenn er auch einen sehr viel höheren Grad der Widerstandskraft aufweist, als dies für den Rhesus in der Regel zutrifft. Die Beurteilung fieberhafter Reaktionen gelingt hier nicht immer einwandfrei, aber oft ist ein beträchtliches Fieber längerer oder kürzerer Dauer doch wohl erkennbar. Virus tritt sehr früh im Blute auf und ist — wiederum dem meist leichteren Verlaufe entsprechend — sehr lange nachweisbar. Wir haben Gelbfiebervirus durch 5 Cebus mittels Blutübertragung im Reihenversuch geführt und konnten bei jeder Überimpfung am parallel infizierten Rhesus tödliches und anatomisch überaus wohl gekennzeichnetes Gelbfieber erzeugen. Unter 13 derartig infizierten Cebus sind uns bisher nur 2 gestorben. Beide gestatteten, mit Hilfe ihres Leberbreies beim Rhesus schwerstes Gelbfieber zu erzeugen, obwohl der Tod ziemlich spät erfolgte, bei dem einen am 11. Tage (Nr. 42), bei dem anderen (Nr. 81) am 10. Tage nach der experimentellen Infektion. Nur der erste dieser beiden Cebus ließ schwerste Magenblutungen mit frischen Geschwürsbildungen sowie eine ganz ausgebreitete Melaena im Dünndarm erkennen, wie wir sie beim Rhesus nie zu Gesicht bekommen haben. Die Leberveränderungen schienen bei beiden Tieren verhältnismäßig — histologisch — geringfügig. Cebus 42 war, wie übrigens auch einige andere, vor der Infektion mit mehrfachen Einspritzungen von Phloridzin behandelt worden. Wir hatten die Absicht, durch eine Herabsetzung des ausgezeichneten Ernährungszustandes und mäßige Glykoprivie dem Infekte präparativ vorzuarbeiten, wie wir dies bereits bei früherer Gelegenheit erfolgreich versucht hatten (die Erreger des Fleck- und Felsenfiebers). Es zeigte sich jedoch, daß diese Schädigung des Tieres nicht für den infektiösen Erfolg erforderlich ist. In der erwähnten Versuchsreihe von 5 Tierpassagen waren gerade die ersten Affen nicht phloridziniert. Es muß weiterer Untersuchung vorbehalten bleiben festzustellen, wieweit die Organschwächung der Leber durch Phloridzin imstande ist, die Resistenz des Cebus zu brechen und die Ausbildung eines sehr schweren und tödlichen Gelbfiebers bei diesem Affen zu begünstigen.

Es ist bemerkenswert, daß wir auch beim Cebus mehrfach im Falle günstigen Krankheitsausganges eine erhebliche *Monocytose* feststellen konnten, selbst noch zu einem Zeitpunkte, als sich durch Blutübertragung noch Virus leicht nachweisen ließ.

Sonst entsprechen die Blutveränderungen mindestens dem Typus nach den bekannten und für den Menschen und Rhesus dargelegten. Dies betrifft besonders die relative und absolute Lymphocytopenie, die regenerativ-degenerativen Leukocytenveränderungen und das Auftreten basophiler und mit Jollykörpern reichlich versehener Erythrocyten. Zuweilen beobachteten wir beim Ausstreichen des durch Punktion gewonnenen Blutes eine Lipämie, die sich sehr unangenehm dadurch bemerkbar machte, daß im Ausstriche Blasen entstanden, wie man sie auch auf unvollkommen entfetteten Objektträgern bei normalem Blute sieht. Diese Verhältnisse verlangen aber eine weitere, genauere Untersuchung zusammen mit dem Chemismus des Blutes, zumal sich aus dem Vergleiche mit den bekannten Verhältnissen von Mensch und Rhesus vielleicht für die Beurteilung der einzelnen Phänomene wertvolle Hinweise ergeben.

In dem „Mico de cheiro", dem Saimiri sciureus, scheinen wir dagegen einen südamerikanischen Affen höchster Empfindlichkeit zu besitzen. Die wenigen bisher verfügbaren Tiere dieser Gattung starben mit schwersten Leberveränderungen ganz akut und wiesen auch im Magendarmkanal die bekannten Veränderungen sowie Hämorrhagien in allen Organen auf[1].

Wir haben unsere kulturellen Untersuchungen fortgeführt und in vollem Umfange bestätigt gefunden. Wir konnten aus sämtlichen neuen brasilianischen Virus unsere Kulturen des Bacillus hepatodystrophicans ziehen.

Mit neu bereiteter Hottingerbouillon hatten wir anfangs in Rio große Nährbodenschwierigkeiten. Wir konnten letzten Endes einen sicher anzunehmenden Fehler nicht aufdecken. Es wird sich in solchen Fällen stets empfehlen, statt langer Versuchsreihen lieber das für den Erfolg wichtigste und gefährlichste Präparat unseres Nährbodens, diese Verdauungsbrühe, neu anzufertigen.

Wir benötigen dringend eine Methodik, die mit chemisch-physikalischen Mitteln die Beurteilung einer derartigen Verdauungsbrühe gestattet. Heute sind wir leider noch ganz und gar auf biologische Einstellung angewiesen.

Hierzu dienen uns zwei Reihen von Beobachtungen:

1. *Die Gewinnung neuer Kulturen aus geeigneten infizierten Affen.*

Wir haben zahlreiche Nährbödenversuche neu angestellt. Hierbei haben wir alle Bestandteile unseres Nährbodens einzeln variiert. In diesem Zusammenhange erwies es sich, daß tatsächlich die von uns angegebene Zusammenstellung eine besonders günstige ist. Der Peptonzusatz ist sehr vorteilhaft. Die Pufferung muß gut sein. Am wichtigsten ist der ernährende Hottingerzusatz, und zwar in einer ganz bestimmten, nicht sehr breiten optimalen Konzentration. Man sieht immer wieder bei hinreichend großen Reihenversuchen, daß ein zu großes Abweichen von der rationellen Vorschrift zunächst die Ausbeute sinken läßt, daß dann aber Kulturen überhaupt nicht mehr erhalten werden können. Dabei wachsen natürlich andere Keime gänzlich unverändert auf diesen Nährböden.

2. *Das Verhalten bekannter Stämme des Bacillus hepatodystrophicans auf neu bereiteten Nährböden.*

---

[1] Gleichgerichtete Versuche und Ergebnisse, über die Aragão im Brasil Medico nach Bekanntgabe unserer Beobachtungen im Juni (Vortrag vor der Saude Publica) berichtet, wurden uns während unserer Untersuchungen weder aus Veröffentlichungen noch leider durch mündliche Mitteilung bekannt.

Unsere Stämme wachsen in der Regel leicht und in 3—4 Tagen bei Gegenwart eines autolysierenden Organstückes. Subkultivierungen ohne Organ gelingen meist von solchen Kulturen aus; aber nicht immer und vorzüglich nicht in langen Reihen ohne Einschaltung einer Kultur „mit Organ“ von einer „organlosen“ Kultur auf die andere.

Das *Wachstum ohne Organ* setzt eine ziemlich große Einsaat voraus, die unter Umständen einen halben Kubikzentimeter betragen muß. Diese Einsaat erfolgt als Überschichtung. Das kulturelle Wachstum erfolgt dann nach abwärts im Nährboden und erfordert mehrere Tage. Es zeigt nie die großen Kolonien, die wir beschrieben, sondern erfolgt in sich ausbreitenden Nebeln oder Wolken. Die einzelnen Stämme wachsen nicht gleich leicht und schnell. Jedenfalls soll dies Wachstum erfolgen, es darf nicht ganz ausbleiben. Andererseits darf es nicht überaus üppig ausfallen, so daß das Kulturröhrchen ganz durchwachsen wird. Dies sieht man bei guten Nährböden höchstens nach mehreren Wochen. Mangelndes wie zu üppiges Wachstum bei richtiger Einsaat in physiologische halbstarre Nährböden ohne Organ dient uns als Anzeichen dafür, daß die Zusammensetzung, besonders die Zusätze nach Art oder nach Menge nicht richtig gewählt sind.

Indem wir diese beiden Beobachtungsreihen verbinden, gelangen wir zu einer Nährbodeneinstellung, die dann möglichst für eine große Menge von Zusatzstoffen, also für einen größeren Zeitraum vorgenommen wird. Die Bereitung neuer Präparate erfolgt zweckmäßig zeitig genug, um parallel bekannte und neu bereitete Stoffe vergleichend prüfen zu können.

Jedenfalls hängt der ganze züchterische und experimentelle Erfolg an der Technik des Nährbodens. Daher sollte man ihr die allergrößte Aufmerksamkeit schenken. Hat man einmal diese Aufgabe technisch wirklich überwunden, so bereitet die ganze Arbeit nicht die geringsten Schwierigkeiten. Allerdings muß ausgesprochen werden, daß man für wirkliche Studien kaum die großen Reihenversuche entbehren kann, die Paul Ehrlich in genialer Weise in unsere Forschung eingeführt hat. Wir möchten aber auch ausdrücklich vor dem Versuche warnen, diese Arbeit „klassisch“ zu vereinfachen. Wir haben uns selbst bemüht, die Technik unserer Arbeit noch handlicher zu gestalten. Wir haben dies jedoch nicht erfolgreich zustande gebracht. Jede gewaltsame Änderung der Lebensbedingungen ist ein schwerer Eingriff in die Physiologie dieses Keimes. Er beantwortet sie zuweilen nicht mit dem Tode, sondern er reagiert auf sie. Aber diese Reaktion, deren Studium vielleicht sehr lohnend werden kann, verkrüppelt diesen Keim hinsichtlich der Eigenschaften, die ihm als potentiellen Gelbfiebererreger wichtig, uns für unsere Versuche in der Richtung auf Gelbfieber unentbehrlich sind. Wir können den Keim wohl etwas anders behandeln, aber wir verstümmeln ihn zugleich.

Wir nehmen an, daß diese Erfahrungen eine grundsätzlich notwendige Berichtigung unserer Vorstellungen mit sich bringen müssen.

Wir erkennen, daß „Virus“ ein Zustand, eine Lebensform ist, die physiologisch bedingt und begrenzt ist.

Kultur eines Virus reißt notwendig den Träger dieser Viruseigenschaft, den „Erreger“, aus seinem seiner Virusleistung angemessenen (adäquaten) Lebensraum, aus seiner Virusphysiologie heraus.

Die Schwierigkeit, das Problem, dieser kulturellen Loslösung liegt darin begründet, daß die Virusform sehr empfindlich gegen den Wechsel ihres Lebensraumes ist und leicht bei jähen Veränderungen desselben abstirbt.

Die Loslösung dagegen ist im Falle ihres guten Gelingens stets damit verbunden, daß der Erreger ziemlich tiefgreifende Änderungen seines Ernährungsstoffwechsels eingeht. In den bisher bekannten Fällen kann er dies nur dann, wenn man ihm diesen Übergang durch technische Maßnahmen so langsam und milde wie möglich zu vollziehen erlaubt.

Durchweg beobachten wir, daß der Keim durch viele Teilungen hindurch eine „Nachwirkung“ bestimmter Lebensführungen erkennen läßt.

Diese Nachwirkung erklärt uns sein Verhalten im Augenblicke der Beobachtung und sie gestattet uns eine gewisse Vorhersage über sein Verhalten unter künftigen Bedingungen, in die hinein wir ihn aus uns bekannten Verhältnissen bringen.

Die Physiologie des Keimes liefert uns den Schlüssel zur Virulenz und Pathogenie, die er unter bestimmten Bedingungen entfaltet.

Das Problem des Virus ist ebenso ein physiologisches wie die Aufgabe der kulturellen Lösung und Beherrschung des Virus nach Maßgabe unserer physiologischen Kenntnisse und Möglichkeiten mehr oder weniger vollkommen bewältigt wird.

Die Aufgabe der Kultur ist daher allgemein, einen fast physiologischen Lebensraum künstlich zu gestalten. Er hat sich den wesentlichen Lebensbedingungen des Virus so weit anzupassen, daß dies nicht zugrunde geht. Er hat von ihnen so weit abzuweichen, daß eine kulturelle Entwicklung der Virusform aus dem engeren Rahmen des Infektionsverhältnisses heraus ermöglicht wird.

Kultur ist physiologische Entspezialisierung wie Virus physiologische Spezialisierung bedeutet. Diese Erkenntnis umschreibt das Ziel, die Grenzen und den Inhalt der kulturellen Arbeit.

Neuere Arbeiten an unseren Stämmen, die die anaerobiotischen Möglichkeiten des Keimes in erhöhtem Maße berücksichtigen, versuchen die bereits angedeutete Beziehung des Bacillus hepatodystrophiae zur Gruppe des Corynebacterium festzulegen. Wir begrüßen sie, wie jede Erweiterung unserer Kenntnisse, zumal unser hauptsächliches Interesse den Aufgaben der Anzucht und der Reaktivität des Keimes galt. Gesetzt den Fall, diese systematische Beziehung zu einer vulgären Bakteriengruppe wäre gesichert, was uns stets möglich und sogar wahrscheinlich erschien, so ändert dies nichts an den hier mitgeteilten Beobachtungen oder an den Folgerungen aus solchen. Diese Lösung würde uns vielmehr mit höchster Befriedigung erfüllen, weil sie eine wertvolle Parallele zu den Rickettsien ergäbe. Hier wie dort wäre die größte Schwierigkeit die Anzucht und die Erhaltung pathogener Reaktivität. Vernunftgemäß erscheint es uns notwendig, daß Parasiten von Insekten sich von verbreiteten Vulgarkeimen ableiten. Wir haben dies letzthin ausführlich erörtert. Für die exakte Forschung ergibt sich die eindringliche Forderung, die Untersuchungen in dieser Richtung mit der größten Intensität fortzusetzen, um ein weitreichendes und wesentlich neues Prinzip ätiologischer Forschung zu sichern. Weil der Kreis der hierzu Befähigten durch Material und Kosten eng begrenzt wird, ist diese Verpflichtung um so größer.

Exotische Krankheiten. Ein Lehrbuch für die Praxis. Von Professor Dr. **Martin Mayer,** Abteilungsvorsteher am Institut für Schiffs- und Tropenkrankheiten, Privatdozent an der Universität Hamburg. Zweite Auflage. Mit 252 zum Teil farbigen Abbildungen und 3 farbigen Tafeln. VII, 368 Seiten. 1929. RM 39.—; gebunden RM 40.80

Aus den Besprechungen:

Wenn ein Lehrbuch über exotische Krankheiten schon nach 5 Jahren seine 2. Auflage erlebt, so beweist es damit seine Eignung „für die Praxis", wofür es sein Autor eigens bestimmt hat. Es beweist aber auch, daß offenbar unter den in Deutschland tätigen Ärzten das Interesse für die Krankheiten, die sie nur ganz selten zu sehen bekommen, im Wachsen begriffen ist; die Tropenpathologie fügt sich immer mehr der Pathologie unserer Breiten ergänzend ein. Das Buch erfüllt also ohne Zweifel seinen Zweck in hervorragender Weise. . . . Besonders willkommen werden zwei neue Abschnitte über Hämatologie und Blutuntersuchung sein. Der Preis ist im Hinblick auf die vorzügliche Ausstattung nicht zu hoch. *„Deutsche Medizinische Wochenschrift."*

. . . Der Inhalt der neuen Auflage wird dem Titel „Ein Lehrbuch für die Praxis" in jeder Beziehung gerecht und damit erscheint das Mayersche Buch als ein unbedingt zuverlässiger Führer für jeden Arzt, der seine Tätigkeit in südlichen und überseeischen Ländern, auf Plantagen und in den Tropen ausübt, wie es auch jedem praktischem Arzt und Kliniker von Nutzen sein wird. Besonders muß es auch dem Schiffsarzt empfohlen werden, dem es, wie Ref. aus eigener Erfahrung weiß, ausgezeichnete Dienste leisten kann.

„Münchener Medizinische Wochenschrift."

G. Jochmann's Lehrbuch der Infektionskrankheiten. Für Ärzte und Studierende. Zweite Auflage. Unter Mitwirkung von Dr. **B. Nocht,** o. ö. Professor, Direktor des Instituts für Schiffs- und Tropenkrankkrankheiten zu Hamburg, und Dr. **E. Paschen,** Professor, Oberimpfarzt, Direktor der Staatsimpfanstalt zu Hamburg, neu bearbeitet von Dr. **C. Hegler,** a. o. Professor der Universität, Stellvertretendem Direktor des Allgemeinen Krankenhauses Hamburg-St. Georg. Mit 464 zum großen Teil farbigen Abbildungen. XI, 1077 Seiten. 1924. RM 54.—; gebunden RM 58.50

Aus den Besprechungen:

Das vorzügliche Lehrbuch der Infektionskrankheiten von Jochmann, das bald nach dem Erscheinen vergriffen war, liegt nun in 2. Auflage, den Fortschritten der Forschung und Erfahrung entsprechend, erneuert und erweitert vor. . . . Der neue Herausgeber konnte seine eigenen reichen Erfahrungen — insbesondere auch die im Kriege gesammelten — auf diesem Gebiet überall einfügen. Die Einteilung ist die gleiche — nach praktischen Gesichtspunkten — geblieben. Malaria und Schwarzwasserfieber sowie Pocken, Varizellen und Herpes wurden von bekannten Spezialisten (Nocht und Paschen) bearbeitet. Das Buch ist reich mit Abbildungen und Kurven versehen. Die übersichtliche, klare Fassung der einzelnen Abschnitte, die dabei knapp in der Form gehalten ist, zeigt den Vorteil eines solchen Lehrbuches für den Praktiker gegenüber den oft zu sehr in Einzelheiten gehenden Abhandlungen in großen Handbüchern. — Das Buch wird auch in dieser Auflage rasch eine weite Verbreitung finden. *„Archiv für Schiffs- und Tropenhygiene."*

Infektionskrankheiten. Bearbeitet von K. Bingold, C. Chagas, R. Doerr, H. Elias, E. Glanzmann, F. Göppert, C. Hegler, M. Klotz, F. Lewandowsky†, F. Lommel, W. Löffler, R. Massini, Ed. Müller, Y. Rodenhuis, F. Rolly, C. Schilling, A. Schittenhelm, H. Schottmüller, R. Staehelin. (Bildet Band I, 1. und 2. Teil vom „Handbuch der Inneren Medizin". Zweite Auflage. Herausgegeben von G. v. Bergmann, Berlin, und R. Staehelin, Basel.)

Erster Teil: Mit 232 zum Teil farbigen Abbildungen. XII, 717 Seiten. 1925. Gebunden RM 45.—

Zweiter Teil: Mit 171 zum Teil farbigen Abbildungen. X, 796 Seiten. 1925. Gebunden RM 54.—

Jeder Band ist einzeln käuflich, jedoch verpflichtet die Abnahme eines Teiles eines Bandes zum Kauf des ganzen Bandes.

Infektionskrankheiten. Von Professor **Georg Jürgens,** Berlin. Mit 112 Kurven. („Fachbücher für Ärzte", herausgegeben von der Schriftleitung der „Klinischen Wochenschrift", Band VI.) VI, 341 Seiten. 1920. Gebunden RM 7.40

Die Bezieher der „Klinischen Wochenschrift" erhalten die „Fachbücher" mit einem Nachlaß von 10%.